U0396830

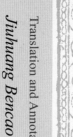

中国古代科技名著译注丛书

救荒本草 译注

[明] 朱 橚 著

王锦秀 汤彦承 译注

上海古籍出版社

图书在版编目（CIP）数据

救荒本草译注／（明）朱橚著；王锦秀，汤彦承译注.
—上海：上海古籍出版社，2015. 11（2023.11 重印）
（中国古代科技名著译注丛书）
ISBN 978 - 7 - 5325 - 7566 - 4

Ⅰ. ①救… Ⅱ. ①朱… ②王… ③汤… Ⅲ. ①食物本
草—研究②《救荒本草》—译文③《救荒本草》—注释
Ⅳ. ①R281. 5

中国版本图书馆 CIP 数据核字（2015）第 051422 号

本书出版得到国家古籍整理出版专项经费资助

中国古代科技名著译注丛书
韩寓群　徐传武　主编
救荒本草译注
[明]朱　橚　著

王锦秀　汤彦承　译注
上海古籍出版社出版发行
（上海市闵行区号景路 159 弄 1 – 5 号 A 座 5F　邮政编码 201101）
（1）网址：www. guji. com. cn
（2）E - mail：guji1@ guji. com. cn
（3）易文网网址：www. ewen. co
苏州市越洋印刷有限公司印刷
开本 890×1240　1/32　印张 16　插页 5　字数 415,000
2015 年 11 月第 1 版　2023 年 11 月第 3 次印刷
印数：4,151—5,200
ISBN 978-7-5325-7566-4
Q·1　定价：65.00 元
如发生质量问题，读者可向工厂调换

出版说明

中华民族有数千年的文明历史，创造了灿烂辉煌的古代文化，尤其是中国的古代科学技术素称发达，如造纸术、印刷术、火药、指南针等，为世界文明的进步，作出了巨大的贡献。英国剑桥大学凯恩斯学院院长李约瑟博士在研究世界科技史后指出，在明代中叶以前，中国的发明和发现，远远超过同时代的欧洲；中国古代科学技术长期领先于世界各国：中国在秦汉时期编写的《周髀算经》比西方早五百年提出勾股定理的特例；东汉的张衡发明了浑天仪和地动仪，比欧洲早一千七百多年；南朝的祖冲之精确地算出圆周率是在3.141 592 6~3.141 592 7之间，这一成果比欧洲早一千多年……

为了让今天的读者能继承和发扬中华民族的优秀传统——勇于探索、善于创新、擅长发现和发明，在20世纪80年代，我们抱着"普及古代科学技术知识，研究和继承科技方面的民族优秀文化，以鼓舞和提高民族自尊心与自豪感、培养爱国主义精神、增进群众文化素养，为建设社会主义的物质文明和精神文明服务"的宗旨，准备出版一套《中国古代科技名著译注丛书》。当时，特邀老出版家、科学史学者胡道静先生（1913—2003）为主编。在胡老的指导下，展开了选书和组稿等工作。

《中国古代科技名著译注丛书》得到许多优秀学者的支持，纷纷担纲撰写。出版后，也得到广大读者的欢迎，取得了良好的社会效益。但由于种种原因，此套丛书在20世纪仅出版了五种，就不得不暂停。此后胡老故去，丛书的后继出版工作更是困难重重。为了重新启动这项工程，我社同山东大学合作，并得到了山东省人民政府的大力支持，特请韩寓群先生、徐传武先生任主编，在原来的基础上，重新选定书目，重新修订编撰体例，重新约请作者，继续把这项工程尽善尽美地完成。

在征求各方意见后，并考虑到现在读者的阅读要求较十余年前已有了明显的提高，因此，对该丛书体例作了如下修改：

一、继承和保持原体例的特点，重点放在古代科技的专有术语、名词、概念、命题的解释；在此基础上，要求作者运用现代科学的原理来解释我国古代的科技理论，尽可能达到反映学术界的现有水平，从而展示出我国古代科技的成就及在世界文明史上的地位，也实事求是地指出所存在的不足。为了达到这个新的要求，对于已出版的五种著作，此次重版也全部修订，改正了有关的注释。希望读者谅解的是，整理古代科技典籍在我国学术界还是一门较年轻、较薄弱的学科，中国古代科技典籍中的许多经验性的记载，若要用现代科学原理来彻底解释清楚，目前还有许多困难，只能随着学术研究的进步而逐步完成。

二、鉴于今天的读者已不满足于看今译，而要阅读原文，因此新版把译文、注释和原文排列在一起，而不像旧版那样把原文仅作为附录。

三、为了方便外国友人了解古老的中国文化，我们将书名全部采用中英文对照。

四、版面重新设计，插图在尊重原著的前提下重新制作，从而以新的面貌，让读者能愉快地阅读。

五、对原来的选目作了适当的调整，并增加了新的著作。

《中国古代科技名著译注丛书》的重新启动，得到了许多老作者的支持，特别是潘吉星先生，不仅提出修订体例、提供选题、推荐作者等建议，还慨然应允承担此套丛书的英文书名的审核。另外，本丛书在人力和财力上都得到了山东省人民政府和山东大学的大力支持。在此，我们向所有关心、支持这项文化工程的单位和朋友们表示衷心的感谢；同时希望热爱《中国古代科技名著译注丛书》的老读者能一如既往地支持我们的工作，也期望能得到更多的新读者的欢迎。

上海古籍出版社
2007 年 11 月

前　言

　　《救荒本草》是我国古代一部重要的区域性经济植物志，它用简明的文字和细致的绘图，记录了我国明代中原地区的可食用植物资源，显示出较高的植物学研究水平，对此后中国古代植物学的发展产生了巨大影响。即使在现代，作为一部重要的古代植物学著作，《救荒本草》仍然被许多植物学家所称颂。

　　《救荒本草》在《四库全书》中隶属子部农家类，根据原书的卞同序，本书以"救荒"为目的。明清的农学家和地方官员比较重视这部书，多次翻刻。20 世纪以来，也有学者把它作为本草著作加以研究，或许因为书名冠以"本草"字样，而书中又收录了《政和本草》所收录的 138 种药物的缘故。

　　全书共两卷，卷下又细分为草部、木部、米谷、果部和菜部等，共收载植物 414 条，其中"《本草》原有"植物 138 条，"新增"植物 276 条。

1.《救荒本草》的作者与成书目的

　　关于《救荒本草》的作者，底本作朱橚。朱橚为明太祖朱元璋的第五子，明成祖朱棣的同母弟弟，生于元至正二十一年（1361），卒于明洪熙元年（1425），洪武十一年（1378）被封为周王，死后谥"定"。除《救荒本草》外，朱橚还撰有《普济方》一六八卷，并命医官李恒集有《袖珍方》四卷，自己则撰写序文。嘉靖三十四年（1555），陆柬重刊《救荒本草》，误以本书为周宪王编撰，后来李时珍的《本草纲目》和徐光启的《农政全书》都沿袭了这个错误。周宪王为朱橚的长子朱有燉（1379—1439），谥"宪"，他是以书画和杂剧见长的。《救荒本草》的卞同序只称为周王，估计是造成这种误会的一个原因。卞同序似乎将成书归功于朱橚一人，但用现代的眼光来看，朱橚或许只是这部书的组织者、出资者及主要编纂者之一，其他参与者的姓名已不可考。另外，植物绘图也是该书的重要工作，序中已经指出非朱橚本人所绘，但画工姓名已不可考。

朱橚为什么会组织编写这样一部解决荒政的区域性经济植物志呢？经济史学家傅筑夫先生曾经指出："一部二十四史，几乎同时也是一部中国灾荒史。"（《中国经济史论丛》上）中国气候的一个重要特点是季风气候明显，季节性降雨往往不均衡，异常天气年份的降雨变化强烈，由此导致水、旱灾害以及相伴随的蝗灾频发。到明朝时，自然灾害更加频繁，中原地区概莫能外。"在明代276年中，灾害达1 011次，为前所未有。"（邓云特《中国救荒史》）根据《大明会要》记录，1374年、1376年和1404年，中国各地发生了严重的水灾；1370年、1371年（河南）和1397年发生了旱灾；1373年、1402年和1403年（河南）发生了蝗灾。一旦发生自然灾害，则如本书李濂序中所说："齐梁秦晋之墟，平原坦野，弥望千里，一遇大侵，而鹄形鸟面之殍，枕藉于道路。"正因为此，明朝开国皇帝朱元璋非常重视荒政，制定各种措施应对频发的自然灾害。他号召百姓广植桑、枣、柿、栗，以补充粮食不足。为鼓励栽植，他还规定，自洪武二十六年（1393）后的桑枣种植，但以数报，不再纳税。

作为中原藩王，朱橚亲历灾害较多，知道灾荒给百姓带来的痛苦，因此才有"五谷不熟，则可以疗饥者，恐不止莨稗而已也。苟能知悉而载诸方册，俾不得已而求食者，不惑甘苦于荼荠，取昌阳，弃乌喙，因得以裨五谷之缺，则岂不为救荒之一助哉"（本书卞同序）的思考。"于是购田夫野老，得甲坼勾萌者四百余种，植于一圃，躬自阅视。俟其滋长成熟，乃召画工绘之为图，仍疏其花、实、根、干、皮、叶之可食者，汇次为书一帙。"（同上）

救荒植物是用来在荒年充饥的，一旦误食有毒植物，可能危及百姓的健康甚至生命，则与其荒政目的相背离。本书各条之下都有"救饥"一项，详细记录了野菜的食用部位、加工方法和食用方法。告诉使用者哪些有毒植物需要淘洗、浸泡或者特殊处理，哪些少毒植物可以煠后用油盐调拌食用，哪些无毒植物可以直接食用。如蓇粟科植物白屈菜须用土和水浸一宿；商陆科的商陆（章柳根）须切片后，用豆叶和豆子间隔，长时间蒸煮；萝藦科的牛皮消须用水反复煮，以去除其有毒成分等。有如此详细的介绍，编纂者必定曾向民间深入了解相关信息。这体现出藩王朱橚的仁爱之心。

2.《救荒本草》的历史成就

15 世纪初，以《救荒本草》为代表的中国古代植物学研究走在世界前沿。此后直到清代吴其濬《植物名实图考》（1848）的四百多年间，中国古代植物学著作多沿用《救荒本草》的体例，没有大的突破。

《救荒本草》在古代植物学方面的成就主要体现在以下几个方面：

2.1 脱离了旧本草的窠臼，开始了纯粹的植物学研究

《救荒本草》是中国自古以来第一部单纯记载可食用植物的植物学著作，虽冠以"本草"，但从它开始，中国古代植物学才真正脱离了本草（五代韩保升语"药有玉石草木虫兽"）的束缚，以单纯经济植物志的形式出现，这在当时实在是一个创举。欧洲类似水平的著作在一百多年之后才出现。尽管《救荒本草》的形态学、分类学水平仍然很低，如不分单叶、复叶；分不清叶柄和茎，甚至将菊科植物的头状花序误认为一朵花等，但这都不影响该书在当时世界植物学研究领域的先进程度。

2.2 建立了一套比较完整的植物描述体例

以《中国植物志》为例，现代植物分类学描述植物的体例大略包括如下内容：学名，习性，根、茎、叶、花、果实、种子、物候，产地、生境和用途。而六百年前《救荒本草》所建立的植物描述体例，已经与这一体例十分接近，这不能不让现代植物学家惊叹。这一描述体例明显超过了之前中国历史上任何一部与植物相关的著作，是对历代植物描述体例的一次大的提升。

此外，为了让普通百姓掌握植物特征，该书作者采用了最容易理解的类比方法来描述植物，如蝎子花菜条："叶似初生菠菜叶而

瘦细。"由于没有具体的度量数据,这一方法现在看来科学性稍有不足,但通俗易懂,非常实用。

2.3 大量新物种的发现和描述

《救荒本草》一次性发现并描述了大量的地区性植物新物种,数量达 200 多种。在一部专著中,用精确的文字和绘图来描述这么多的新物种,即使在现代地区性植物志书中也少见。

2.4 精美的植物科学绘图

西方植物学家,如布莱资奈德(E. Bretschneider)和瑞德(H. S. Reed)等都称赞《救荒本草》绘图精美,说它已经超过了当时欧洲的植物科学绘图水平,这样的评价是公允的。《救荒本草》描绘植物的精细程度是此前中国任何一部植物学著作都无法相比的(此指嘉靖四年刻本而言,永乐四年刻本的绘图想来应该更为精致生动)。

中国现存最早的植物绘图可能是保存在《证类本草》中《图经本草》的植物图,但这批绘图描绘的植物性状比较简单,可用于植物分类学鉴定的很少,根据这些绘图来确定植物的科属比较困难。而现代植物分类学家凭借《救荒本草》的植物图,可以将它们中的大部分较为准确地鉴定到属。《救荒本草》的画师对性状细节的描绘令人赞叹。其中一些绘图,即便和现代的植物科学绘图相比也毫不逊色。以书中第 244 条"水慈菰"图为例,这一绘图将

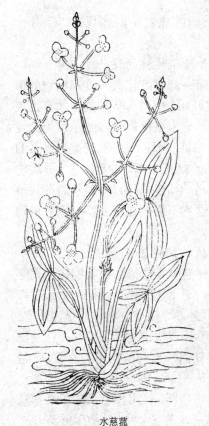

水慈菰

野慈菇 *Sagittaria trifolia* L. 大型圆锥花序下部第一、二轮才具有的次级分枝的特征表现得很突出，这是在野慈菇野生居群中常见的式样。如果没有对活植物做仔细的形态学观察，恐怕很难准确描绘出这些细节。比较起来，现代《中国植物志》所附野慈菇图并没有将这一特征细节表现出来，它所描绘的花序不具有次级分枝。从 1485 年《德国草药志》（*German Herbarius*）来看，欧洲当时的植物绘图水平还比较粗糙，只描绘出了植物轮廓和叶、花的粗略特征，花序的详细特征几乎没有。这是西方植物学家称颂《救荒本草》绘图的一个重要原因。

2.5　开创了中国古代经济植物研究的新领域

《救荒本草》引导了一场对救荒植物研究的浪潮，这被李约瑟称之为"食用植物学家运动（The Esculentist Movement）"。此后，中国涌现了一系列救荒植物的专著，如王磐的《野菜谱》（1524）、周履靖的《茹草编》（1582）、屠本畯的《野菜笺》（约 1600）等等。其中鲍山的《野菜博录》（1622）内容多改自《救荒本草》，他本人仅另外增加了几种植物而已，就增加的这几种植物，部分是《救荒本草》中已有植物的重复记载。徐光启《农政全书》（1639）的"荒政"部分，几乎照搬《救荒本草》。

世界上其他国家对救荒可食植物（famine food plant）的研究大约在 19 世纪才起步。

3.《救荒本草》的历史局限

《救荒本草》虽然代表了当时中国植物学发展的最高水平，但囿于时代的局限，它仍然脱离不了中国古代传统科学实用经验丰富而理论概括不足的缺点。书中的一些问题，大多出自"本草原有"的 138 条植物。

首先，这 138 条植物的文字描述大多来源于旧有的本草著作，但却并没有如《政和本草》那样详细注明每一条文字的准确出处。

其次，对来自不同本草著作的多条文字，任意删改、拼凑及糅合掺杂，由此混淆了多个物种。中国古代植物（包括本草）同名异物的情况很多，同一名称的本草药物，其原植物种可能并不相同，有的甚至还隶属不同科属。《救荒本草》把这些来自不同科属的植物名称、产地、性状和药性不加辨别，进行一番"糅合"，形成了一种自然界根本不存在的"四不像"。而这种"四不像"物种的文字描述和植物绘图的描绘又大相径庭。好在现代植物分类学家往往能从其产地及性状上分析出其矛盾的地方。

再次，这138种植物中，对体现神仙方术思想的内容没有剔除，如第235条"何首乌"的内容；对一些传说不加考证而直接收录，如作者对一些有关张骞出使西域带回植物的说法没有深入探究。

新增植物中，也出现了一些文字描述和绘图不一致的情况，如第258条"月芽树"的文字描述为"其叶两两对生"，但绘图却为互生。

上述这些问题凸显了明代植物学研究者不严谨的一面。

另外需要说明的是，如果用现代植物分类学的标准来衡量，书中有少数植物被以不同名称描述了两次，如变豆菜和山芹菜。同一栽培种，因性状略有差异，被作为两条收录，如豇豆和紫豇豆。这是民间分类（folk taxonomy）的特点，也反映出当时学者对"种"还不能很好地把握。当然，这样的要求未免苛刻，因为即便是植物分类学高度发展的今天，如何处理"种"仍然是一个大问题。

相对于六百年前《救荒本草》的巨大成就，上述问题只是小缺憾，并不影响它在中国古代植物学史上的重要地位。

4.《救荒本草》的版本及流传

《救荒本草》于明永乐四年（1406）在开封周王府刊刻，书中有卞同序，这个版本可能已经失传。目前已知最早的版本是嘉靖四年（1525）本，由山西都御史毕昭和按察使蔡天祐重刊于太原，此本前有山西提刑按察司金事李濂序文，本次译注的底本采用的就是中华书局上海编辑所1959年影印的这个本子。我们了解到的其他版本还有：

1. 武宗正德己未重刊本（见日本跻寿堂《医籍备考》）。（注：

正德年间无己未，疑《医籍备考》误）

2. 嘉靖十三年甲午（1534）周金重刊，有周金自序。

3. 嘉靖三十四年乙卯（1555）陆柬重刊本（附《野菜谱》）。这个刊本的序中误以为该书是周宪王编撰。该本后来流传甚广，影响很大，李时珍《本草纲目》和徐光启《农政全书》中就采用该本，也沿袭了相同错误。文渊阁《四库全书》收录的也是这个本子，但仅保留卞同序，原书两卷四册也被拆为八卷，植物排列顺序以及文字上略有不同，植物绘图与嘉靖四年本出入较大。

4. 嘉靖四十一年（1562）胡乘刊本。此本为删本，只取了原书的 112 条植物。

5. 万历十四年（1586）李汶重刊本，二卷四册，底本采用陆柬本，但仅收植物 411 条。

6. 万历二十一年（1593）钱塘胡文焕刊《重刻救荒本草》，该本被收入《格致丛书》，也为删节本，只载 112 条植物。该本将《野菜谱》纳入其中，虽非另附，但反映其与胡乘刊本的传承关系。

7. 崇祯十二年（1639）徐光启《农政全书》荒政部分中收录《救荒本草》，每条末有"玄扈先生曰"，即徐光启对植物的评价。该本不但调整了书中植物的顺序（如以野生姜代替刺蓟菜为首条），而且将卷数重编为十四卷，并且漏缺"山苘树"条。该书换图、改图严重，许多绘图失去了原植物的性状特征。一些现代植物学者研究《救荒本草》依据的就是这个本子，因此做出了不少错误鉴定。

8. 日本享保元年（1716）皇都柳枝轩刊本。

9. 日本宽政十一年（1799）重刻本。

10. 清嘉庆十一年（1806）张祥云重刊《格致丛书》本。

11. 清咸丰六年（1856）来鹿堂刻本。

12. 1929 年商务印书馆万有文库整理本。

13. 1959 年中华书局上海编辑所"中国古代版画丛刊"影印本（即嘉靖四年本）。

14. 1980 年农业出版社影印本。

5.《救荒本草》对现代植物分类学的影响

　　由于现代植物分类学研究在中国起步较晚，植物分类学家研究《救荒本草》是由外国学者首先开始的。19 世纪后半叶，担任俄国驻华医官的布莱资奈德（E. Bretschneider）研究中国植物，他在 *Botanicon Sinicum*（1882—1895）中鉴定了约 176 种《救荒本草》植物。现在看来，他的鉴定存在不少错误，但在当时如果没有他的介绍，德坎多（Alphonse de Candolle）等世界著名植物学家恐怕无法了解到还有这样一部重要的植物学著作。此后日本东京帝国大学的植物学教授松村任三在其《植物名汇》及后来的《改订植物名汇》（1915），给《救荒本草》的大多数植物确定了学名。虽然后来松村任三承认自己对许多植物的学名处理不当，但他的研究结果成为研究《救荒本草》植物的重要参考资料。1946 年，在华工作的英国药物学家伊博恩（B. E. Read）出版的 CHINESE MEDICINE SERIES ⑥中，发表了 "Famine Foods Listed in *the Chiu Huang Pen Ts'ao*（救荒本草）——Giving their Identity, Nutritional Values and Notes on their Preparation"，是对《救荒本草》植物研究的又一次整理。

　　中国植物学家自己研究《救荒本草》，大概始于 1917 年留日学者们整理出版的《植物学大辞典》。该辞典中明确指出多种植物的中文名出自《救荒本草》。虽然这部辞典辑录的可能是当时日本学者的考证结果，问题较多，但此后越来越多的中国植物学家开始关注这部植物学专著。如中国植物分类学奠基人之一的胡先骕先生在提到中国植物学的发展历程时，每每将该书和《植物名实图考》并列，作为中国现代植物学的发端。20 世纪 30 年代任职于中央研究院的钟观光先生，曾潜心研究这部专著。他以松村任三的工作为基础，把每种植物按照科属重新排列，并对《农政全书》"荒政"所录《救荒本草》的植物绘图做了评述，很值得参考。可惜，由于战乱，钟观光先生没有将这些研究成果整理出版。胡先生和钟先生研究《救荒本草》的几个版本，现珍藏于中国科学院植物研究所图书馆。1979 年，王作宾先生给出一个"413 种"的植物名录，作为石声汉校注的新版《农政全书》附录。王先生是植物采集家，熟悉中国北方植物，考证颇为认真，但这一名录是根据《农政全书》本所做出的分类鉴定，且漏掉了"山苘树"一条。

《救荒本草》对我国现代植物分类学的影响，从现代主要植物学工具书中植物中文名的采用上可略窥一斑。20世纪上半叶，一些植物分类学家在选择植物中文名时，往往要查阅《救荒本草》和《植物名实图考》这两部明清最为重要的植物学专著。虽然相对于学名（拉丁名），中文名只是地方名（local name），但这些植物中文名在传承中国传统植物文化方面发挥着不容忽视的作用。据统计，《植物名实图考》实际收载的植物约 1 800 种。《中国植物志》（1955—2003）采用《植物名实图考》的属、科中文名分别为 55 个和 10 个（黄胜白和陈重明，1988）。我们统计《救荒本草》收载植物约 400 种，《中国植物志》从中采用了约 100 个种中文名，其中 57 个又作为该种所在属的中文名（见下表），科的中文名采用 5 个（见下表科的中文名黑体字），足见这部专著在现代中国植物分类学家心中的分量。

表一：《中国植物志》采用《救荒本草》中植物的属、科中文名统计表

	属　名	属中文名	科　名	科中文名
1	*Agrimonia*	龙芽草属	Rosaceae	蔷薇科
2	*Amethystea*	水棘针属	Labiatae	唇形科
3	*Caragana*	锦鸡儿属	Leguminosae	豆科
4	*Apios*	土圞儿属	Leguminosae	豆科
5	*Aquilegia*	楼斗菜属	Ranunculaceae	毛茛科
6	*Avena*	燕麦属	Gramineae	禾本科
7	*Butomus*	花蔺属（莪薐属）	Butomaceae	花蔺科（莪薐科）
8	*Calendula*	金盏花属	Composiate	菊科
9	*Chelidonium*	白屈菜属	Papaveraceae	罂粟科

（续表）

	属　名	属中文名	科　名	科中文名
10	*Clinopodium*	风轮菜属	Labiatae	唇形科
11	*Descurainia*	播娘蒿属	Cruciferae	十字花科
12	*Epilobium*	柳叶菜属	Onagraceae	**柳叶菜科** *
13	*Eriochloa*	野黍属	Gramineae	禾本科
14	*Erodium*	牻牛儿苗属	Geraniaceae	**牻牛儿苗科** *
15	*Eutrema*	山萮菜属	Cruciferae	十字花科
16	*Hygrophila*	水蓑衣属	Acanthaceae	爵床科
17	*Kummerowia*	鸡眼草属	Leguminosae	豆科
18	*Lathyrus*	山黧豆属	Leguminosae	豆科
19	*Lespedeza*	胡枝子属	Leguminosae	豆科
20	*Marsdenia*	牛奶菜属	Asclepiadaceae	萝藦科
21	*Momordica*	苦瓜属	Cucurbitaceae	葫芦科
22	*Penthorum*	扯根菜属	Saxifragaceae	虎耳草科
23	*Potamogeton*	眼子菜属	Potamogetonaceae	**眼子菜科** *
24	*Pterostyrax*	白辛树属	Styracaceae	安息香科
25	*Rabdosia*	香茶菜属	Lamiaceae	唇形科
26	*Sorbus*	花楸属	Rosaceae	蔷薇科
27	*Swertia*	獐牙菜属	Gentianaceae	龙胆科
28	*Syneilesis*	兔儿伞属	Composiate	菊科
29	*Veronica*	婆婆纳属	Scrophulariaceae	玄参科
30	*Xanthoceras*	文冠果属	Sapindaceae	无患子科
31	*Zehneria*	马𤓰儿属	Cucurbitaceae	葫芦科
32	*Sphaerophysa*	苦马豆属	Leguminosae	豆科
33	*Potentilla*	委陵菜属	Rosaceae	蔷薇科
34	*Rotala*	节节菜属	Lythraceae	千屈菜科

（续表）

	属　名	属中文名	科　名	科中文名
35	*Vicia*	野豌豆属	Leguminosae	豆科
36	*Vaccaria*	麦蓝菜属	Caryophyllaceae	石竹科
37	*Cucubalus*	狗筋蔓属	Caryophyllaceae	石竹科
38	*Lysimachia*	珍珠菜属	Primulaceae	报春花科
39	*Gynostemma*	绞股蓝属	Cucurbitaceae	葫芦科
40	*Scorzonera*	鸦葱属	Composiate	菊科
41	*Kalopanax*	刺楸属	Araliaceae	五加科
42	*Scilla*	绵枣儿属	Liliaceae	百合科
43	*Adenocaulon*	和尚菜属	Composiate	菊科
44	*Ampelopsis*	蛇葡萄属	Vitaceae	葡萄科
45	*Lepidium*	独行菜属	Cruciferae	十字花科
46	*Hemistepta*	泥胡菜属	Composiate	菊科
47	*Picris*	毛连菜属	Composiate	菊科
48	*Aletris*	粉条儿菜属	Liliaceae	百合科
49	*Suaeda*	碱蓬属	Chenopodiaceae	藜科
50	*Lythrum*	千屈菜属	Lythraceae	**千屈菜科** *
51	*Mariscus*	砖子苗属	Cyperaceae	莎草科
52	*Sanicula*	变豆菜属	Umbelliferae	伞形科
53	*Youngia*	黄鹌菜属	Composiate	菊科
54	*Dumasia*	山黑豆属	Fabaceae	豆科
55	*Eleusine*	穇属	Gramineae	禾本科
56	*Staphylea*	省沽油属	Staphyleaceae	**省沽油科** *
57	*Cotinus*	黄栌属	Anacardiaceae	漆树科

　　注：其中 1-38 为《中国植物志》中注明采用《救荒本草》的植物名；39-57 条在《中国植物志》中虽然没有注明出处，但我们研究后认为皆出自《救荒本草》。

20 世纪，老一辈植物学家关心这部书中植物学名的考证工作。从事中国本草研究的裴鉴、周太炎等在他们主编的《中国药用植物图鉴》中给出了《救荒本草》部分原有本草植物的学名。吴征镒先生主编的《新华本草纲要》确定了《救荒本草》约 100 个种的学名，可能是历来对《救荒本草》中本草原植物研究最深入的一次。此外多位本草学家如赵橘黄、叶桔泉、黄胜白和谢宗万等先生也孜孜不倦地考证其中植物，他们的研究结果反映在《全国中草药汇编》、《中华本草》和《中华人民共和国药典》等工具书和部分研究论文中。2007 年王家葵等出版了《〈救荒本草〉校释与研究》一书，其中植物学名的评述主要参考了王作宾和吴征镒先生的考证结果。2008 年倪根金出版《救荒本草校注》也附有植物学名。近年来从事饮食文化研究的学者也开始关注其中的野菜。这说明，《救荒本草》越来越受到大家的重视和喜爱。

研究《救荒本草》中植物，可能不只关乎植物分类学本身，以此为基础，还可以探讨明代以来中原地区植物或者环境的变迁、本草原植物的历史渊源、农作物的栽培历史、饮食文化、中国传统植物文化和植物科学画史等方方面面的工作。以后也许还会发挥更多作用，但所有的后续研究，如果不能对其中的植物学名首先探究清楚，就失去了研究的基础，难免陷入空谈。

6. 关于本次译注

本次译注之前，我们先点校，后注释。注释重点是从经济植物志的角度，主要注释本书 414 种植物的学名，顺及书中涉及的其他植物、植物学术语等方面。译文采用科技著作直译的方式。

6.1 点校

点校以明嘉靖四年刊本为底本（1959 年中华书局上海编辑所影印），参校以文渊阁《四库全书》本（简称《四库》本）、《农政全书》（上海古籍出版社 1979 年石声汉校注）、《植物名实图考》（1963 年中华书局）、《野菜博录》（《四部丛刊》本）和《重修政和经史证类备用本草》（简称《政和本草》，张存惠原刻晦明轩本，人民卫生出版社 1957 年影印本）等。校点主要依照以下原则：

（1）标点根据现在通行的标点符号使用方法进行。

（2）本书原文为繁体字，本次译注采用简体字，个别易混淆者保持原用繁体字。其中原文中的异体字，一般改为通用体，如匾作扁，喫作吃；讹字改为正字，如剌作刺，刺作剌。依上下文理校者，注明底本讹作某，今据某书改。衍字或脱字也予以注出。

（3）《救荒本草》的各个版本，每种植物排列顺序略有不同，本书根据嘉靖四年版植物的排列顺序标注了阿拉伯数字，作为该种植物在本书中的排列顺序号，附图顺序随各条植物的顺序号。

6.2 注释

6.2.1 植物学名

我们曾经尝试系统整理中国植物学古籍文献中的植物。本书是我们选定的明初代表性的著作。厘定古籍文献中的植物学名，没有标本可以参考，古人对性状的记录往往又比较简略，术语也存在较大差异，因此比鉴定现在的植物实体或标本的难度更大。我们的做法是，在植物分类学研究的基础上，详考古籍，熟悉方言，遇到疑难问题则"求诸野"，采用民间访谈的方法解决。我们期望像考古学者那样，把古人的记载用现代知识重新解读。因此，我们在前人如 E. Bretschneider（1882—1895）、松村任三（1915）、B. E. Read（1946）、王作宾（1979）、《中国植物志》（1955—2002）、《新华本草纲要》（1988—1991）、《中华本草》（1998）等多位学者研究的基础上，重新考证本书 414 条植物的学名，订正前人的错误；有些植物仅仅靠文字和绘图还是不能准确判断，2007—2008 年我们在河南辉县、密县、新乡、郑州、开封、中牟和河南南部商城等地进行了民间访谈和凭证标本采集，解决了一些疑难问题，考证出了多种前人遗留的困难物种。当然，由于图文过于简单等原因，有少数植物至今难以确认，本次译注本着"宁缺毋滥"的原则，不勉强给出学名。主要原则如下：

（1）植物拉丁学名一般遵照《中国植物志》和 *Flora of China*

（简称 *FOC*）的分类学处理，择其善者而从之。近年来植物分类学的一些新进展，适当予以采用。

（2）我们经过实地考察和研究发现，《救荒本草》中有些描述可能并非指现代植物分类上的一个种，而是该属分布在这一地区的多种植物。这些种在现代植物分类学上可以区别，但在当地都被统称为某某，这是民间分类的特点，估计明代也概莫能外。为方便非专业人员的理解，我们尽量将书中的每条记载落实到种，但并不能完全排除其中可能包涵有一些近缘种。

（3）现代植物分类学上一些植物中文名始出于《救荒本草》，但后人将其鉴定错误且沿用已久。由于这些名称涉及不少重要经济植物，为慎重起见，这次注释都予以指出。例如"绞股蓝"，我们在野外调查时发现，《救荒本草》中记载的"绞股蓝"实为现在称之为乌蔹莓 *Cayratia japonica*（Thunb.）Gagnep（葡萄科）的植物，但中国目前重要的植物学工具书如《中国植物志》以及本草学工具书如《中华本草》等都沿用日本学者的观点，将绞股蓝释为 *Gynostemma pentaphyllum*（Thunb.）Makino（葫芦科）。

（4）《救荒本草》中有出自"《本草》原有"的植物 138 条，其中的文字描述及产地记载混乱，有的条目文字描述既混淆了不同科属的多种植物，文字与绘图又非同一种植物，如"威灵仙"、"郁臭苗"等。我们力求在注释中反映出这些问题。处理格式一般是：绘图为某某植物，部分文字为某某植物，图文是否一致等。

（5）对其中少数植物，鉴定意见中冠以"似"和"疑似"字样，以此表示目前研究的不确定程度。

（6）有少数条目的文字描述和植物绘图所提供的鉴定性状有限，难以确定学名，本次注释暂时存疑，附以"待考"字样。

（7）正文附带出现的一些植物名，第一次出现时我们一般给予学名注释。如该植物恰好属于本书条目中的植物，只注释为见本书某某条。例如刺蓟菜文中出现的苦苣，我们注释为"苦苣：见本书第 371 苦苣菜条"。

（8）该书正文中另外出现了一些本草药名，对这部分的注释，我们主要参考了《新华本草纲要》、《全国中草药汇编》、《中华本草》和《中华人民共和国药典》等工具书。

6.2.2 植物产地

《救荒本草》中记载的新增植物主要产自河南布政司。明代,河南布政司下领8府,即开封府、河南府、归德府、汝宁府、南阳府、怀庆府、卫辉府和新德府。本书收载414条植物,有河南详细产地的植物只有174条,约占三分之一,这174条中多数植物产自北部两个府:开封府和卫辉府。产自河南府的植物只有1条,产自南阳府的只有5条。我们把这几个府的地理范围和从属关系在这里作简单介绍,注释中就不再赘述了。

卫辉府,明代洪武元年(1368)改卫辉路置,治所在汲县,即今河南卫辉市。辖境相当于今河南新乡、卫辉、辉县、获嘉、淇县等市县地。书中记录的卫辉府植物多产自辉县。

开封府,五代梁开平元年(907)置,北宋辖境相当于今河南延津、长垣以南,扶沟、太康以北,原阳、鄢陵以东,民权、兰考以西地。元初改南京路,又改汴梁路。明复改开封府。洪武中,朱橚就藩开封。书中记录的开封府植物以密县居多。

河南府,唐开元元年(713)改洛州置,治所在洛阳、河南二县(今洛阳市)。辖境相当于今河南济源市及洛宁、渑池等县以东,新密、巩义二市以西伊、洛、河流域。元改为河南府路。明改为河南府。河南府的植物只记录了巩县1种。

南阳府,元至元八年(1271)改申州置,治所在今河南南阳市。辖境相当于今河南伏牛山及叶县以南,新野、桐柏二县以北,舞阳、泌阳二县以西地。南阳府的植物只记录了马鞍山的5种。

表二 :《救荒本草 》中的地名及其所记植物数量统计表(以中文名计数)

府	州	县	小地点	数 量	总计
开封府					133
		延津县		1	

（续表）

府	州	县	小地点	数 量	总计
开封府		祥符县		6	
		中牟县		13	
	许州			2	
	钧州			6	
		密县		46	
			梁家冲	14	
			韶华山	7	
			傅家冲	1	
			杨家冲	1	
		新郑县		13	
			风谷顶	3	
	郑州			9	
			贾裕山	4	
		荥阳县		1	
			塔儿山	2	
		汜水县		1	
			西茶店	3	
卫辉府					35
		辉县		9	
			栲栳圈	2	
			鸦子口	4	
			太行山	20	
河南府		巩县	赵峰山	1	1
南阳府					5
			马鞍山	5	
处处有之				240	240
总计					414

　　本书有 240 条植物没有记载产地，多记为"处处有之"或"在处有之"等，从现阶段我们的研究来看，并不像有些学者认为这些种均是河南北部的植物。

　　《救荒本草》"《本草》原有"的 138 条植物出自《政和本草》，而《政和本草》收录的植物产地来自前代或更早的多部本草著作，这些产地多不在河南。这些产地的部分植物与明代《救荒本草》记载的河南植物（根据绘图）可能不是同一种。现在看来，这些旧产地对普通读者理解明代河南植物不但没有帮助，反而容易引起误会。因此我们特别提请读者注意。

　　地名研究是一门特殊学问，我们目前对本书中 138 条"《本草》原有"的一些地名还没有完全研究透彻。对这些地名的注释方法是：先核实这些地名所在中国古代本草著作中的最早出处，根据出处判断著作的成书时间，再依据《中国历史地名大辞典》和《中国古今地名大辞典》等工具书做出初步判断，然后根据现在的植物分布或药用植物集散地情况加以权衡。

　　但我们也发现了以下问题：

　　（1）中国古代本草中，有些地名（行政区建制）明显早于本草最早的成书时间，显然沿用的是前代或更早之前朝代的建制。我们权衡再三，认为只有在注释中尽量根据已有文献提供的信息，反映出该地的行政区划变更情况，时间截止到地名最早出处的成书年代，希望这样能让读者理解古代本草著作中地名沿革的真实情况。

　　（2）对一些历史上本草原植物有争议条目中的地名，如果了解到古代地名的辖区范围，可以更好地帮助鉴定本草中记录的是哪个物种，也可以用来研究历代本草原植物的变迁。为了方便植物分类学工作者和中医药工作者以后研究方便，我们也尽量根据文献提供的信息，将这些地名辖区范围注出来，但不是每条地名都能够做到这一程度，希望读者谅解。

　　6.2.3　植物形态术语

　　本书采用的一些形态学术语，与现代植物分类学术语有所不同，如书中的"蓇葖"，并非现在植物学意义上的蓇葖果（follicle），而是指花蕾、花骨朵等含义；"叶"，本书不单指叶子，有时还指复叶上的一枚小叶；"茎"，并非仅仅指树干、枝条，有时还指单叶的叶柄或一枚复叶的叶柄；"角"，并非单指角果，有时还指豆科植物的荚果等；"花心"，有的是指菊科植物头状花序中心的所有管状花。这些描述，本书尽量单独注释出来，以方便读者理解明代作者所用术语的真正含义。

6.2.4　中医药术语

原文中有少量中医、中药术语，本次译注参考了现在比较流行的高等院校教科书如《中药学》（2005，上海科学技术出版社）和《中医学基础》（2008，上海科学技术出版社）的一些解释，供读者参考。

6.2.5　其他

其他我们认为现代读者可能会理解困难的术语，我们也适当加以注释。

6.3　译文

因本书是科技著作，正文译文大多采用直译方式。

6.4　插图

底本插图中有的绘图线条模糊不清，有专家建议重新描一遍。但原有虚实结合线条却是原绘图者为描绘植物神采而故意为之，考虑到历史上该书各个版本重刻后绘图失真的严重教训，我们仍坚持保留底本的原图。

7.　附录

为方便读者查阅植物中文名和学名，本书附录包括植物中文名索引和植物学名（拉丁名）索引。

王锦秀

2011 年 7 月

于香山中国科学院植物研究所

特别说明

本书涉及的多种植物有毒或有小毒，在河南农村通常只在灾荒年不得已才会食用，食用前要经过煠、煮、浸泡和反复淘洗及其他有效去除有毒物质的处理。作者近年来在当地调查了解到，有些植物即使经过多次煮淘，过多食用时，身体仍会出现不适，建议读者对不熟悉的植物不要轻易尝试。

目 录

【注释】

〔1〕酢：底本讹作"醉"，据《政和本草》改。

〔2〕新增：底本无此二字，但第 123 花蒿条至第 163 和尚菜条皆为新增植物，据实际加。

〔3〕茼：正文作"茴"。

〔4〕八十种：底本作"一百种"，按实际收录的植物数量改。

〔5〕椴：底本作"椵"。

〔6〕蕻：底本作"蒩"。

〔7〕橡子树：底本目录中漏刻本种。

〔8〕冈：底本作"岗"，据正文改。

〔9〕柘树：底本目录中漏刻本种。

《救荒本草》序

　　植物之生于天地间，莫不各有所用，苟不见诸载籍，虽老农老圃[1]亦不能尽识，而可亨可芼[2]者，皆蹢藉[3]于牛羊鹿豕而已。自神农氏品尝草木，辨其寒温甘苦之性，作为医药，以济人之夭札[4]，后世赖以延生。而《本草》书中所载，多伐病之物，而于可茹以充腹者，则未之及也。

　　敬惟周王殿下，体仁遵义，孳孳为善，凡可以济人利物之事，无不留意。尝读孟子书，至于五谷不熟，不如荑稗[5]，因念林林总总之民，不幸罹于旱涝，五谷不熟，则可以疗饥者，恐不止荑稗而已也。苟能知悉而载诸方册，俾不得已而求食者，不惑甘苦于荼荠[6]，取昌阳[7]，弃乌喙[8]，因得以裨五谷之缺，则岂不为救荒之一助哉。于是购[9]田夫野老，得甲坼勾萌[10]者四百余种，植于一圃，躬自阅视。俟其滋长成熟，乃召画工绘之为图，仍疏其花、实、根、干、皮、叶之可食者，汇次为书一帙，名曰《救荒本草》。命臣同为之序。

　　臣惟人情于饱食暖衣之际，多不以冻馁为虞，一旦遇患难，则莫知所措，惟付之于无可奈何，故治己治人鲜不失所。今殿下处富贵之尊，保有邦域，于无可虞度之时，乃能念生民万一或有之患，深得古圣贤安不忘危之旨，不亦善乎。神农品尝草木，以疗斯民之疾，殿下区别草木，欲济斯民之饥，同一仁心之用也。虽然，今天下方乐雍熙泰和[11]之治，禾麦产瑞[12]，家给人足，不必论及于荒政，而殿下亦岂忍睹斯民仰食于草木哉？是编之作，盖欲辨载嘉植，不没其用，期与《图经本草》[13]并传于后世，庶几萍实[14]有征，而凡可以亨芼者，得不蹢藉于牛羊鹿豕；苟或见用于荒岁，其及人之功利，又非药石所可拟也。尚虑四方所产之多，不能尽录，补其未备，则有俟于后日云。

永乐四年〔15〕岁次丙戌秋八月奉议大夫周府左长史臣卜同拜手谨序。

【注释】

〔1〕老农老圃：此处指富有种植经验的农民。

〔2〕可亨可芼(mào)：泛指可食用的植物。亨，同"烹"，烹饪。芼，择取。

〔3〕蹂藉：指践踏、蹂躏。

〔4〕夭札：《国语·楚语》韦昭注："不终曰夭，疫死曰札。"谓遭疫病而早死。

〔5〕五谷不熟，不如荑稗：出自《孟子·告子上》："五谷者，种之美者也，苟为不熟，不如荑稗。"五谷，见于《论语·微子》："四体不勤，五谷不分，谁是夫子？"五谷究竟指哪五种作物，后儒有不同的说法，但以下列两种观点为主，一说是黍、稷、麦、菽、稻，一说是黍、稷、麦、菽、麻。这两种说法的主要区别在于稻、麻。但当时的粮食作物并不止五种，历史上还有"百谷"、"六谷"、"八谷"和"九谷"之说，"五谷"说之所以盛行，显然是受到五行思想的影响（参考齐思和《毛诗谷名考》）。其他观点还包括粟的有无，稷和粟、黍的关系等，但都缺乏完全令人信服的证据。即使在植物分类学高度发展的今天，这一问题也还没有完全解决。读者只要理解"五谷"、"六谷"、"八谷"和"九谷"都泛指古代主要的粮食作物，但在不同的历史时期和不同的地域，所指谷物种类会有不同就可以了。荑，通"稊"，草名，禾本科植物之一种，具体属种待考。稗，指禾本科稗属的稗 *Echinochloa crusgalli* (L.) Beauv.。

〔6〕荼荠：出自《诗经·邶风》："谁为荼苦，其甘如荠。"荼，味苦，根据陆文郁先生《诗草木今释》（1957），指菊科植物苣荬菜 *Sonchus wightianus* DC.。荠，味甘，见本书 409 荠菜条。

〔7〕昌阳：菖蒲的别称。见本书第 172 菖蒲条。《列仙传》："商邱子胥食菖蒲根。"

〔8〕乌喙：即乌头，毛茛科乌头属 *Aconitum* 植物，有毒。

〔9〕购：重赏征求，重金购买。

〔10〕甲坼勾萌：从坼裂的种壳中萌发出幼苗。此处形容幼小的植株。

〔11〕雍熙泰和：指和乐升平之年。

〔12〕禾麦产瑞：从建平元年（公元前6年）起，历代发现的谷物中如水稻、小麦有一茎数穗现象，因奇而称之为嘉禾、瑞麦，被视作风调雨顺的祥瑞或丰年吉兆。详细记录见《古今图书集成·草木典》。实际上，这种被古人看作非常神秘的事情，可能只是作物的一种畸形现象。复旦大学生物系蔡以欣曾对此

有过探讨。

〔13〕《图经本草》：即宋代苏颂（1020—1101）所著的《本草图经》，文字和图保存在《证类本草》等《本草》书中。

〔14〕萍实：《孔子家语》："楚昭王渡江，江中有物，大如斗，圆而赤，直触王舟。舟人取之，王大怪之，遍问群臣，莫之能识。王使使聘于鲁，问于孔子。孔子曰：'此为萍实也，可剖而食之，吉祥也，唯霸者为能获焉。'"李时珍在《本草纲目》中认为萍实是"萍蓬草"，现代植物分类学将"萍蓬草"定为睡莲科 Nymphaeaceae 萍蓬草属 Nuphar 的萍蓬草 Nuphar pumilum (Hoffm.) DC.。但该种与描述"大如斗，圆而赤"的特征显然有出入。

〔15〕永乐四年：即 1406 年。

【译文】

植物生长在天地之间，都各有自己的用途。如果没有书籍记载，即便是种植经验丰富的农民也不能认识所有的植物，因而那些本来可采来食用的植物，就只能任凭牛、羊、鹿、猪践踏采食罢了。自从神农氏品尝各种草木，辨别它们寒、温、甘、苦的药性，将这些植物作为医家用药，用来救助人们（避免）因疾病而早死，后世百姓才赖以延长寿命。然而《本草》书中记载的，大多是用来治病的植物，而对那些可以食用果腹充饥的植物，则缺乏记载。

尊敬的周王殿下，躬行仁德，遵循道义，勤奋努力做善事，凡是可以周济百姓或有利于社会的事情，他都加以留意。他曾经读《孟子》，读到五谷如果欠产，还不如稗子之类的野草时，由此想到广大黎民百姓，如果不幸遭受旱涝灾害，农作物又歉收，那么可用来充饥的植物，恐怕不止稗子一类的野草。如果能认识并熟悉这些植物，而且将它们记载于典籍中，让那些在不得已情况下寻找可食用植物的百姓，能够不再迷惑于茶菜和荠菜谁苦谁甜，取可食的菖蒲而舍弃有毒的乌头，借以补充粮食的不足，岂不是有助于救荒的一个好办法。于是，周王出资向田夫野老悬赏收购可食用的植物，得到了四百多种植物的初生幼苗，将他们栽种在一个苗圃中，亲自观察。等待这些植物生长成熟后，召来画工为它们绘图，分条记述它们的花、实、根、干、皮和叶的可食用部分，按顺序将其汇集成一部书，名为《救荒本草》。周王命我为这部书作序。

我想人们通常在丰衣足食的时候，大多不担忧受冷挨饿的事情，一旦遇上祸害灾难，就不知所措，只能听天由命，无可奈何，

（因此在太平盛世如果突然遇到灾荒），无论自己安身立命抑或治理百姓很少有人不失误的。现今周王殿下身处富贵的地位，保有自己的封邦，在没有什么事情可以担忧的时候，仍然惦念百姓万一会遇上的灾难。周王深得古代圣贤居安思危的深远意旨，不也是很好吗！神农品尝草木，用来治疗百姓疾病，周王殿下鉴别植物，想要周济百姓饥荒，施行的是同样的仁爱之心。虽然如此，当今天下和乐太平，粮食丰收，百姓富足，不必讨论荒政，周王殿下又怎能忍心看到百姓依靠草木为粮食？周王编写这部书，是为了辨别并收载各种好的（可以食用的）植物，不让它们的作用湮没，期望能和《图经本草》一起流传后世，以使人们在查找各种植物时有所依据，而且凡是可以采来食用的植物，能不被牛、羊、鹿、猪踩踏啃食；倘若能在灾荒年派上用场，它们对百姓的功效和利益，又绝非药物所能比拟的。（不过）还考虑到各地出产的救荒植物很多，这部书不可能完全收录，要补充那些没有收录完备的种类，就只有留待以后了。

永乐四年岁次丙戌秋八月奉议大夫周府左长史臣卞同拜手谨序。

重刻《救荒本草》序

　　《淮南子》曰："神农尝百草之滋味，一日而七十毒。"[1]由是《本草》兴焉。陶隐居[2]、徐之才[3]、陈藏器[4]、日华子[5]、唐慎微[6]之徒，代有演述，皆为疗病也。嗣后孟诜[7]有《食疗本草》，陈士良[8]有《食性本草》，皆因饮馔以调摄人，非为救荒也。《救荒本草》二卷，乃永乐间周藩[9]集录而刻之者，今亡其板。濂家食[10]时，访求善本，自汴携来。晋台[11]按察使石冈蔡公[12]，见而嘉之，以告于巡抚都御使蒙斋毕公[13]。公曰："是有裨荒政者。"乃下令刊布，命濂序之。

　　按，《周礼·大司徒》以荒政十二聚万民，五曰舍禁。夫舍禁者，谓舍其虞泽之厉禁，纵民采取，以济饥也。若沿江濒湖诸郡邑，皆有鱼虾螺蚬、菱芡茭藻之饶，饥者犹有赖焉。齐梁秦晋之墟，平原坦野，弥望千里，一遇大侵[14]，而鹄形鸟面[15]之殍，枕藉于道路。吁，可悲已！后汉永兴二年[16]，诏令郡国种芜菁以助食。然五方之风气异宜，而物产之形质异状，名汇既繁，真赝难别，使不图列而详说之，鲜有不以虺床[17]当蘼芜[18]，荠苨[19]乱人参[20]者，其弊至于杀人，此《救荒本草》之所以作也。是书有图有说，图以肖其形，说以著其用。首言产生之壤、同异之名，次言寒热之性、甘苦之味，终言淘浸烹煮、蒸晒调和之法。草木野菜，凡四百一十四种，见旧《本草》者一百三十八种，新增者二百七十六种云。或遇荒岁，按图而求之，随地皆有，无艰得者。苟如法采食，可以活命。是书也，有功于生民大矣。昔李文靖[21]为相，每奏对，常以四方水旱为言。范文正[22]为江淮宣抚使，见民以野草煮食，即奏而献之。毕、蔡二公刊布之盛心，其类是夫。

　　嘉靖四年[23]岁次乙酉春二月之吉，赐进士出身奉政大夫山西等处提刑按察司佥事奉敕提督屯政大梁李濂[24]撰。

【注释】

〔1〕"神农尝百草"两句：见《淮南子·修务训》，原文有删略。

〔2〕陶隐居（456—536）：即陶弘景，齐梁时著名医药学家，道家，兼通儒、佛，号华阳隐居，又号华阳居士、华阳真人，著有《本草经集注》等。

〔3〕徐之才（492—572）：北齐著名医药学家，著有《雷公药对》等，已佚。《北史》有传。

〔4〕陈藏器（681—757）：唐代著名医药学家，著有《本草拾遗》。

〔5〕日华子：生卒年不详，唐末至五代时本草学家，原名大明，号日华子，著有《日华子诸家本草》（作者尚有争议），已佚。

〔6〕唐慎微：生卒年不详，约生活于 11 世纪中叶至 12 世纪上半叶，北宋著名医药学家，以《嘉祐补注神农本草》（《嘉祐本草》）和《图经本草》为基础，广泛增添各种文献资料和临床经验，写成《经史证类备急本草》（1108），简称《证类本草》。后艾晟将陈承《重广补注神农本草并图经》的《别说》辑入该书中，改名为《大观经史证类备急本草》，简称《大观本草》。宋淳祐九年（1249）张存惠将寇宗奭的《本草衍义》随文散入《大观本草》中，改名为《重修政和经史证类备用本草》，简称《政和本草》。

〔7〕孟诜（621—713）：唐代医药学家，孙思邈的弟子，著有《食疗本草》，已佚，今有辑本。

〔8〕陈士良：生卒年不详，五代南唐时本草学家，著有《食性本草》，已佚。

〔9〕周藩：朱元璋建立明朝后，分封皇子为亲王，其中朱橚被封为周王，王城开封，故称周藩。

〔10〕家食：指不做官领俸禄，自谋生计。宋朱熹《周易本义》："不家食，谓食禄于朝，不食禄于家也。"

〔11〕晋台：指山西地方长官。台，官署。

〔12〕石冈蔡公：指蔡天祐（1440—1534），时任山西按察史，详见《明史》列传第八十八。

〔13〕蒙斋毕公：指时任山西巡抚的毕昭，生卒年不详，山东新城人。明弘治十二年（1499），二甲二十六名进士。

〔14〕大侵：指荒年，《穀梁传》襄公二十四年："五谷不升，谓之大侵。"

〔15〕鹄形鸟面：也作"鹄面鸠形"，多指面容枯槁，形体瘦弱。这里形容因为饥饿而疲敝的样子。

〔16〕后汉永兴二年：即 154 年。

〔17〕虺（huī）床：即蛇床，伞形科蛇床属的蛇床 Cnidium monnieri (L.)

Cuss.。

〔18〕蘼芜:《证类本草》:"一名莊薇,芎䓖苗也。"当为伞形科藁本属川芎 *Ligusticum chuanxiong* S. H. Qiu et al. 的植株,作"蘼芜"入药。

〔19〕荠苨:现多认为是桔梗科沙参属的荠苨 *Adenophora trachelioides* Maxim.。

〔20〕人参:即五加科人参属的人参 *Panax ginseng* C. A. Mey.。

〔21〕李文靖:即李沆(947—1004),北宋真宗时宰相,谥文靖。

〔22〕范文正:即范仲淹(989—1052),北宋仁宗时授参知政事,龙图阁直学士,后贬河东宣抚使,谥文正。

〔23〕嘉靖四年:即 1525 年。

〔24〕李濂:字川父,河南祥符人,正德九年(1514)进士,官山西佥事,著有《医史》。

【译文】

《淮南子》说:"神农氏遍尝各种植物的味道,一天中七十次遇到有毒植物。"从此,《神农本草经》(这类药书)发展了起来。陶弘景、徐之才、陈藏器、日华子、唐慎微等人,代代都有演绎论述,他们撰写《本草》的目的都是为了治病救人。之后孟诜撰写《食疗本草》,陈士良撰写《食性本草》,都是为了借助于饮食来调养保养人的身体,并非为了救荒。《救荒本草》两卷,是永乐年间周定王集录刊刻的,如今印刷用的底版已经找不到了。我赋闲在家时,访求到该书的善本,从汴州带回来。山西按察使石冈人蔡天祐看到后很称赞,于是告诉了巡抚都御使蒙斋毕昭。毕公说:"这是一部有益于荒政的书。"于是下令刊行颁布,并命我为该书作序。

根据《周礼·大司徒》,篇中用十二条荒政政令来召集民众,其中第五条叫"舍禁"。舍禁,即废弃原来管理池泽的禁令,允许百姓随意采取,以渡过饥荒。沿江靠湖的各个郡邑都盛产鱼、虾、螺、蚬、菱、芡、茭、藻等水产,饥民还有赖以生存的食物。齐梁秦晋这些地方,都是平坦的原野,一望千里,一旦遇上大灾荒,因饥饿疲敝而死的人,横七竖八地倒在路旁。唉,真令人悲哀啊!东汉永兴二年(154),桓帝下诏,命令全国种植芜菁以帮助解决食粮不足。然而各个地方适宜的风土气候不同,所出物产的形态外貌也各不相同,名称繁杂,真假难辨,如果不把它们绘图而且详细解说这些植物的特征,很少有人不把㢉床当作蘼芜,而把荠苨与人参混淆，这样的危害甚至可以致人死亡，这就是所以著述《救荒本草》的原因。这部书有图、有文字解说，用图来描绘它们的形态，用文字解说来阐明它们的用途。先讲这些植物的产地、相同的和不同的名称，接着讲药性、味道的甘苦，最后讲淘洗、浸泡、烹煮、蒸晒和调和的方法。草本、木本的野菜，共四百一十四种，见于旧《本草》的有一百三十八种，新增加的有二百七十六种。如果遇上荒年，按照绘图来寻找，随处都有，没有难以找到的。如果按照书中记载的方法采集食用，可以活命。这样一部书，对百姓的帮助非常大。过去李沆作宰相，经常向皇上报告各地的水旱灾害，回答问题时，也经常谈这方面的事情。范仲淹做江淮宣抚使的时候，见百姓煮野草食用，就上奏进献这种野草。毕昭、蔡天祐二公刊刻印行这部书的广博情怀，与他们是一样的啊。

嘉靖四年（1525）岁次乙酉春二月之吉，赐进士出身奉政大夫山西等处提刑按察司佥事奉敕提督屯政大梁李濂撰。

《救荒本草》总目

草木野菜等共四百一十四种出《本草》一百三十八种，新增二百七十六种

   草部二百四十五种

   木部八十种

   米谷部二十种

   果部二十三种

   菜部四十六种

  叶可食二百三十七种

  实可食六十一种

  叶及实皆可食四十三种

  根可食二十八种

  根叶可食一十六种

  根及实皆可食五种

  根笋可食三种

  根及花可食二种

  花可食五种

  花叶可食五种

  花叶及实皆可食二种

  叶皮及实皆可食二种

  茎可食三种

  笋可食一种

  笋及实皆可食一种

《救荒本草》卷上 上之前

草 部

叶可食

《本草》原有^[1]

【注释】

〔1〕《本草》原有：本书特指《政和本草》收录过的植物。

1. 刺 蓟 菜^[1]

　　本草^[2]名小蓟，俗名青刺蓟，北人呼为千针草。出冀州^[3]，生平泽中，今处处有之。苗^[4]高尺余。叶似苦苣^[5]叶，茎叶俱有刺，而叶不皱。叶中心出花头，如红蓝花^[6]而青紫色。性凉，无毒，一云味甘，性温。

　　救饥：采嫩苗叶煤^[7]熟，水浸淘^[8]净，油盐调食，甚美。除风热^[9]。

　　治病：文具《本草^[10]·草部》大小蓟条下。

【注释】

〔1〕刺蓟菜：菊科蓟属的刺儿菜 *Cirsium arvense* (L.) Scop. var. *integrifolium* Wimm. et Grab.。

〔2〕本草：中药的统称。下同。

〔3〕冀州：古代州名，见《图经本草》药图"冀州小蓟根"，在今河北冀州市一带。

〔4〕苗：泛指初生的植物，此处指植株。

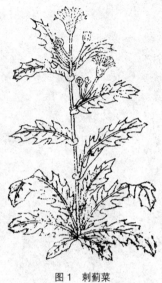

图 1　刺蓟菜

〔5〕苦苣：见本书第 371 苦苣菜条。

〔6〕红蓝花：红花菜的别名。见本书第 8 红花菜条。

〔7〕煠（zhá）：处理野菜的一种方法，将野菜放在锅中加水煮至熟，用以去掉异味或减少有毒物质。与下文的"焯"略有不同。现在河南、山东等地农村仍保留这一处理方法。

〔8〕淘：农村处理野菜的方法：将煠后的野菜切碎，用凉水冲洗、攥干；反复多次，以去除杂质或有毒物质。现在河南、山东等地农村仍保留这一处理方法。

〔9〕风热：中医名词。指风邪和热邪相结合的病邪，也叫热风。可引起发热、畏风、咳嗽等症状。

〔10〕《本草》：此指宋代张存惠整理刊行的《重修政和经史证类备用本草》（简称《政和本草》）。下同。

【译文】

刺蓟菜，本草名叫小蓟，俗名青刺蓟，北方人叫它千针草。产在冀州，生长在平坦而水草丛生的湿地里，如今到处都有。植株高一尺多。叶像苦苣叶，茎、叶上都有刺，叶面上没有皱褶。头状花序从叶丛中心抽出，形态像红蓝花，但颜色为青紫色。性凉，无毒，一说味甘，性温。

救饥：采嫩苗和叶煠熟，用水浸泡，淘洗干净后，加入油、盐调拌食用，味道很美。可以除风热。

治病：内容记载在《本草·草部》大小蓟条下。

2. 大 蓟[1]

旧不著所出州土，云生山谷中，今郑州[2]山野间亦有之。苗高三四尺[3]。茎五棱。叶似大花苦苣菜[4]叶，茎叶俱多刺，其叶多皱。叶中心开淡紫花[5]。味苦，性平，无毒。根有毒。

救饥：采嫩苗叶煠熟，水淘去苦味，油盐调食。

治病：文具《本草·草部》大小蓟条下。

【注释】
〔1〕大蓟：菊科飞廉属的丝毛飞廉 *Carduus crispus* L.。
〔2〕郑州：明代州名，见《救荒本草》。辖区在今郑州市、荥阳市、新郑市及中牟、原阳和管城等部分县地。
〔3〕尺：明代牙尺，一尺相当于现在35.8厘米。
〔4〕大花苦苣菜：菊科苦苣菜属 *Sonchus* 植物。
〔5〕花：不是指现代意义上的一朵花，而是指菊科植物的头状花序。

【译文】
大蓟，古代没有记载产地，只说它生长在山谷中，如今郑州的山地和原野中也有分布。植株高三四尺。茎有五棱。叶像大花苦苣菜叶，茎、叶上有很多刺，叶多皱褶。头状花序是淡紫色，从叶丛中心抽出。味苦，性平，无毒。根有毒。

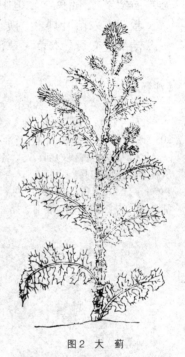

图2　大　蓟

救饥：采嫩苗和叶煠熟，用水淘洗，去掉苦味后，加入油、盐调拌食用。

治病：内容记载在《本草·草部》大小蓟条下。

3. 山 苋 菜 [1]

本草名牛膝，一名百倍，俗名脚斯蹬，又名对节菜。生河内[2]川谷及临朐[3]，江淮[4]、闽[5]粤[6]、关中[7]、苏州[8]皆有之，然皆不及怀州[9]者为真，蔡州[10]者最长大柔润，今钧州[11]山野中亦有之。苗高二尺已来，茎方，青紫色，其茎有节如鹤膝[12]，又如牛膝状,以此名之。叶似苋菜[13]叶而长,颇尖觕[14]音哨,叶皆对生。开花作穗[15]。根味苦、酸,性平,无毒。叶味甘、微酸。恶[16]萤火[17]、陆英[18]、龟甲[19],畏[20]白前[21]。

　　救饥:采苗叶煠熟,换水浸去酸味,淘净,油盐调食。

　　治病:文具《本草·草部》牛膝条下。

【注释】

〔1〕山苋菜:苋科牛膝属的牛膝 *Achyranthes bidentata* Blume。

〔2〕河内:古代地名,见《名医别录》。疑指河内郡。西汉高帝二年(前205)改殷国置,治所在怀县(今河南武陟县西南)。

〔3〕临朐:古代地名,见《名医别录》。疑指临朐县。西汉置,属齐郡,治所在今山东临朐县。

〔4〕江淮:古代地区名,见《图经本草》。唐代设江南道、淮南道,统称江淮。宋代设江南东路、淮南东路。广义上的江淮指江南、淮南地区。通常多指狭义上的江淮,即长江、淮河之间的地区,即今江苏、安徽的中部地区。

〔5〕闽:古代地区名,见《图经本草》。本为闽越族所居,秦置闽中郡,汉初为闽越国。

〔6〕粤:古代地区名,见《图经本草》。因为古百越(粤)之地而得名,指今福建、广东地区。

〔7〕关中:古代地名,见《图经本草》。历史上所指范围不一,一说函谷关以西为关中。一说秦岭以北范围内,包括陇西、陕北;或专指今陕西关中盆地。宋代《本草》所指具体地点待考。

〔8〕苏州:古代州名,见《日华子本草》。隋开皇九年(589)改吴州置,治所在吴县(今江苏苏州市西南横山东)。

〔9〕怀州:古代州名,见《图经本草》。唐代治所在柏崖城(今河南济源市西南),辖境相当今河南焦作、沁阳、武陟、获嘉、修武、博爱等市县地。

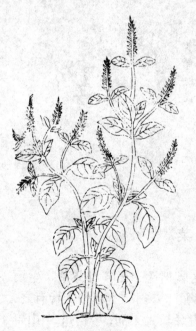

图3　山苋菜

〔10〕蔡州：古代州名，见《本草经集注》。东魏置，治所在新蔡县，即今河南新蔡县。北齐废。

〔11〕钧州：明代州名，见《救荒本草》。金大定二十四年（1184）改颍顺州置钧州，治所在阳翟县（今河南禹州市），辖境相当今河南禹州、新郑二市地。明万历三年（1575）因避神宗朱翊钧讳改为禹州。

〔12〕鹤膝：古代用来形容两头细中间粗的东西。

〔13〕苋菜：见本书第370苋菜条。

〔14〕艄（shào）：尖锐状，此处指叶子尖而狭窄的形状。

〔15〕开花作穗：此处指山苋菜的花序呈穗状。

〔16〕恶：中药学术语。见《神农本草经》，为中药的配伍原则之一。指一种药物能减弱另一种药物的性能。

〔17〕萤火：中药名。原动物为萤科萤火虫 *Luciola vitticollis* Kies，全虫入药。

〔18〕陆英：中药名。原植物为忍冬科接骨木属接骨草 *Sambucus javanica* Blume，花入药。

〔19〕龟甲：中药名。原动物为龟科乌龟 *Chinemys reevesii* (Gray)，甲壳入药。

〔20〕畏：中药学术语。见《神农本草经》，为中药的配伍原则之一。指药物之间的互相抑制作用，一种药物的毒性或副作用能被另一种药物消减。

〔21〕白前：中药名。原植物为萝藦科白前属柳叶白前 *Cynanchum stauntonii* (Decne.) Schltr. ex Lév. 和白前 *Cynanchum glaucescens* (Decne) Hand. -Mazz.，根茎入药。

【译文】

山苋菜，本草名叫牛膝，又名百倍，俗名脚斯蹬，又名对节菜。生长在河内郡有流水的山谷及临朐，江淮、闽粤、关中、苏州等地也都有分布，但都不及怀州产的道地，蔡州出产的山苋菜最高大而且柔软有光泽，如今钧州的山地和原野中也有生长。植株高二尺左右，茎方形，青紫色，茎上有节，形状像鹤膝，又像牛膝的样子，古代是根据这一特征来给它命名的。它的叶像苋菜叶，但较长，很尖锐，对生。花序呈穗状。根味苦、酸，性平，无毒。叶味甘、微酸。恶萤火、陆英、龟甲，畏白前。

救饥：采集嫩苗和叶煠熟，换水浸泡，浸去酸味，淘洗干净后，用油、盐调拌食用。

治病：内容记载在《本草·草部》牛膝条下。

4. 款 冬 花[1]

一名橐音托吾,一名颗东,一名虎须,一名菟奚,一名氐冬。生常山[2]山谷及上党[3]水傍,关中、蜀北宕音荡昌[4]、秦州[5]、雄州[6]皆有,今钧州密县[7]山谷间亦有之。茎青,微带紫色。叶似葵[8]叶,甚大而丛生;又似石葫芦[9]叶,颇团。开黄花。根紫色。《图经》[10]云:"叶如荷[11]而斗直,大者容一升,小者容数合[12],俗呼为蜂斗叶,又名水斗叶。"此物不避冰雪,最先春前生,雪中出花,世谓之钻冻。又云:"有叶似萆薢[13],开黄花,青紫萼,去土一二寸,初出如菊花萼[14],通直而肥实无子,陶隐居所谓出高丽[15]、百济[16]者,近此类也。"其叶味苦,花味辛、甘,性温,无毒。杏仁[17]为之使[18],得紫菀[19]良,恶皂荚[20]、消石[21]、玄参[22],畏贝母[23]、辛夷[24]、麻黄[25]、黄芩[26]、黄连[27]、青葙[28]。

救饥:采嫩叶煠熟,水浸淘去苦味,油盐调食。

治病:文具《本草·草部》条下。

【注释】

〔1〕款冬花:菊科款冬属款冬 Tussilago farfara L.。

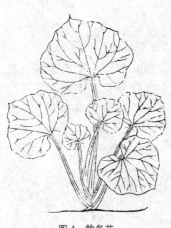

图 4 款冬花

〔2〕常山:山名,见《名医别录》。即恒山,在今河北曲阳县西北。西汉因避文帝(前 179—前 157)刘恒讳,改恒山为常山。

〔3〕上党:古代郡名,见《名医别录》。战国韩置,秦汉治所在长子县(今山西长子县西南)。辖境相当今山西长治、晋城、和顺、左权、榆社、武乡、沁县、沁源、沁水、襄垣、黎城、安泽、屯留、潞城、长子、壶关、平顺、高平、陵川、阳城等县市地。后移置多次,辖境也缩小。

〔4〕蜀北宕昌:古代地名,见《本草经集注》,《政和本草》收录原文作"次亦出蜀北部宕昌"。蜀,秦汉时对古蜀国地之统

称，在今四川盆地西部地区。宕昌，西羌别种，地当今甘肃南部汉水与白龙江流域。

〔5〕秦州：古代州名，见《图经本草》药图"秦州款冬花"。历史上曾有四处秦州，此疑指三国魏分陇右置的秦州。

〔6〕雄州：《本草》中的出处不详。推测先有陶弘景云："第一出河北。"明初作者才根据前代的药材产地给出的前代州名。历史上雄州所指不一，此处疑指五代周显德六年（959）以瓦桥关置雄州，治所在归义县（今河北雄县）。

〔7〕密县：明代县名，见《救荒本草》，今河南新密市。

〔8〕葵：疑指锦葵科锦葵属野葵 *Malva verticillata* L.。

〔9〕石葫芦：疑指天南星科石柑子属石柑子 *Pothos chinensis* (Raf.) Merr.，该种有俗名叫石葫芦。

〔10〕《图经》：指《本草图经》，又名《图经本草》。宋代苏颂（1020—1101）等编撰。共21卷，完成于1061年，是一部承前启后的本草学巨著。全书共收载药物780种，药图933幅。书中讨论了各种药物的产地、形态、性味、主治、功用，采集、炮制方法、鉴别方法与配伍、禁忌、附方等。此书亡佚，内容见于后来的诸家本草中。

〔11〕荷：见本书第367莲藕条。

〔12〕合（gě）：容量单位，一升的十分之一。

〔13〕萆薢：中药名。原植物为薯蓣科薯蓣属粉背薯蓣 *Dioscorea collettii* Hook. f. var. *hypoglauca* (Palib.) S. J. Pei et C. T. Ting。根状茎入药。本属另有多种植物在不同的地区也作萆薢入药。

〔14〕菊花萼：此处指款冬花头状花序的总苞。菊花：见本书第238菊花条。萼：多指花萼，此处指菊花头状花序的总苞。

〔15〕高丽：古代国名，见《本草经集注》。为朝鲜半岛的国家，即高句丽国。西汉末朱蒙建国，都国在内城（今吉林集安市城东）。辖境相当今辽宁浑河上游以东，朝鲜狼林山以西，南到朝鲜清川江一带。东汉建安十四年（209）迁都丸都城（今吉林集安市境）。4世纪时南占乐浪郡地。南朝宋元嘉四年（427）迁都今朝鲜平壤市。后于唐总章元年（668）为唐所灭。

〔16〕百济：古代国名，见《本草经集注》。为朝鲜半岛的国家，为高句丽国创始者朱蒙的第三个儿子温祚王于公元前18年在汉江南岸（今韩国河南市）创建。百济鼎盛时期，疆土包括西朝鲜（除了平安北道和平安南道）的绝大部分，最北曾到平壤。

〔17〕杏仁：中药名。原植物主要为杏和山杏，种子入药。见本书第361杏树条。

〔18〕使：即相使，中药学术语。见《神农本草经》序例，为中药的配伍原则之一。指在性能功效方面有某些共性，或性能功效虽不相同，但治疗目的一

致的药物配合应用，而以一种药物作为主药，另一种或数种药物作为辅药，用以提高主药的功效。

〔19〕紫菀：中药名。原植物多用菊科紫菀属紫菀 *Aster tataricus* L. f.，根及根茎入药。菀，底本讹作"苑"，据《农政全书》改。

〔20〕皂荚：中药名。原植物见本书第 309 皂荚树条。

〔21〕消石：中药名。原矿物为芒硝 Mirabilite。

〔22〕玄参：中药名。原植物为玄参科玄参属玄参 *Scrophularia ningpoensis* Hemsl.，北方也用同属的北玄参 *S. buergeriana* Miq.，根入药。

〔23〕贝母：中药名。原植物为百合科贝母属 *Fritillaria* 多种植物，鳞茎入药。现多以浙贝母 *Fritillaria thunbergii* Miq. 和川贝母 *F. cirrhosa* D. Don. 为代表。

〔24〕辛夷：中药名。原植物为木兰科木兰属紫玉兰 *Yulania liliiflora* (Desr.) D. L. Fu，花蕾入药。

〔25〕麻黄：中药名。原植物现在多用麻黄科麻黄属草麻黄 *Ephedra sinica* Stapf、木贼麻黄 *E. equisetina* Bunge 和中麻黄 *E. intermedia* Schrenk ex Mey.，茎入药。

〔26〕黄芩：中药名。原植物为唇形科黄芩属黄芩 *Scutellaria baicalensis* Georgi，根入药。本属还有多种植物在不同地区也作黄芩入药。

〔27〕黄连：中药名。原植物为毛茛科黄连属黄连 *Coptis chinensis* Franch.，根茎入药。

〔28〕青葙：中药名。原植物为苋科青葙属青葙 *Celosia argentea* L.，茎叶入药。葙，底本作"箱"，据《农政全书》改。

【译文】

款冬花，又叫橐吾、颗东、虎须、菟奚、氐冬。生长在恒山的山谷及上党的水边，关中、蜀北宕昌、秦州、雄州都产，如今钧州密县的山谷中也有分布。茎绿色，略带紫色，叶像葵叶，但很大，丛生；又像石葫芦叶，但很圆。花黄色。根紫色。《图经本草》记载："叶像荷叶而（叶端）陡直，大的叶子可以容纳一升，小的叶片也可容纳数合，所以民间叫它蜂斗叶，又叫水斗叶。"这种植物不怕冰雪，在春天到来之前就先萌发，雪中也能开花，所以世人又叫它钻冻。《图经本草》又记载："有叶子似萆薢叶，开黄花，花萼青紫色，萌发后距离地面一二寸，长出像菊花似的花萼，通直、肥大、没有籽实。陶弘景所说产自高丽、百济的，就接近这类植物。"叶味苦，花味辛、甘，性温，无毒。杏仁是它的使药，与紫菀配合使用效果好，恶皂荚、硝石、玄参，畏贝母、辛夷、麻黄、黄芩、黄连和青葙。

　　救饥：采集嫩叶煠熟，用水浸泡，淘洗去掉苦味后，用油、盐调拌食用。

　　治病：内容记载在《本草·草部》条下。

5. 萹　蓄 [1]

　　亦名萹竹。生东莱[2] 山谷，今在处有之，布地生道傍。苗似石竹[3]。叶微阔，嫩绿如竹[4]。赤茎如钗股。节间花出甚细，淡桃红色。结小细子[5]。根如蒿[6] 根。苗叶味苦，性平，一云味甘，无毒。

　　救饥：采苗叶煠熟，水浸淘净，油盐调食。

　　治病：文具《本草·草部》条下。

【注释】

　　〔1〕萹蓄：蓼科蓼属萹蓄 *Polygonum aviculare* L.，全株可供药用，果实富含淀粉，可酿酒。

　　〔2〕东莱：古代郡名，见《名医别录》。汉高帝分齐郡置，治所在掖县（今山东莱州市）。

　　〔3〕石竹：见本书第 7 石竹子条。

　　〔4〕竹：禾本科竹亚科 Bambusoideae 植物的统称。

　　〔5〕子：此处指萹蓄的果实。

　　〔6〕蒿：菊科蒿属 *Artemisia* 多种植物的统称。

【译文】

　　萹蓄，也叫萹竹。生长在东莱的山谷中，如今到处都有。植株平铺地面上，多长在路旁。幼嫩的植株像石竹。叶略宽阔，颜色嫩绿像竹叶的颜色。茎红色，像钗股的形

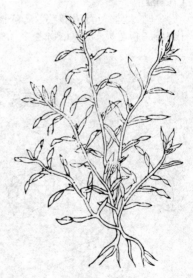

图 5　萹　蓄

状。花开在节间，很细小，淡粉红色。果实细小。根像蒿根。植株味苦，性平，一说味甘，无毒。

救饥：采集嫩苗和叶煠熟，用水浸泡，淘洗干净后，加入油、盐调拌食用。

治病：内容记载在《本草·草部》条下。

6. 大 蓝[1]

生河内平泽，今处处有之，人家园圃中多种。苗高尺余。叶类白菜[2]叶，微厚而狭窄尖艄，淡粉青色。茎叉稍间[3]开黄花，结小荚，其子黑色。《本草》谓菘蓝[4]可以为靛染青，以其叶似菘菜[5]，故名菘蓝。又名马蓝，《尔雅》[6]所谓"葳[7]，马蓝"是也。味苦，性寒，无毒。

救饥：采叶煠熟，水浸去苦味，油盐调食。

治病：文具《本草·草部》蓝实条下。

【注释】

〔1〕大蓝：十字花科菘兰属菘蓝 Isatis tinctoria L.。松蓝的根可入药，是现代中药"板蓝根"的原植物之一，俗称"北板蓝根"。原产北方，现全国各地均有栽培。松蓝还有俗名为"靛青"，因其是古代重要的染料植物，可提取染料染青。本条绘图简单，又为幼苗，如仅凭绘图，很难鉴定到种。

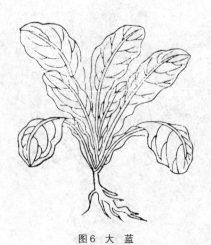

〔2〕白菜：十字花科芸薹属白菜 Brassica rapa L. var. glabra Regel。

〔3〕茎叉：指花葶及其分枝。稍，植物末端。

〔4〕菘蓝：大蓝的本草名。

〔5〕菘菜：即白菜。

〔6〕《尔雅》：文字训诂书，为儒家经典之一，大约成书于秦汉时期，作者不详，唐代以后列入"十三经"。今存释诂、释言、释训、释亲、释宫、释器、释

图6 大 蓝

乐、释天、释地、释丘、释山、释水、释草、释木、释虫、释鱼、释鸟、释兽和释畜
等19篇。

　　〔7〕葴(zhēn)：底本误作"葳"，据《尔雅》改。

【译文】

　　大蓝，生长在河内平坦(而水草丛生)的湿地中，如今到处都
有。普通人家的园圃中多有栽培。植株高一尺多。叶像白菜叶，但
略厚而窄、叶端更尖，淡粉青色。花葶稍头开黄花，结小角果，种
子黑色。《本草》记载菘蓝可以制成蓝靛来染青色，因为它的叶子
像菘菜，所以叫菘蓝。又叫马蓝，就是《尔雅》所说的"葴，马蓝"。
味苦，性寒，无毒。

　　救饥：采集叶煠熟，用水浸泡，去掉苦味，用油、盐调拌食用。

　　治病：内容记载在《本草·草部》蓝实条下。

7. 石 竹 子〔1〕

　　本草名瞿麦〔2〕，一名巨句麦，一名大菊，一名大兰〔3〕，又名
杜母草、燕麦、蒚音叶麦。生太山〔4〕川谷，今处处有之。苗高一尺
已来。叶似独扫〔5〕叶而尖小；又似小竹叶而细窄。茎亦有节。稍
间开红白花而结蒴〔6〕，内有小黑子。味苦、辛，性寒，无毒。蘘
草〔7〕、牡丹〔8〕为之使，恶螵蛸〔9〕。

　　救饥：采嫩苗叶煠熟，水浸淘净，油盐调食。

　　治病：文具《本草·草部》瞿麦条下。

【注释】

　　〔1〕石竹子：石竹科石竹属石竹 *Dianthus chinensis* L.。

　　〔2〕瞿麦：现在的植物学著作多将《本草经》中的瞿麦释为同属瞿麦 *D.
superbus* L.。从《本草经集注》的记载来看，可能在陶弘景时期，前人不区分
"瞿麦"是石竹 *D. chinensis* L.还是瞿麦 *D. superbus* L.，两种植物都作"瞿麦"
入药。

　　〔3〕兰：《政和本草》作"蓝"。

　　〔4〕太山：山名，《图经本草》作"泰山"，即今山东境内的泰山。

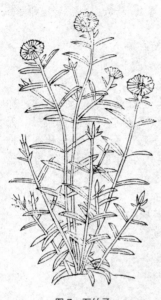

图7 石竹子

〔5〕独扫：见本书第42独扫苗条。

〔6〕蒴：果实的一种，即石竹的蒴果。

〔7〕蘘草：疑指姜科姜属蘘荷 Zingiber mioga (Thunb.) Rosc.，别名蘘草。蘘，底本讹作"蓑"，据《政和本草》改。

〔8〕牡丹：中药名。原植物为芍药科牡丹属牡丹 Paeonia suffruticosa Andr.，根皮入药。

〔9〕螵蛸：即桑螵蛸，中药名。原动物为螳螂科大刀螂 Tenodera sinensis Saussure、南方刀螂 T. aridifolia Stoll 和广腹螳螂 Hierodula patellifera Serville 等，卵鞘入药。

【译文】

石竹子，本草名叫瞿麦，又叫巨句麦、大菊、大兰，还叫杜母草、燕麦、蕅麦。生长在泰山有流水的山谷中，如今处处都分布。植株高一尺左右。叶像独扫叶，但更尖小；又像小竹叶，但更细窄。茎上也有节。花红白色，开在枝条中间，结蒴果，蒴果里有黑色的小种子。种子味苦、辛，性寒，无毒。蘘草、牡丹是它的使药，恶螵蛸。

救饥：采集嫩苗和叶煠熟，用水浸泡，淘洗干净后，加入油、盐调拌食用。

治病：内容记载在《本草·草部》瞿麦条下。

8. 红 花 菜[1]

本草名红蓝花，一名黄蓝。出梁[2]、汉[3]及西域[4]，沧魏[5]亦种之，今处处有之。苗高二尺许。茎叶有刺，似刺蓟叶而润泽，窊[6]五化切面。稍结梂彙[7]音录胃，亦多刺。开红花，蕊出梂上，圃人[8]采之，采已复出，至尽而罢。梂中结实，白颗如小豆[9]大。其花暴干，以染真红，及作胭脂[10]。花味辛，性温，无毒。叶味甘。

救饥：采嫩叶煤熟，油盐调食。子^[11]可笮^[12]音乍作油用。

治病：文具《本草·草部》红蓝花条下。

【注释】

〔1〕红花菜：菊科红花属红花 *Carthamus tinctorius* L.。

〔2〕梁：古代地名，见《图经本草》。所指地点待考。

〔3〕汉：古代地名，见《图经本草》。疑指汉州，唐置，曾改名德阳郡，后恢复，宋代称汉州德阳郡。

〔4〕西域：古代地区名，见《图经本草》。西汉以后对玉门关以西地区的总称。狭义专指葱岭以东而言；广义则指凡通过狭义西域所能达到的地区，包括今亚洲中西部、印度半岛、欧洲东部及非洲北部等地。

〔5〕沧魏：古代地区名，《政和本草》作"仓魏"，具体所指待考。

〔6〕窊(wā)：凹陷下去的样子。

〔7〕梂彚(qiú huì)：此处指红花菜的头状花序像刺猬的形状。红花菜的头状花序有数层总苞片，外形像壳斗科栎树的果实，由于总苞片边缘具刺，整个头状花序看起来像刺猬。梂，栎实，此处指红花菜的头状花序。彚，通猬，刺猬。

〔8〕圃人：指管理园圃的人。

〔9〕小豆：一般指豆科豇豆属赤豆 *Vigna angularis* (Willd.) Ohwi et Ohashi。也泛指颗粒较小的豆。

〔10〕胭脂：古代用红蓝花（本种）或苏木（豆科云实属苏木 *Caesalpinia sappan* L.)制成的一种红色颜料，可供妇女化妆或画家绘画使用。

〔11〕子：通常指种子，此处指菊科植物的瘦果。

〔12〕笮(zé)：方言，即压榨。

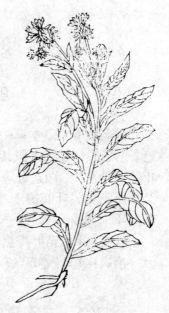

图8　红花菜

【译文】

红花菜，本草名叫红蓝花，又叫黄蓝。产梁、汉及西域，沧魏地区也栽种，如今处处都有分布。植株高约二尺。茎上的叶有刺，像刺蓟叶，但有光泽，叶表面凹陷不平。枝条的顶端长桃彙，也多刺。花红色，花蕊（筒状花）从桃彙内伸出来。管理园圃的人采摘花蕊，摘后又长出，直到采光了就作罢。桃彙中有果实，白色颗粒状，像小豆那么大。花暴晒干后，可以用来染大红色，或者可以作胭脂。红花味辛，性温，无毒。叶味甘。

救饥：采集嫩叶煠熟，用油、盐调拌食用。果实可用来榨油。

治病：内容记载在《本草·草部》红蓝花条下。

9. 萱 草 花[1]

俗名川草花，本草一名鹿葱，谓生山野，花名宜男。《风土记》[2]云"怀妊妇人佩其花，生男"故也。人家园圃中多种。其叶就[3]地丛生，两边分垂，叶似菖蒲[4]叶而柔弱；又似粉条儿菜[5]叶而肥大。叶间撺[6]葶，开金黄花，味甘，无毒。根凉，亦无毒。叶味甘。

救饥：采嫩苗叶煠熟，水浸淘净，油盐调食。

治病：文具《本草·草部》条下。

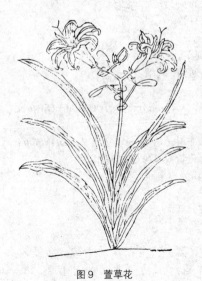

图 9　萱草花

【注释】

〔1〕萱草花：百合科萱草属萱草 *Hemerocallis fulva* (L.) L.，有学者释作同属的小黄花菜 *H. minor* Mill.，但花序形态与本条绘图所示明显不同，欠妥。

〔2〕《风土记》：西晋周处（236—297）著，主要记载各个地方的风土人情，该书今已佚。周处，字子隐，东吴吴郡阳羡（今江苏宜兴）人。

〔3〕就：趋向，接近。此处指贴近地面生长。

〔4〕菖蒲：见本书第 172 菖蒲条。

〔5〕粉条儿菜：见本书第 75 粉条儿菜条。

〔6〕撺：向上冒，升。此处指植物抽葶。

【译文】

　　萱草花，俗名叫川草花，本草名叫鹿葱，古代《本草》记载它生长在山地和原野中，花卉名叫宜男。《风土记》记载：孕妇如果佩戴萱草花，可以生男孩，所以叫宜男花。普通人家园圃中多栽培。它的叶铺地丛生，向两边分开，叶顶端下垂，叶像菖蒲叶，但比较柔弱；又像粉条儿菜叶，但比较肥大。叶中间抽出花葶，开金黄色的花，味甘，无毒。根凉，也无毒。叶味甘。

　　救饥：采嫩苗和叶煠熟，用水浸泡、淘洗干净，加上油、盐调拌食用。

　　治病：内容记载在《本草·草部》条下。

10. 车 轮 菜[1]

　　本草名车前子，一名当道，一名芣苢音浮以，一名虾蟆衣，一名牛遗，一名胜舄音昔。《尔雅》云马舄，幽州[2]人谓之牛[3]舌草。生滁州[4]及真定[5]平泽，今[6]处处有之。春初生苗，叶布地如匙面，累年者，长及尺余；又似玉簪[7]叶稍大而薄。叶丛中心撺葶三四茎，作长穗，如鼠尾。花甚密，青色微赤。结实如葶苈子[8]，赤黑色。生道傍。味甘、咸，性寒，无毒。一云味甘，性平。叶及根味甘，性寒。常山[9]为之使。

　　救饥：采嫩苗叶煠熟，水浸去涎沫，淘净，油盐调食。

　　治病：文具《本草·草部》车前子条下。

【注释】

　　〔1〕车轮菜：车前科车前属车前 *Plantago asiatica* L. 或大车前 *P. major* L.，中国古代重要的野菜和药用植物。

　　〔2〕幽州：古代地名，见《尔雅疏》引陆机《疏》。汉武帝置十三州刺史部之一。东汉治所在蓟县（今北京市西南）。辖境相当今北京市、河北北部、辽宁大部、天津市海河以北及朝鲜大同江流域。

　　〔3〕牛：底本作"一"，《四库》本、《农政全书》及《政和本草》皆作"牛"，今据改。

　　〔4〕滁州：古代州名，见《图经本草》。隋开皇初改南谯州置，治所在新昌

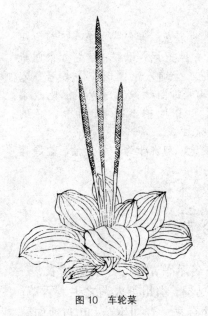

图 10　车轮菜

县（后改为清流县，即今安徽滁州市）。辖境相当今安徽滁州市和来安、全椒二县地。大业初废。唐武德三年（620）复置，天宝元年（742）改为永阳郡，乾元元年（758）复为滁州。

〔5〕真定：古县名或国名，见《名医别录》。真定国，西汉元鼎四年（前113）分常山郡置，治所在真定县（今河北石家庄市东北）。辖境相当今河北石家庄、藁城、正定等市县地。东汉建武十三年（37）废。真定县：西汉高帝十一年（前196）改东垣县置，属常山郡。治所在今河北石家庄市东北。武帝元鼎四年为真定国治。东汉属常山国。三国魏、晋为常山郡治。北魏属常山郡。

〔6〕今：底本讹作"令"，据文义改。

〔7〕玉簪：百合科玉簪属玉簪 *Hosta plantaginea* (Lam.) Aschers.。

〔8〕葶苈子：中药名。植物分类学工具书订葶苈为十字花科葶苈属葶苈 *Draba nemorosa* L.，但目前入药多用同科独行菜或播娘蒿的种子，见本书第121独行菜、第112播娘蒿条。历史上的"葶苈子"究竟是哪种植物，还有待探讨。

〔9〕常山：中药名。疑指虎耳草科常山属常山 *Dichroa febrifuga* Lour.。

【译文】

车轮菜，本草名叫车前子，又叫当道、芣苢、虾蟆衣、牛遗和胜舄。《尔雅》叫马舄，幽州人叫它牛舌草。生长在滁州及真定平坦而水草丛生的湿地中，如今到处都有分布。初春生苗，它的叶贴近地面生长，叶形像汤匙面，多年生植株的叶子长达一尺多；叶又像玉簪叶，比玉簪叶稍大，质地薄。叶丛中间抽出三四枝花葶，呈长穗状，像老鼠的尾巴，花很密，绿色，略带红色。结的籽实像葶苈子，红黑色。生长在路旁。味甘、咸，性寒，无毒。一说味甘，性平。叶和根味甘，性寒。常山是它的使药。

救饥：采集嫩苗和叶煠熟，用水浸去涎沫，淘洗干净后，加入油、盐调拌食用。

治病：内容记载在《本草·草部》车前子条下。

11. 白水荭苗[1]

　　本草名荭草，一名鸿䓹音缬。有赤白二色，《尔雅》云："红，茏[2]古。其大者蘬。"《郑诗》[3]云"隰有游龙"是也。所在有之，生水边下湿地。叶似蓼[4]叶而长大，有涩毛，花开红白；又似马蓼[5]，其茎有节而赤。味咸，性微寒，无毒。

　　救饥：采嫩苗叶煠熟，水浸淘净，油盐调食。洗净蒸食亦可。

　　治病：文具《本草·草部》荭草条下。

【注释】

　　〔1〕白水荭苗：蓼科蓼属马蓼 Polygonum lapathifolium L.（《中国植物志》称为"酸模叶蓼"）。作本草入药的荭草与此并非一种，为荭蓼 P. orientale L.。

　　〔2〕茏：底本作"笼"，据《四库》本及《尔雅》改。

　　〔3〕《郑诗》：指《诗经·郑风》。引文见"山有扶苏"篇："山有乔松，隰有游龙，不见子充，乃见狡童。"

　　〔4〕蓼：多指蓼属常见植物水蓼 P. hydropiper L.。

　　〔5〕马蓼：多指蓼属植物马蓼 P. lapathifolium L.。

【译文】

　　白水荭苗，本草名叫荭草，又叫鸿䓹。有红白两种颜色，《尔雅》记载："红，茏古。其大者蘬。"《诗经·郑风》中所说的"隰有游龙"就是这种植物。在它的分布范围内到处都有，生长在水边低洼潮湿的地方。叶像蓼叶，但长、大，有不光滑的毛，开红白两种颜色的花；又像马蓼。茎上有节，红色。味咸，性微寒，无毒。

　　救饥：采集嫩苗和叶煠熟，用水浸泡、淘洗干净后，加入油、盐调拌食用。也可洗净蒸熟后食用。

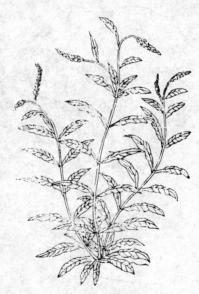

图 11　白水荭苗

治病：内容记载在《本草·草部》茳草条下。

12. 黄　耆[1]

一名戴糁，一名戴椹，一名独椹，一名芰草，一名蜀脂，一名百本，一名王孙。生蜀郡[2]山谷及白水[3]、汉中[4]、河东[5]、陕西，出绵上[6]呼为绵黄耆，今处处有之。根长二三尺。独茎，丛生枝干。其叶扶疏，作羊齿状，似槐[7]叶微尖小；又似蒺藜[8]叶，阔大而青白色。开黄紫花，如槐花大，结小尖角，长寸许。味甘，性微温，无毒。一云味[9]苦，微寒。恶龟甲、白藓皮[10]。

救饥：采嫩苗叶煤熟，换水浸淘，洗去苦味，油盐调食。药中补益，呼为羊肉[11]。

治病：文具《本草·草部》条下。

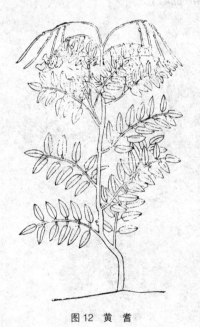

图 12　黄　耆

【注释】

〔1〕黄耆：豆科黄芪属 Astragalus 植物。中药黄耆的正品为膜荚黄芪 Astragalus membranaceus (Fisch.) Bunge 原变种及其另一变种蒙古黄芪 A. membranaceus (Fisch.) Bunge var. mongholicus (Bunge) Hsiao，但与本条文、图不符，据此很难判断究竟为哪一种。

〔2〕蜀郡：古代郡名，见《名医别录》。周赧王元年（前 314）秦惠王置，治所在成都县（今四川成都市），后多次改置，唐天宝元年（742）复为蜀郡。

〔3〕白水：水名，见《名医别录》。即今甘肃省南部的白龙江。

〔4〕汉中：古代郡名，见《名医别录》。战国秦惠王更元十三年（前 312）置，治所在南郑县（今陕西汉中市东）。因水为名。辖境相当今陕西秦岭以南，留坝、勉县以东，乾祐河流域及湖北郧县、

保康以西，米仓山、大巴山以北地。西汉移治西城县（今陕西安康市西北）。东
汉复还旧治。东汉末为张鲁所据，改为汉宁郡。建安二十年（215）复改汉中郡。
后辖境缩小，北周时仅辖今陕西汉中、南郑、城固等市县地。

〔5〕河东：古代地区名，见《图经本草》。战国、秦、汉时指今山西省西南
部，唐以后泛指今山西全省。因黄河自北而南流经本区西界，故有河东之称。

〔6〕绵上：古代县名。先见《图经本草》"绵黄芪"，后见《政和本草》别说
云"仅按黄耆出绵上为良，故名绵耆"。隋开皇十六年（596）置绵上县，属西河
郡。唐属沁州，宋太平兴国四年（979）割属大通监，宝元二年（1039）属威胜军，
故治在今山西沁源县北。宋庆历六年（1046）徙治大觉寺地，即今绵上镇。

〔7〕槐：见本书第320槐树芽条。

〔8〕蒺藜：见本书第190蒺藜子条。

〔9〕味：底本讹作"未"，据《农政全书》、《四库》本改。

〔10〕白藓皮：中药名。原植物为芸香科白鲜属白鲜 *Dictamnus dasycarpus*
Turcz.，根皮入药。

〔11〕药中补益，呼为羊肉：见《日华子本草》，指黄耆根具补益功能，就像
动物药中的羊肉功能一样。

【译文】

　　黄耆，又叫戴糁、戴椹、独椹、芰草、蜀脂、百本和王孙。生长
在蜀郡的山谷中及白水、汉中、河东、陕西，绵上出产的叫绵黄耆，
如今到处都有分布。根长二三尺。茎单一，枝干丛生。叶茂盛，呈
羊齿状，像槐树叶，但略微尖小；又像蒺藜的叶，但比蒺藜叶宽、大
而且呈绿白色。开黄紫色花，像槐花大小，结小尖角，长一寸左右。
味甘，性微温，无毒。一说味苦，微寒。恶龟甲、白藓皮。

　　救饥：采集嫩苗和叶煤熟，换水浸淘，洗去苦味后，加入油、盐
调拌食用。由于它属于补益类药，因此被称为羊肉。

　　治病：内容记载在《本草·草部》条下。

13. 威 灵 仙 〔1〕

　　一名能消。出商州〔2〕上洛〔3〕、华山〔4〕并平泽，及陕西、河
东、河北〔5〕、河南〔6〕、江湖〔7〕、石州〔8〕、宁化〔9〕等州郡。不闻
水声者良。今密县梁家冲山野中亦有之。苗高一二尺。茎
方如钗股，四棱。茎多细茸白毛。叶似柳〔10〕叶而阔，边有锯

齿；又似旋覆花[11]叶。其叶作层生，每层六七叶，相对排如车轮样，有六层至七层者。花浅紫色，或碧白色。作穗似蒲台子[12]。亦有似菊花[13]头者。结实青色，根稠密多须。味苦，性温，无毒。恶茶[14]及面汤，以甘草[15]、栀子[16]代饮可也。

救饥：采叶煤熟，换水浸去苦味，再以水淘净，油盐调食。

治病：文具《本草·草部》条下。

【注释】

〔1〕威灵仙：本条文字描述混淆了不同科的两种植物："似菊花头者"，似菊科泽兰属佩兰 *Eupatorium fortunei* Turcz.，该种叶对生，常三深裂，头状花序排列成伞房状，与绘图所示相似；"叶作层生，每层六七叶，似柳叶而阔"，似玄参科腹水草属草本威灵仙 *Veronicastrum sibiricum* (L.) Pennell，但该种花序呈长尾状，与绘图所示不同。

〔2〕商州：古代州名，见唐《威灵仙传》。北周宣政元年（578）改洛州置，治所在上洛县（今陕西商州市）。隋大业三年（607）废。唐武德元年（618）复置，天宝元年（742）改为上洛郡，乾元元年（758）复为商州。辖境相当今陕西秦岭以南、洵河以东及湖北郧西县上津镇地。

〔3〕上洛：古代山名，见《图经本草》。在今陕西商州市东南。

〔4〕华山：古代山名，见《图经本草》。五岳之西岳华山，在今陕西华阴县南。

〔5〕河北：古代地区名，见《图经本草》"今陕西州军等及河东、河北、京东、江湖州郡或有之"，疑指河北西路，所辖包括真定府、中山府、信德府和庆源府。

〔6〕河南：古代地区名，见《图经本草》，具体所指待考。

〔7〕江湖：古代地区名，见《图经本草》，具体所指待考。江，《四库》本作"河"。

〔8〕石州：古代州名，见《图经本草》"石州威灵仙图"。北周建德六年（577）改

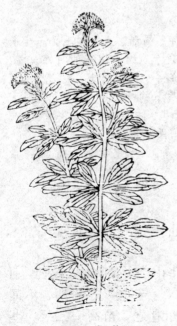

图 13　威灵仙

西汾州置，治所在离石县（今山西离石县）。辖境相当今山西离石、中阳、柳林、临县、方山等县地。隋大业三年（607）废。唐武德元年（618）复置，天宝元年（742）改为昌化郡，乾元元年（758）复为石州。

〔9〕宁化：古代军名，见《本草图经》"宁化军威灵仙图"。北宋太平兴国六年（981）置，治所在宁化县（今山西宁武县西南八十八里宁化乡）。

〔10〕柳：杨柳科柳属 *Salix* 植物的统称。

〔11〕旋覆花：见本书第 15 旋覆花条。

〔12〕蒲台子：指香蒲科香蒲属香蒲 *Typha latifolia* L. 圆柱形的穗状花序。

〔13〕菊花：见本书第 238 菊花条。

〔14〕茶：见本书第 246 茶树条。

〔15〕甘草：中药名。原植物为豆科甘草属甘草 *Glycyrrhiza uralensis* Fisch. ex DC. 及其近缘种，根和根状茎入药。

〔16〕栀子：中药名。原植物为茜草科栀子属栀子 *Gardenia jasminoides* Ellis，果实入药。

【译文】

威灵仙，又叫能消。产商州、上洛、华山上和平坦而水草丛生的湿地里，以及陕西、河东、河北、河南、江湖、石州、宁化等州郡。在听不到水声的环境中出产的威灵仙品质较好。如今密县梁家冲的山地和原野中也有。植株高一二尺。茎方形，像钗股，四棱。茎上多被细密的白毛。叶像柳叶，但比较宽，边缘有锯齿；又像旋覆花叶。它的叶子分层着生（在茎上），每层有六七片叶，相对排列像车轮的形状，有的植株有六层到七层。花浅紫色或绿白色，呈穗状，像蒲台子。也有像菊花的头状花序的。结的果实呈绿色。根稠密，多须。味苦，性温，无毒。恶茶和面汤，加甘草、栀子代茶饮就可以了。

救饥：采集叶煠熟，换水浸去苦味，再用水淘洗干净，加入油、盐调拌食用。

治病：内容记载在《本草·草部》条下。

14. 马 兜 零〔1〕

一名云南根，又名土青木香。生关中及信州〔2〕、滁州、河东、河北、江淮、夔音馗〔3〕、浙〔4〕州郡皆有，今高阜〔5〕音负去处亦有之。

春生苗如藤蔓。叶如山药[6]叶而厚大，背白。开黄紫花，颇类枸杞[7]花。结实如铃，作四五瓣。叶脱时，铃尚垂之，其状如马项铃，故得名。味苦，性寒。又云平，无毒。

救饥：采叶煠熟，用水浸去苦味，淘净，油盐调食。

治病：文具《本草·草部》条下。

【注释】

〔1〕马兜零：马兜铃科马兜铃属马兜铃 Aristolochia debilis Sieb. et Zucc.。

〔2〕信州：古代州名，见《图经本草》药图"信州马兜铃"。南朝梁普通四年（523）分益州置，治所在鱼复县（西魏改为人复，今四川奉节县东十里白帝城）。辖境相当今四川万县市以东的长江南北和大宁河流域及湖北巴东以西地区。北周以后缩小。隋大业三年（607）改为巴东郡。唐武德元年（618）复为信州，次年改为夔州。

〔3〕夔：古代州名，见《图经本草》。唐武德二年（619）避皇外祖独孤信讳改信州置，治所在人复县（贞观时改奉节县，今四川奉节县东十里白帝城）。天宝元年（742）改为云安郡，乾元元年（758）复为夔州。辖境相当今四川奉节、巫溪、巫山、云阳等县地。北宋时辖境略有缩小。景德三年（1006）迁治今奉节县。

〔4〕浙：古代州名，见《图经本草》。唐凤仪二年（677）置，属泸州都督府。治所在今贵州习水县东北。北宋属泸州。后废。

〔5〕阜：土山。

〔6〕山药：见本书第414山药条。

〔7〕枸杞：见本书第307枸杞条。

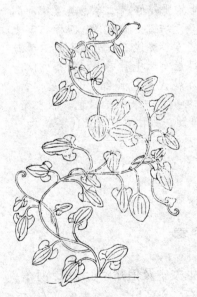

图 14 马兜零

【译文】

马兜零，又叫云南根、土青木香。生长在关中，信州、滁州、河东、河北、江淮、夔州、浙州等州郡，都有分布，如今（一些）高的土山上也生长。春天萌发藤蔓样的植株。叶像山药，但较厚大，叶背白色。花为黄紫色，很像枸杞的花。果实像铃铛，呈四五瓣开裂。

叶脱落的时候，果实仍然悬垂着，果实形状像马脖子上系的铃铛，因此有马兜零的名字。味苦，性寒。一说性平，无毒。

救饥：采集叶煠熟，用水浸去苦味，淘洗干净后，加入油、盐调拌食用。

治病：内容记载在《本草·草部》条下。

15. 旋 覆 花 [1]

一名戴椹，一名金沸草，一名盛椹。上党田野人[2]呼为金钱花。《尔雅》云："覆，盗庚。"出随州[3]，生平泽川谷，今处处有之。苗多近水傍。初生大如红花叶而无刺[4]。苗长二三尺已来。叶似柳叶稍宽大。茎细如蒿杆。开花似菊花[5]，如铜钱大，深黄色。花味咸、甘，性温、微冷利，有小毒。叶味苦，性凉。

救饥：采叶煠熟，水浸去苦味，淘净，油盐调食。

治病：文具《本草·草部》条下。

【注释】

〔1〕旋覆花：菊科旋覆花属欧亚旋覆花 *Inula britannica* L.。

〔2〕田野人：指农夫。

〔3〕随州：古代州名，见《图经本草》药图"随州旋覆花"。西魏废帝三年(554)改并州置，治所在随县(今湖北随州市)。隋大业三年(607)改为汉东郡。唐武德三年(620)复改为随州。天宝元年(742)改为汉东郡。乾元元年(758)改为随州。辖境相当今湖北随州、枣阳二市境。

〔4〕"初生"句：此句改自《图经本草》："二月已后生苗，多近水旁，大似红蓝而无刺，长一二尺已来，叶如柳，茎细。"据《政和本草》，《图经本草》文字中无"叶"字。

〔5〕菊花：见本书第238菊花条。

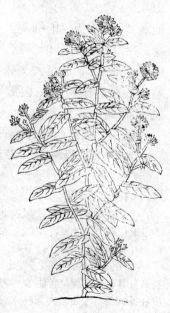

图15　旋覆花

【译文】

旋覆花，又叫戴椹、金沸草、盛椹。上党乡间的农夫叫它金钱花。《尔雅》记载："覆，盗庚。"产自随州，生长在平坦而水草丛生的湿地里以及有流水的山谷中，如今到处都生长。多生于水边。初生植株像红花，但没有刺，植株高二三尺左右。叶像柳叶，但略宽大。茎细，像蒿茎。花像菊花，铜钱大小，深黄色。花味咸、甘，性温、微冷利，有小毒。叶味苦，性凉。

救饥：采集叶煠熟，用水浸泡去除苦味，淘洗干净后，加入油、盐调拌食用。

治病：内容记载在《本草·草部》条下。

16. 防 风[1]

一名铜芸，一名茴草，一名百枝，一名屏风，一名蕳根，一名百蜚。生同州[2]沙苑[3]川泽，邯郸[4]、琅邪[5]、上蔡[6]、陕西、山东[7]，处处皆有。今中牟[8]田野中亦有之。根土[9]黄色，与蜀葵[10]根相类，稍细短。茎叶俱青绿色，茎深而叶淡。叶似青蒿[11]叶而阔大；又似米蒿[12]叶而稀疏。茎似茴香[13]。开细白花。结实似胡荽[14]子而大。味甘、辛，性温，无毒。杀[15]附子[16]毒。恶干姜[17]、藜芦[18]、白敛[19]、芫花[20]。又有石防风[21]，亦疗头风[22]眩痛。又有叉头者，令人发狂；叉尾者，发痼疾[23]。

救饥：采嫩苗叶作菜茹，煠食，极爽口。

治病：文具《本草·草部》条下。

【注释】

〔1〕防风：伞形科防风属防风 Saposhnikovia divaricata (Turcz.) Schischk.。本条又记载了"叉头者"、"叉尾者"，所指植物待考。防风为著名中药，本草原植物在中国古代来源比较复杂。

〔2〕同州：古代州名，见《唐本草》。西魏废帝三年(554)改华州置，治所在武乡县(今陕西大荔县)。隋大业三年(607)废。唐武德元年(618)复置，治所在冯翊县(今陕西大荔县)。辖境相当今陕西大荔、合阳、韩城、澄城、白水等县市地。

〔3〕沙苑：古代地名，见《名医别录》。在今陕西大荔县东南四十余里，今名马坊头。

〔4〕邯郸：古代地名，见《名医别录》。疑指邯郸郡，秦始皇十九年（前228）置，治所在邯郸县（今河北邯郸市）。辖境相当今河北泜河以南，滏阳河上游和河南内黄、浚县，山东冠县西部地区。汉高帝四年（前203）改为赵国。景帝时又曾改为邯郸郡。

〔5〕琅邪：古代地名，见《名医别录》。疑指琅琊郡，秦置，置所在琅琊县（今东胶南市西南琅琊镇）西南，后移治东武县（今山东诸城市）。辖境相当今山东青岛、胶州、胶南、即墨、诸城、日照诸市及沂水、五莲、海阳、莒南及江苏赣榆县等地。东汉建初五年（80）改琅琊国，移治开阳（今临沂市北）。西南部辖境略有扩大，三国时辖境缩小。东晋以后复改为郡。北魏移治即丘县（今山东临沂市西二十里）。

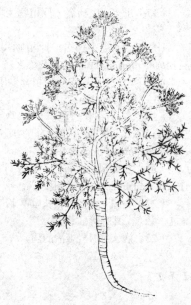

图16　防风

〔6〕上蔡：古代地名，见《名医别录》。战国楚邑。后蔡国先迁新蔡，后迁州来（下蔡），遂得上蔡之名。战国韩置上蔡县，南朝宋移治悬瓠（今汝南）。

〔7〕山东：古代地名，见《救荒本草》。疑作者根据古代产地中有如青州、兰陵、淄州和兖州等地名概括得来。

〔8〕中牟：明代县名，见《救荒本草》。属开封府，天顺中徙治今中牟县。

〔9〕土：底本及《农政全书》皆讹作“上”，《四库》本无此字，据《政和本草》改。

〔10〕蜀葵：锦葵科蜀葵属蜀葵 *Alcea rosea* L.。

〔11〕青蒿：菊科蒿属 *Artemisia* 植物。

〔12〕米蒿：见本书第59米蒿条。

〔13〕茴香：见本书第22茴香条。

〔14〕胡荽：伞形科芫荽属芫荽 *Coriandrum sativum* L.。

〔15〕杀：即相杀，中药学术语。见《神农本草经》序例，为中药的配伍原则之一。即一种药物能减轻或消除另一种药物的毒性或副作用。

〔16〕附子：中药名。原植物多用毛茛科乌头属乌头 *Aconitum carmichaeli* Debx.，根入药。

〔17〕干姜：中药名。原植物为姜科姜属姜 *Zingiber officinale* Rosc.，根状茎入药。

〔18〕藜芦：中药名。原植物用百合科藜芦属多种植物，北方多用藜芦 *Veratrum nigrum* L.，根状茎及根入药。

〔19〕白敛：中药名。原植物多用葡萄科蛇葡萄属白蔹 *Ampelopsis japonica* (Thunb.) Makino，根入药。

〔20〕芫花：中药名。原植物多用瑞香科瑞香属芫花 *Daphne genkwa* Sieb. et Zucc.，花蕾入药，有的地方也用河朔芫花（黄芫花）*Wikstroemia chamaedaphne* (Bunge) Meisn.。

〔21〕石防风：中药名。伞形科前胡属石防风 *Peucedanum terebinthaceum* (Fisch. ex Turcz.) Ledeb.，根入药。

〔22〕头风：病名。指头痛久治不愈，反复发作。随病因不同，兼有目痛、恶心、眩晕、耳鸣等症状。

〔23〕痼疾：积久难治的病。

【译文】

防风，又叫铜芸、茴草、百枝、屏风、蕳根、百蜚。生长在同州沙苑有流水的湖泊沼泽中，邯郸、琅邪、上蔡、陕西、山东到处都有分布。如今中牟田野中也生长。根土黄色，与蜀葵的根相似，但略细短。茎和叶都是青绿色，茎的颜色深但叶的颜色浅。叶像青蒿叶，但宽大；又像米蒿叶，但稀疏。茎像茴香的茎。开细小的白花。果实像胡荽的果实，但大一些。味甘、辛，性温，无毒。杀附子毒。恶干姜、藜芦、白敛、芫花。又有一种石防风，也用来治疗头风眩痛。又有一种顶端分叉的，服用后会令人发狂；尾部分叉的，服用后会引发积久难治的疾病。

救饥：采集嫩苗和叶作蔬菜，煠熟后食用，非常爽口。

治病：内容记载在《本草·草部》条下。

17. 郁 臭 苗〔1〕

本草茺蔚子是也。一名益母，一名益明，一名大札，一名贞蔚，皆云蓷音推，益母也，亦谓蓷，臭秽。生海滨池泽，今田野处处有之。叶似荏子〔2〕叶；又似艾〔3〕叶而薄小，色青。茎方。节节开小白花。结子黑茶褐色，三棱，细长，味辛、甘，微温。一云微寒，无毒。

救饥：采苗叶煤熟，水浸淘净，油盐调食。

治病：文具《本草·草部》茺蔚子条下。

【注释】

〔1〕郁臭苗：本条绘图及部分文字描述的是唇形科夏至草属夏至草 *Lagopsis supina* (Steph. ex Willd.) Ik.-Gal. ex Knorr.，而中国古代中药"茺蔚子"的原植物除该种外，似还用益母草 *Leonurus artemisia* (Lour.) S. Y. Hu. 和錾菜 *Leonurus pseudomacranthus* Kitag. 等多种植物。本条文字描述似把多种植物混淆了。

〔2〕荏子：见本书第411荏子条。

〔3〕艾：菊科蒿属家艾 *Artemisia argyi* H. Lév. et Vaniot 及其近缘植物。

【译文】

郁臭苗，就是本草的茺蔚子。又叫益母、益明、大札、贞蔚。都说萑，即益母；也有说萑，即臭秽。生长在海滨沼泽，如今田野中到处都有分布。叶像紫苏叶；又像艾叶，但质地薄、较小、颜色绿。茎方形。植株的每一节上都开白色的小花。籽实黑茶褐色，三棱，细长，味辛、甘，微温。一说微寒，无毒。

救饥：采集苗和叶煤熟，用水浸泡，淘洗干净后，加入油、盐调拌食用。

治病：内容记载在《本草·草部》茺蔚子条下。

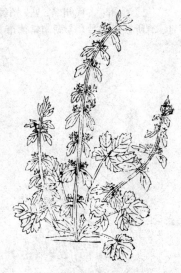

图17　郁臭苗

18. 泽　漆 [1]

本草一名漆茎，大戟苗也。生太山川泽，及冀州、鼎州[2]、明州[3]，今处处有之。苗高二三尺，科[4]叉生。茎紫赤色。叶似柳叶微细短。开黄紫花，状似杏[5]花而瓣[6]颇长。生时摘叶，有白汁出，亦能啮[7]音咬人，故以为名。味苦、辛，性微寒，无毒。一云有小毒。一云性冷，微毒。小豆为之使，恶薯蓣[8]。初[9]尝叶味涩苦，食过回味甜。

救饥：采叶及嫩茎煤熟，水浸淘净，油盐调食。采嫩叶蒸过晒干，做茶吃亦可。

治病：文具《本草·草部》条下。

【注释】

〔1〕泽漆：本条绘图描绘的似夹竹桃科罗布麻属罗布麻 *Apocynum venetum* L.（叶的形态有出入），但文字描述中显然杂有大戟科大戟属泽漆 *Euphorbia helioscopia* L. 的特征。本条混淆了这两种植物。

〔2〕鼎州：古代州名，见《图经本草》。北宋大中祥符五年（1012）改朗州置，治所在武陵县（今湖南常德市）。以神鼎出于其地而得名。辖境相当今湖南常德、汉寿、沅江、桃源等县市地。南宋乾道元年（1165）升为常德府。

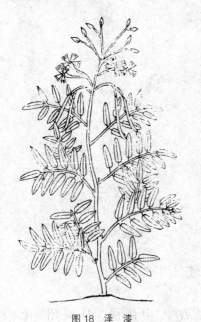

图 18 泽漆

〔3〕明州：古代州名，见《图经本草》。唐开元二十六年（738）分越州置，治所在鄮县（今浙江鄞县西南四十二里鄞江镇）。辖境相当今浙江宁波、鄞县、慈溪、奉化等市县和舟山群岛。天宝元年（742）更名余姚郡，乾元元年（758）复为明州。长庆元年（821）迁治今宁波市。五代吴越时治所鄮县改为鄞县。北宋淳化三年（992）移杭州市舶司于州，属定海县。

〔4〕科：通“棵”，量词。此处指植物的植株。

〔5〕杏：见本书第 361 杏树条。

〔6〕瓣：底本作“辨”，《四库》本及《农政全书》皆作“瓣”，据改。

〔7〕啮（niè）：咬、啃。此处指罗布麻流出的汁液对人的皮肤有刺激作用。

〔8〕薯蓣：山药的本草名。见本书第 414 山药条。
〔9〕初：底本作"令"，《四库》本作"今"，据《农政全书》改。

【译文】

　　泽漆，本草一名叫漆茎，即大戟的幼嫩植株。生长在太山的湖泊沼泽边，及冀州、鼎州、明州，如今到处都有。植株高二三尺，枝条分杈。茎紫红色。叶像柳叶，但略细短。开黄紫色的花，形状像杏花，但花瓣略长。活植株摘掉叶子后，会有白色的汁液流出，能咬人及扎人，因此得泽漆的名字。味苦、辛，性微寒，无毒。一说有小毒。又一说性冷、微毒。小豆是它的使药，恶薯蓣。初次品尝它的叶子时，味涩苦，吃过后回味甜。

　　救饥：采集叶及幼嫩的茎煠熟，用水浸泡，淘洗干净后，加入油、盐调拌食用。采来嫩叶先蒸熟，然后晒干，泡茶饮用也可以。

　　治病：内容记载在《本草・草部》条下。

19. 酸 浆 草[1]

　　本草名酢与醋字同浆草，一名醋母草，一名鸠酸草，俗为小酸茅。旧不著所出州土，今处处有之。生道傍下湿地。叶如初生小水萍[2]，每茎[3]端皆丛生三叶[4]。开黄花。结黑子。南人用苗揩输音偷石器[5]，令白如银色光艳。味酸，性寒，无毒。

　　救饥：采嫩苗叶生食。

　　治病：文具《本草・草部》酢浆条下。

【注释】

〔1〕酸浆草：酢浆草科酢浆草属酢浆草 *Oxalis corniculata* L.。
〔2〕水萍：苹科苹属苹（田字草）*Marsilea quadrifolia* L.。
〔3〕茎：原指植物的主干，此处指酢浆草复叶的叶柄。
〔4〕三叶：此处为一枚复叶上的三枚小叶，古人没有复叶概念，以为是丛生的三片叶子。
〔5〕输石器：用铜做成的器皿。输石，铜矿石之一种，属自然铜。

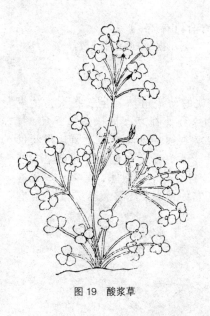

图 19 酸浆草

【译文】

酸浆草，本草名叫酢浆草，又叫醋母草、鸠酸草，俗名叫小酸茅。古代没有记载它的产地，如今到处都有分布。生长在道路旁边低洼潮湿的地方。叶子像初生的田字草，每一复叶叶柄的顶端生三片小叶。开黄花。果实黑色。南方人用它的植株揩擦输石器，可以使它白得像银子那样颜色光亮。味酸，性寒，无毒。

救饥：采集嫩苗和叶生吃。

治病：内容记载在《本草·草部》酢浆条下。

20. 蛇 床 子[1]

一名蛇粟，一名蛇米，一名虺床，一名思益，一名绳毒，一名枣棘，一名墙蘼，《尔雅》一名盱。生临淄[2]川谷田野，今处处有之。苗高二三尺，青碎作丛似蒿枝。叶似黄蒿[3]叶；又似小叶蘼芜[4]；又似藁本[5]叶。每枝上有花头百余，结同一窠，开白花如伞盖状。结子半黍[6]大，黄褐色，味苦、辛、甘，无毒，性平。一云有小毒。恶牡丹、巴豆[7]、贝母。

救饥：采嫩苗叶煠熟，水浸淘洗净，油盐调食。

治病：文具《本草·草部》条下。

【注释】

〔1〕蛇床子：伞形科蛇床属蛇床 *Cnidium monnieri* (L.) Cuss.。

〔2〕临淄：古代地名，见《名医别录》。西周初封太公望于齐，建都于此，亦作临甾、临菑。故址在今山东淄博市东北临淄北。春秋、战国时齐国均都此。

　　〔3〕黄蒿：菊科蒿属 *Artemisia* 植物。

　　〔4〕小叶蘼芜：伞形科 Umbelliferae 植物。蘼芜，有人认为是川芎的茎叶，见本书第32川芎条。

　　〔5〕藁本：伞形科藁本属藁本 *Ligusticum sinense* Oliv.。

　　〔6〕黍：禾本科黍属稷 *Panicum miliaceum* L.。

　　〔7〕巴豆：中药名。原植物是大戟科巴豆属巴豆 *Croton tiglium* L.，种子入药。

【译文】

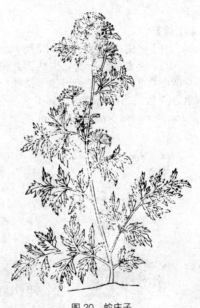

图20　蛇床子

　　蛇床子，又叫蛇粟、蛇米、虺床、思益、绳毒、枣棘、墙蘼，《尔雅》记载的一个名字叫盱。生长在山东临淄有流水的山谷田野中，如今到处都有分布。植株高二三尺，绿色丛生，像蒿枝。叶像黄蒿叶；又像小叶蘼芜叶；又像藁本叶。每一个伞形花序上有一百多朵花，花白色，开放后整个花序像伞盖的形状。籽实只有半个黍粒那么大，黄褐色，味苦、辛、甘，无毒，性平。一说有小毒。恶牡丹、巴豆和贝母。

　　救饥：采集嫩苗和叶煠熟，用水浸泡，淘洗干净后，加入油、盐调拌食用。

　　治病：内容记载在《本草·草部》条下。

21. 桔　梗[1]

　　一名利如，一名房图，一名白药，一名梗草，一名荠苨[2]。生嵩高山谷[3]及冤句[4]、和州[5]、解州[6]，今钧州密县山野亦有之。根如手指大，黄白色。春生苗，茎高尺余。叶似杏[7]叶而长椭[8]，四叶相对而生，嫩时亦可煮食。开花紫碧色，颇似牵牛花[9]。秋后结子。叶名隐忍。其根有心，无心者乃荠苨也。根叶味辛、苦，性微温，有小毒。一云味苦，性平，无毒。节皮[10]为之使，得牡蛎[11]、远志[12]疗恚怒[13]，得硝石[14]、石膏[15]疗伤寒[16]。畏白芨[17]、龙眼[18]、龙胆[19]。

　　救饥：采叶煠熟，换水浸去苦味，淘洗净，油盐调食。

　　治病：文具《本草·草部》条下。

【注释】

　　〔1〕桔梗：桔梗科桔梗属桔梗 *Platycodon grandiflorus* (Jacq.) A. DC.。

　　〔2〕荠苨：钟补求先生认为荠苨当为桔梗科沙参属 *Adenophora* 植物，与桔梗并非一种。本条讨论了桔梗与荠苨的区别："其根有心，无心者乃荠苨也。"说明当时已经认识到了这一点。《中国植物志》现将"荠苨"处理为 *Adenophora trachelioides* Maxim. 的中文名。

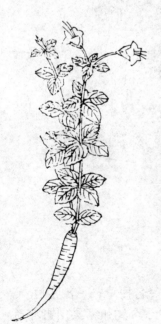

图21 桔　梗

　　〔3〕嵩高山谷：地名，见《名医别录》。即今河南登封市西北嵩山，山分少室山和太室山二山，两山中间间隔数里的山谷。

　　〔4〕冤句：古代县名，见《名医别录》。秦置，属东郡，治所在今菏泽、曹县、东明间。

　　〔5〕和州：古代州名，见《图经本草》药图"和州桔梗"。北齐天保六年（555）置，治所在历阳县（今安徽和县）。辖境相当今安徽和县、含山等县地。隋大业初改为历阳郡。唐武德三年（620）复为和州。天宝初又改为历阳郡，乾元初复为和州。

　　〔6〕解州：古代州名，见《图经本草》药图"解州桔梗"。五代汉乾祐元年（948）置，治所在解县（今山西运城市西南三十五里解州）。北宋辖境相当今山西运城市及闻喜县地，金以后扩大至今夏县、芮城、平陆等县地。

　　〔7〕杏：见本书第361杏树条。

　　〔8〕椭：底本作"惰"，《四库》本作"擶"，据《农政全书》改。

　　〔9〕牵牛花：旋花科牵牛属牵牛花 *Ipomoea*

nil（L.）Roth。

〔10〕节皮：明李时珍《本草纲目》："节皮，不知何物也。"

〔11〕牡砺：即牡蛎，中药名。原动物为牡蛎科长牡蛎 *Ostrea gigas* Thunb.、大连湾牡蛎 *O. talienwhanensis* Grosse 及近江牡蛎 *O. rivularis* Gould 等多种，贝壳入药。

〔12〕远志：见本书第 223 远志条。

〔13〕恚（huì）怒：愤怒，生气。《圣济总录》卷第一十四："治风惊恐，忽忽善忘，悲伤不乐，烦壅多恚怒。"

〔14〕硝石：即消石，中药名。见本书第 4 款冬花条下"消石"注。

〔15〕石膏：中药名。原矿物为硫酸盐类石膏族石膏 Gypsum。

〔16〕伤寒：病症名。指感受寒邪的病症。《伤寒论》："太阳病，或已发热，或未发热，必恶寒，体痛呕逆，脉阴阳俱紧者，名曰伤寒。"

〔17〕白芨：中药名。原植物为兰科白及属白及 *Bletilla striata* (Thunb. ex A. Murray) Rchb. f.，假鳞茎入药。

〔18〕龙眼：中药名。原植物为无患子科龙眼属龙眼 *Dimocarpus longan* Lour.，假种皮入药。

〔19〕龙胆：中药名。见本书第 27 龙胆草条。

【译文】

　　桔梗，又叫利如、房图、白药、梗草、荠苨。生长在嵩山的山谷及冤句、和州、解州，如今河南钧州密县的山地和原野中也有分布。根像手指大，黄白色。春天生苗，植株高一尺多。叶像杏叶，但呈长椭形，四叶轮生，叶嫩时也可煮熟后吃。花蓝紫色，很像牵牛的花。秋后结果实。叶子名叫隐忍。桔梗的根有心，无心的是荠苨。根和叶味辛、苦，性微温，有小毒。一说味苦，性平，无毒。节皮为它的使药，加牡砺、远志可以治疗愤怒；加硝石、石膏可以治疗伤寒。畏白芨、龙眼、龙胆。

　　救饥：采叶煠熟，换水浸去苦味，淘洗干净后，加入油、盐调拌食用。

　　治病：内容记载在《本草·草部》条下。

22. 茴　香[1]

　　一名蘹音怀香子，北人呼为土茴香，茴、蘹声相近，故云耳。今处处有之，人家园圃多种。苗高三四尺。茎粗如笔管，傍有淡黄袴叶[2]，拊茎[3]而生，袴叶上发生青色细叶，似细蓬[4]叶而长，极疏细，如丝发状，袴叶间分生叉枝。稍头开花，花头[5]如伞盖，黄色。结子如莳萝[6]子，微大而长，亦有线瓣，味苦、辛，性平，无毒。

救饥：采苗叶煠熟，换水淘净，油盐调食。子调和诸般食，味香美。

治病：文具《本草·草部》蘹香子条下。

【注释】

〔1〕茴香：伞形科茴香属茴香 *Foeniculum vulgare* Mill.。

〔2〕袴叶：这种复叶 3—4 回羽状全裂，裂片丝状，所以后文形容它如丝发状。袴，原指下衣，此处指羽状复叶基部明显呈鞘状的叶柄。

〔3〕拊(pū)茎：此处指叶子散生茎上。拊，散布、分布。

〔4〕蓬：菊科飞蓬属飞蓬 *Erigeron acris* L. 及其近缘植物。

〔5〕花头：此处指伞形花序。

〔6〕莳萝：伞形科莳萝属莳萝 *Anethum graveolens* L.。

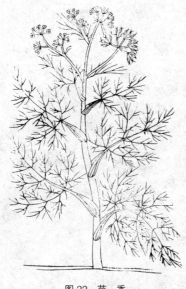

图 22 茴 香

【译文】

茴香，又叫蘹香子，北方人叫它土茴香，茴、蘹声相近，所以有这样的叫法。如今到处都有分布，普通人家的园圃中多栽培。植株高三四尺。茎像笔管那样粗，侧面有袴叶散生于茎上，淡黄色，袴叶上生绿色细叶，像细蓬叶，但长，很疏松细小，像细丝发的形状，袴叶间分生枝杈。在植株顶端开花，花头（花序）像伞盖，黄色。果实像莳萝的籽实，略大而长，上面也有线棱，味苦、辛，性平，无毒。

救饥：采集苗和叶煠熟，换水淘洗干净后，加入油、盐调拌食用。果实可以用来做各种食物的调味料,味道香美。

治病:内容记载在《本草·草部》蘹香子条下。

23. 夏 枯 草[1]

本草一名夕句,一名乃东,一名燕面。生蜀郡山谷,及河东[2]、淮、浙、滁平泽,今祥符[3]西田野中亦有之。苗高二三尺。其叶对节生。叶似旋覆叶,而极长大,边有细锯齿,背白,上多气脉纹路。叶端开花作穗,长二三寸许。其花紫白,似丹参[4]花。叶味苦、微辛,性寒,无毒。土瓜[5]为之使。俗又谓之郁臭苗,非是。

救饥:采嫩叶煠熟,换水浸淘去苦味,油盐调食。

治病:文具《本草·草部》条下。

【注释】

〔1〕夏枯草:绘图和主要文字描述的是马钱科醉鱼草属大叶醉鱼草 Buddleja davidii Franch.。有学者将其鉴定为唇形科夏枯草属夏枯草 Prunella vulgaris L.,但与文字描述和绘图不符,本条收录的多个名称所指不知为何物,可能是古代《本草》有关夏枯草的记载。

〔2〕河东:底本漏"东"字,据《政和本草》加。

〔3〕祥符:明代县名,见《救荒本草》。今开封市祥符区。

〔4〕丹参:唇形科鼠尾草属丹参 Salvia miltiorrhiza Bunge。

〔5〕土瓜:中药名。原植物为葫芦科栝楼属王瓜 Trichosanthes cucumeroides (Ser.) Maxim.,块根入药。

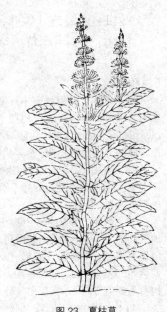

图23　夏枯草

【译文】

夏枯草,本草叫夕句、乃东、燕

面。生长在蜀郡的山谷及河东、淮、浙、滁州平坦而水草丛生的湿地中，如今祥符西面的田野中也有分布。植株高二三尺。叶是对生叶。叶像旋覆花叶，但非常长大，边缘有细锯齿，叶背白色，上面有很多气脉纹路。植株顶端开花呈穗状，花序长约二三寸。花紫白色，像丹参的花。叶味苦、微辛，性寒，无毒。土瓜做它的使药。民间又叫它郁臭苗，不正确。

救饥：采集嫩叶煤熟，换水浸淘去苦味后，加入油、盐调拌食用。

治病：内容记载在《本草·草部》条下。

24. 藁　本[1]

一名鬼卿，一名地新，一名微茎。生崇山[2]山谷，及西川[3]、河东、兖州[4]、杭州[5]，今卫辉[6]辉县[7]栲栳圈山谷间亦有之。俗名山园荽。苗高五七寸。叶似芎䓖[8]叶细小；又似园荽[9]叶而稀疏。茎比园荽茎颇硬直。味辛、微苦，性温、微寒，无毒。恶䕡茹[10]，畏青葙[11]子。

救饥：采嫩苗叶煤熟，水浸淘净，油盐调食。

治病：文具《本草·草部》条下。

【注释】

〔1〕藁本：伞形科藁本属藁本 *Ligusticum sinense* Oliv.。河南又有尖叶藁本 *L. acuminatum* Franch，也叫"藁本菜"。今本草藁本入药用的原植物是藁本 *Ligusticum sinense* Oliv. 和辽藁本 *L. jeholense* (Nakai et Kitag.) Nakai et Kitog.。藁本属的分类比较复杂，至今仍未有一个较好的方案。

〔2〕崇山：山名，见《名医别录》。即今河南登封市西北嵩山。《国语·周语上》："昔夏之兴也，融降于崇山。"韦昭注："融，祝融也；崇，崇高山也。夏居阳城，崇高所近。"

〔3〕西川：唐方镇名，见《图经本草》。至德二载（757）分剑南节度使西部地置剑南西川节度使，简称西川节度使。治所在成都府（治今四川成都市）。辖境屡有变动，长期领有成都府及彭、蜀、汉、眉、嘉、邛、简、资、茂、黎、雅以西诸州，约当今四川成都平原及其以北以西和雅砻江以东地区。广德中曾与东川合为剑南节度使，大历中复分置剑南西川节度使。元和初一度为刘辟所割据。

〔4〕兖州：古代州名，见《图经本草》。西汉元封五年（前106）置，为十三

刺史部之一。约在当今山东西南部及
河南东部地区，北至茌平、莱芜，东至
沂水流域，东南至莒县、平邑、兖州、
鱼台、单县，南至鹿邑、淮阳、扶沟等
市县，西南至开封、濮阳等地。隋大
业二年（606）改为鲁州，唐武德五年
（622）复为兖州。辖境相当今山东济
宁、曲阜、泰安、莱芜、汶上、宁阳、
泗水、邹城等市县地。宋代兖州治所
在瑕县（金改嵫阳县，即今兖州市）。

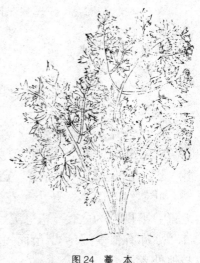

图24　藁本

　　〔5〕杭州：古代州名，见《图经本
草》。隋开皇九年（589）置，治所在余
杭县（今浙江余杭县西余杭镇）。隋大
业及唐天宝、至德间尝改余杭郡。五
代时吴越国建都于此，亦称西府或西
都。北宋仍为杭州，为两浙路治所，
并置市舶司于此。唐、宋时辖境相当今浙江杭州、海宁、余杭、富阳四市及临安
县地。

　　〔6〕卫辉：明代府名，见《救荒本草》。明洪武元年（1368）改卫辉路置，
治所在汲县，今河南卫辉市。辖境相当今河南新乡、卫辉、辉县、获嘉、淇县等
市县地。

　　〔7〕辉县：明代县名，见《救荒本草》。明洪武元年（1368）改辉州置，属
卫辉府。治所即今河南辉县市。

　　〔8〕芎藭：中药名。原植物为伞形科藁本属川芎 *Ligusticum chuanxiong* S.
H. Qiu et al.。

　　〔9〕园荽：伞形科芫荽属芫荽 *Coriandrum sativum* L.。

　　〔10〕蔄茹：中药名。有学者认为《本草经》中的蔄茹为大戟科大戟属狼毒
Euphorbia fischeriana Steud.，根入药。

　　〔11〕箱：底本、《四库》本与《农政全书》皆作"箱"，据《政和本草》改。

【译文】

　　藁本，一名鬼卿、地新、微茎。生长在崇山的山谷中，及西川、
河东、兖州、杭州，现在卫辉辉县栲栳圈的山谷中也有分布。俗名
叫山园荽。植株高五到七寸。叶像芎藭叶，但比它细小；又像园荽
叶，但比它稀疏。茎比园荽茎硬直。味辛、微苦，性温、微寒，无
毒。恶蔄茹，畏青葙子。

救饥：采集嫩苗和叶煠熟，用水浸泡，淘洗干净后，加入油、盐调拌食用。

治病：内容记载在《本草·草部》条下。

25. 柴 胡[1]

一名地薰，一名山菜，一名茹草叶，一名芸蒿。生弘农[2]川谷，及冤句、寿州[3]、淄州[4]、关陕[5]江湖间皆有，银州[6]者为胜，今钧州密县山谷间亦有。苗甚辛香。茎青紫坚硬，微有细线楞。叶似竹叶而小。开小黄花。根淡赤色。味苦，性平、微寒，无毒。半夏[7]为之使，恶皂荚[8]，畏女菀[9]、藜芦。又有苗似斜蒿[10]，亦有似麦门冬[11]苗而短者，开黄花，生丹州[12]，结青子，与他处者不类。

救饥：采苗叶煠熟，换水浸淘去苦味，油盐调食。

治病：文具《本草·草部》条下。

【注释】

〔1〕柴胡：本草柴胡的原植物有多个种，本条图文所描述的应为伞形科柴胡属北柴胡 *Bupleurum chinense* DC.。文中另收录原有本草中记载的几个种，从地理分布来看，其中"银州"者，似银州柴胡 *B. yinchowense* R. H. Shan et Yin Li；"生丹州"者，似红柴胡 *B. scorzonerifolium* Willd.；"苗似斜蒿"者，似柴胡属某一种 *Bupleurum sp.*，具体种类难以判断。

〔2〕弘农：古代郡名，见《名医别录》。西汉元鼎四年（前113）置，治所在弘农县（今河南灵宝市北故函谷关城）。辖境相当今河南黄河以南、宜阳以西的洛、伊、淅川等流域和陕西洛水、社川河上游、丹江流域。东汉以后辖境逐步缩小。灵帝刘宏避讳改为恒农郡。西晋复为弘农郡。十六国前秦徙治陕城（今河南三门峡市西陕县老城）。北魏拓跋弘天安元年（466）避讳改为恒农郡。

〔3〕寿州：古代州名，见《图经本草》药图"寿州柴胡"。隋开皇九年（589）置，治所在寿春县（今安徽寿县）。大业三年（607）改为淮南郡。唐武德三年（620）复为寿州。天宝元年（742）改为寿春郡，乾元元年（758）复为寿州。辖境相当今安徽寿县、六安、霍山、霍丘等市县地。五代周显德三年（956）移州治下蔡县（今安徽凤台县）。

〔4〕淄州：古代州名，见《图经本草》药图"淄州柴胡"。隋开皇十六年

（596）置，治所在贝丘县（开皇十八年改名淄
川县，即今山东淄博市西南淄川城）。大业初
废。唐武德元年（618）复置，治所在淄川县。
天宝元年（742）改淄川郡，乾元元年（758）又
改淄州。辖境相当今山东淄博、高青、邹平、
桓台等市县地。

〔5〕关陕：古代地区名，见《图经本草》。
疑其根据陶弘景所云"长安及河内并有之"得出。

〔6〕银州：古代州名，见《雷公炮炙论》。
北周保定三年（563）置，治所在骢马城（今陕
西横山县东党岔镇大寨梁）。辖境相当今陕
西横山、米脂、佳县以北地。

〔7〕半夏：中药名。入药正品多用天
南星科半夏属半夏 *Pinellia ternate* (Thunb.)
Breit.，块茎入药。

〔8〕皂荚：见本书第 309 皂荚树条。

〔9〕女菀：中药名。原植物为菊科女菀
属女菀 *Turczaninovia fastigiata* (Fisch.) DC.，
根或全草入药。

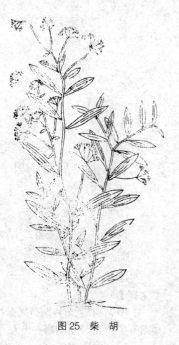

图25　柴　胡

〔10〕斜蒿：即邪蒿。见本书 375 邪蒿条。

〔11〕麦门冬：中药名。见本书 169 麦门冬条。

〔12〕丹州：古代州名，见《图经本草》药图"丹州柴胡"。西魏废帝三年
（554）改汾州置，治所在义川郡义川县（今陕西宜川县东北郭下村），因丹阳川
为名。辖境相当今陕西宜川县地。隋大业初废。唐武德元年（618）复置，治所
在义川县（今宜川县东北，后移今宜川县治。宋改名宜川县）。

【译文】

柴胡，又叫地薰、山菜、茹草叶、芸蒿。生长在弘农有流水的山
谷中，以及冤句、寿州、淄州、关陕的江湖间都有分布，银州出产的
最好，如今钧州密县的山谷中也有分布。植株辛香。茎青紫色，坚
硬，略有细线楞。叶像竹叶，但小一点。开小黄花。根淡红色。味
苦，性平、微寒，无毒。半夏是它的使药，恶皂荚，畏女菀、藜芦。
又有植株像斜蒿的，也有植株像麦门冬但比较矮小的，开黄花，产
丹州，结青色果实，与其他地方出产的不同。

救饥：采集苗和叶煠熟，换水浸淘去苦味后，加入油、盐调拌食用。

治病：内容记载在《本草·草部》条下。

26. 漏　芦[1]

　　一名野兰，俗名荚蒿。根名鹿骊根，俗呼为鬼油麻。生乔山[2]山谷及秦州、海州[3]、单州[4]、曹[5]、兖州，今钧州新郑[6]沙岗间亦有之。苗叶就地丛生。叶似山芥菜[7]叶而大，又多花叉[8]；亦似白屈菜[9]叶；又似大蓬蒿[10]叶；及似风花菜[11]脚叶[12]而大。叶中撺葶，上开红白花。根苗味苦、咸，性寒、大寒，无毒，连翘[13]为之使。

　　救饥：采叶煠熟，水浸淘去苦味，油盐调食。

　　治病：文具《本草·草部》条下。

【注释】

　　〔1〕漏芦：菊科漏芦属漏芦 *Rhaponticum uniflorum* (L.) DC.。绘图中头状花序的形状与原植物略有出入。

　　〔2〕乔山：古代山名，见《图经本草》。在今陕西曲沃县北五十里，接襄汾县城。

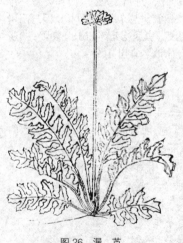

图 26　漏 芦

　　〔3〕海州：古代州名，见《图经本草》。疑指唐武德四年（621）置的海州，辖境相当今浙江临海、台州、天台、仙居、宁海、三门、温岭诸市县地。

　　〔4〕单州：古代州名，见《图经本草》。唐光启中置，治所在单父县（今山东单县南），宋代辖境相当今山东单县、成武、鱼台及安徽砀山等县地。

　　〔5〕曹：古代州名，见《图经本草》。北周改西兖州置，治所在左城县（隋改济阴县，在今曹县西北六十里）。隋大业初改济阴郡，唐武德初复为曹州。天宝元年（742）又改济阴郡，乾元元年（758）复为曹州。辖境相当今山东菏泽市及定陶、成武、东明和河南民权等县地。北宋崇宁初

升为兴仁府。

〔6〕新郑：明代县名，见《救荒本草》。今河南新郑市。

〔7〕山芥菜：见本书第 60 山芥菜条。

〔8〕花叉：指叶裂或叶边缘有曲刻。

〔9〕白屈菜：见本书第 85 白屈菜条。

〔10〕大蓬蒿：见本书第 137 大蓬蒿条。

〔11〕风花菜：见本书第 73 风花菜条。

〔12〕脚叶：指基生叶。

〔13〕连翘：见本书第 34 连翘条。

【译文】

漏芦，又叫野兰，俗名荚蒿。根叫鹿骊根，俗称鬼油麻。生长在乔山的山谷及秦州、海州、单州、曹州、兖州，如今钧州新郑的沙岗间也有分布。叶铺在地面上丛生，像山芥菜叶，但大一点，多叶裂；也像白屈菜叶；又像大蓬蒿叶；也像风花菜的基生叶，但大一点。叶中间抽出花葶，上面开红白色的花。根苗味苦、咸，性寒、大寒，无毒，连翘是它的使药。

救饥：采集叶煠熟，用水浸泡、淘洗去掉苦味，加入油、盐调拌食用。

治病：内容记载在《本草·草部》条下。

27. 龙 胆 草〔1〕

一名龙胆，一名陵游，俗呼草龙胆。生齐朐〔2〕山谷，及冤句、襄州〔3〕、吴兴〔4〕皆有之，今钧州新郑山岗间亦有。根类牛膝〔5〕，而根一本十余茎，黄白色宿根。苗高尺余。叶似柳叶而细短；又似小竹。开花如牵牛花，青碧色，似小铃形样。陶隐居注云"状似龙葵〔6〕，味苦如胆"，因以为名。味苦，性寒、大寒，无毒。贯众〔7〕、小豆为之使。恶防葵、地黄〔8〕。又云：浙中又有山龙胆草〔9〕，味苦涩，此同类而别种也。

救饥：采叶煠熟，换水浸淘去苦味，油盐调食。勿空腹服饵，令人溺不禁。

治病：文具《本草·草部》条下。

【注释】

〔1〕龙胆草：似龙胆科龙胆属条叶龙胆 *Gentiana manshurica* Kitag.。

〔2〕朐：古代地名，见《名医别录》。为战国齐邑，后入秦，在今山东东平县西南。

〔3〕襄州：古代州名，见《图经本草》药图"襄州草龙胆"。西魏恭帝元年（554）改雍州置，治所在襄阳县（今湖北襄樊市汉水南襄阳城）。

〔4〕吴兴：古代郡名，见《本草经集注》。三国吴宝鼎元年（266）分吴、丹阳二郡置，治所在乌程县（今浙江湖州市南十五里）。

〔5〕牛膝：山苋菜的本草名。见本书第3山苋菜条。

〔6〕龙葵：茄科茄属龙葵 *Solanum nigrum* L.。

〔7〕贯众：中药名。鳞毛蕨科贯众属贯众 *Cyrtomium fortunei* J. Sm.，根茎及叶柄基部入药。

〔8〕地黄：中药名。见本书第221地黄苗条。

〔9〕山龙胆草：疑为龙胆草属龙胆 *G. scabra* Bge.。

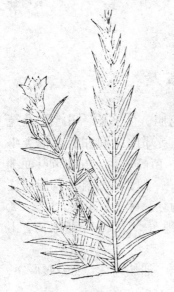

图 27　龙胆草

【译文】

龙胆草，又叫龙胆、陵游，俗名叫草龙胆。生长在齐朐的山谷中，冤句、襄州、吴兴也分布，如今钧州新郑的山冈间也生长。根像牛膝根，一条根上萌生十多条茎，宿根，黄白色。植株高一尺多。叶像柳叶，但细短；又像小竹叶。花如牵牛花，蓝紫色，像小铃的形状。陶隐居注说：形状像龙葵，味苦如胆，因此叫龙胆。味苦，性寒、大寒，无毒。贯众、小豆做它的使药。恶防葵、地黄。一说：浙中又有山龙胆草，味苦涩，与龙胆属于同类，但是其他种。

救饥：采集叶煠熟，换水浸淘，去掉苦味后，加入油、盐调拌食用。不要空腹服用，否则令人小便失禁。

治病：内容记载在《本草·草部》条下。

28. 鼠 菊[1]

本草名鼠尾草，一名葝音勍[2]，一名陵翘。出黔州[3]及所在平泽有之，今钧州新郑岗野间亦有之。苗高一二尺。叶似菊花[4]叶，微小而肥厚；又似野艾蒿[5]叶而脆，色淡绿。茎端作四五穗，穗似车前子穗而极疏细。开五瓣淡粉紫花，又有赤白二色花者。黔中者苗如蒿。《尔雅》谓"葝，鼠尾"，可以染皂[6]。味苦，性[7]微寒，无毒。

救饥：采叶煠熟，换水浸去苦味，再以水淘令净，油盐调食。

治病：文具《本草·草部》鼠尾草条下。

【注释】

〔1〕鼠菊：马鞭草科马鞭草属马鞭草 *Verbena officinalis* L.。

〔2〕勍：《农政全书》作"劲"。

〔3〕黔州：古代州名，见《图经本草》药图"黔州鼠尾草"。北周建德四年（575）改奉州置，治所在今重庆市彭水苗族土家族自治县东北郁山镇。

〔4〕菊花：见本书第238菊花条。

〔5〕野艾蒿：见本书第92野艾蒿条。

〔6〕皂：黑色。

〔7〕性：底本讹作"世"，据《四库》本改。

【译文】

鼠菊，本草名叫鼠尾草，又叫葝、陵翘。产黔州及它分布地区内那些平坦而水草丛生的湿

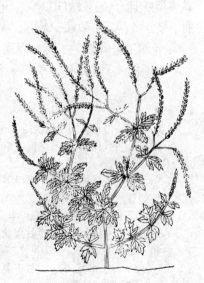

图 28 鼠 菊

地中有生长，如今钧州新郑的山冈和荒野间也有分布。植株高一二尺。叶像菊花叶，略小但肥厚；又像野艾蒿叶，但较脆，淡绿色。茎顶端抽出四五个穗状的花序，穗像车前子穗，但非常稀疏细小。开五瓣的花，花瓣淡粉紫色，又有开红白两色花的。黔中产的植株像蒿，即《尔雅》所说的"葝，鼠尾"，可以染黑色。味苦，性微寒，无毒。

救饥：采集叶煤熟，换水浸去苦味，再用水淘洗干净后，加入油、盐调拌食用。

治病：内容记载在《本草·草部》鼠尾草条下。

29. 前　胡[1]

生陕西、汉、梁、江、淮、荆[2]、襄、江宁[3]、成州[4]诸郡，相[5]、孟[6]、越[7]、衢[8]、婺[9]、睦[10]等州皆有，今密县梁家冲山野中亦有之。苗高一二尺，青白色，似斜蒿，味甚香美。叶似野菊[11]叶而瘦细；颇似山萝卜[12]叶亦细；又似芸蒿[13]。开黪[14]白花，类蛇床子花。秋间结实。根细，青紫色，一云外黑里白。味甘、辛、微苦，性微寒，无毒。半夏为之使，恶皂荚[15]，畏藜芦。

救饥：采叶煤熟，换水浸淘净，油盐调食。

治病：文具《本草·草部》条下。

【注释】

〔1〕前胡：伞形科前胡属前胡 Peucedanum praeruptorum Dunn。

〔2〕荆：古代州名，见《图经本草》。宋之前历史上荆州有多处，具体所指地点待考。

〔3〕江宁：古代府名，见《图经本草》药图"江宁府前胡"。五代南唐升元元年（937）改金陵府置江宁府，治所在上元、江宁县（今江苏南京）。

〔4〕成州：古代州名，见《图经本草》药图"成州前胡"。唐武德元年（618）改汉阳郡置，治所在上禄县（今甘肃礼县西南西汉水东岸），辖境相当今甘肃礼县、西和、成县等地。成，底本讹作"咸"，据《政和本草》改。

〔5〕相：古代州名，见《图经本草》。北魏天兴四年（401）分冀州置，治所在邺县（今河北临漳县西南邺镇）。

〔6〕孟：古代州名，见《图经本草》。唐会昌三年（843）置，治所在河阳

县（今河南孟县南十五里），辖境相当今河南孟县、温县、济源等县市及荥阳市部分地区。

〔7〕越：古代州名，见《日华子本草》。隋大业元年（605）改吴州置，治所在会稽县（今浙江绍兴市）。

〔8〕衢：古代州名，见《日华子本草》。唐武德四年（621）分婺州置，治所在信安县（今浙江衢州市）。

〔9〕婺：古代州名，见《日华子本草》。隋开皇九年（589）分吴州置，治所在吴宁县（今浙江金华市）。

〔10〕睦：古代州名，见《日华子本草》。隋仁寿三年（603）置，治所在新安县（今浙江淳安县西千岛湖威坪岛附近）。

〔11〕野菊：见本书第238菊花条。

〔12〕山萝卜：见本书第184山萝卜条。

〔13〕芸蒿：柴胡的叶。见本书第25柴胡条："叶一名芸蒿。"

〔14〕黪（cǎn）：灰黑色，引申为色彩黯淡。

〔15〕皂荚：见本书第309皂荚树条。

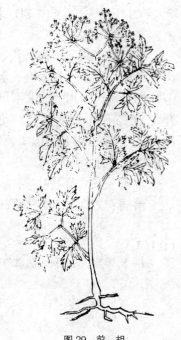

图29　前　胡

【译文】

前胡，产陕西、汉、梁、江、淮、荆、襄、江宁和成州诸郡，在相、孟、越、衢、婺和睦等州都有分布，如今密县梁家冲的山地和原野中也有。植株高一二尺，绿白色，像斜蒿，味道香美。叶像野菊叶，但瘦弱细小；很像山萝卜叶，也细小；又像芸蒿叶。花白色，略显灰黑色，像蛇床的花。秋天结果实。根细，青紫色，一说皮黑肉白。味甘、辛、微苦，性微寒，无毒。半夏为它的使药，恶皂荚，畏藜芦。

救饥：采集叶煤熟，换水浸泡，淘洗干净后，加入油、盐调拌食用。

治病：内容记载在《本草·草部》条下。

30. 猪 牙 菜^[1]

本草名角蒿，一名莪蒿，一名萝蒿，又名蘪_{音廪}蒿。旧云生高岗及泽田，堑洳^[2]处多有，今在处有之，生田野中。苗高一二尺。茎叶如青蒿^[3]。叶似邪蒿^[4]叶而细；又似蛇床子叶颇壮^[5]。稍间开花，红赤色，鲜明可爱。花罢结角子，似蔓菁^[6]角，长二寸许，微弯。中有子黑色，似王不留行^[7]子。味辛、苦，性温，无毒。一云性平，有小毒。

救饥：采嫩苗茎叶煤熟，水浸去苦味，淘净，油盐调食。

治病：文具《本草・草部》角蒿条下。

【注释】

〔1〕猪牙菜：紫葳科角蒿属角蒿 *Incarvillea sinensis* Lam.。

〔2〕堑洳(qiàn rù)：低洼地。

〔3〕青蒿：菊科蒿属黄花蒿 *Artemisia annua* L.。

〔4〕邪蒿：见本书第375邪蒿条。

〔5〕壮：底本讹作"仕"，据《四库》本改。

〔6〕蔓菁：十字花科芸薹属蔓菁 *Brassica rapa* L.，果实为角果。

〔7〕王不留行：见本书第212王不留行条。

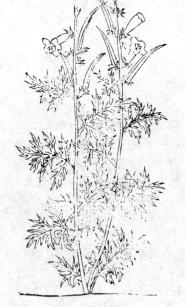

图30 猪牙菜

【译文】

猪牙菜，本草名叫角蒿，又叫莪蒿、萝蒿、蘪蒿。古代书中记载它多生长在高起的土坡及水田中，低洼地里到处都有分布，生长在田野里。植株高一二尺。茎和叶像青蒿。叶像邪蒿叶，但细；又像蛇床子叶，但略大。花开在梢头，赤红色，鲜明可爱。花开过后结角（果实），像蔓菁的角，长二寸左右，略弯曲。角内有黑色种子，像王不留行的种子。味辛、苦，性温，无毒。一说性平，有小毒。

救饥：采集嫩苗和茎叶煤熟，用水浸去苦味，淘洗干净后，加入油、盐调拌食用。

治病：内容记载在《本草·草部》角蒿条下。

31. 地　榆[1]

生桐柏山[2]及冤句山谷，今处处有之，密县山野中亦有此。多宿根。其苗初生布地，后攧葶，直高三四尺。对分生叶，叶似榆[3]叶而狭细，颇长，作锯齿状[4]，青色。开花如椹子[5]，紫黑色，又类豉[6]，故名玉豉。其根外黑里红，似柳根。亦入酿酒药。烧作灰能烂石。味苦、甘、酸，性微寒。一云沉寒[7]，无毒。得发良[8]，恶麦门冬。

救饥：采嫩叶煤熟，用水浸去苦味，换水淘净，油盐调食。无茶[9]时用叶作饮，甚解热。

治病：文具《本草·草部》条下。

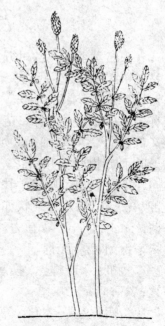

图31 地　榆

【注释】

〔1〕地榆：蔷薇科地榆属地榆 Sanguisorba officinalis L.。

〔2〕桐柏山：山名，见《名医别录》。即今河南省南部、湖北省北部的桐柏山。

〔3〕榆：见本书第324榆钱树条。

〔4〕状：底本讹作"伏"，据《农政全书》及《四库》本改。

〔5〕椹子：桑树的果实。见本书第323桑椹树条。

〔6〕豉：豆豉，用熟大豆发酵后制成的食物。

〔7〕沉寒：即大寒。

〔8〕得发良：待考。

〔9〕茶：见本书第 246 茶树条。

【译文】

地榆，生长在桐柏山及冤句的山谷中，如今处处都有分布，密县的山地和原野中也有这种植物。植株多是多年生。初生时铺在地上生长，随后抽出花葶，直立时高三四尺。叶对生，像榆树叶，但狭细，很长，叶边缘呈锯齿状，绿色。开花像桑椹果实的形状，紫黑色，又像豆豉，所以叫玉豉。它的根皮黑色、内部红色，像柳树根。可以用来做酿酒药。烧成灰后，能使石头粉碎。味苦、甘、酸，性微寒。一说它药性大寒，无毒。得发良，恶麦门冬。

救饥：采集嫩苗和叶煠熟，用水浸泡，去掉苦味，换水淘洗干净后，加入油、盐调拌食用。缺茶时，可以用地榆叶泡饮，很解热。

治病：内容记载在《本草·草部》条下。

32. 川　芎[1]

一名芎藭，一名胡穷，一名香果。其苗叶名蘼芜，一名薇芜、一名茳蓠。生武功[2]川谷、斜谷[3]、西岭[4]、雍州川泽及冤句。其关陕、蜀川、江东[5]山中亦多有，以蜀川者为胜，今处处有之，人家园圃多种。苗叶似芹[6]而叶微细窄，却有花叉[7]；又似白芷[8]叶亦细；又如园荽叶微壮。又有一种，叶似蛇床子叶而亦粗壮。开白花。其芎，人家种者，形块大重，实多脂润，其里色白。味辛、甘，性温，无毒。山中出者，瘦细，味苦、辛。其节大茎细状如马衔，谓之马衔芎。状[9]如雀脑者，谓之雀脑芎，此最有力。白芷为之使，畏黄连。其蘼芜[10]，味辛香，性温，无毒。

救饥：采叶煠熟，换水浸去辛味，淘净，油盐调食。亦可煮饮，甚香。

治病：文具《本草·草部》条下。

【注释】

〔1〕川芎：伞形科藁本属川芎 *Ligusticum chuanxiong* S. H. Qiu et al.，为栽培植物。本条内容源自古代多部《本草》，所指也并非一种植物，可能还包括藁本 *L. sinense* Oliv. 等多种植物在内。川芎是著名的中药，在我国栽培历史悠久，但迄今尚未找到野生群体，成熟花果也未见，其历史及分类位置还有待深入研究。

〔2〕武功：古代县名，见《名医别录》。战国秦孝公置，治所在今陕西眉县东四十里渭水南岸。秦属内史，西汉属右扶风，东汉永平八年（65）移治犛城（今陕西咸阳市杨林区永安村）。

〔3〕斜谷：古代地名，见《名医别录》。在今陕西眉县西南，即褒斜道之东口，谷口有斜谷关。

〔4〕西岭：山名，见《名医别录》。在今陕西佳县西。

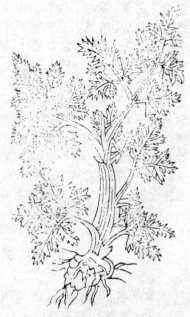

图 32　川　芎

〔5〕江东：古代地区名，见《图经本草》。晋代江东，本指芜湖市、南京市间长江河段以东地区。三国孙吴、晋代及以后南朝宋齐梁陈时建都建业（今南京），故时人又称其统治时期的全部地区为江东。

〔6〕芹：伞形科芹属旱芹 *Apium graveolens* L.。

〔7〕乂：底本讹作"义"，据文义改。

〔8〕白芷：中药名。原植物为伞形科当归属白芷 *Angelica dahurica* (Fisch. ex Hoffm.) Benth. et Hook. f. ex Franch. et Sav. 及其变种杭白芷 *A. dahurica* (Fisch. ex Hoffm.) Benth. et Hook. f. ex Franch. et Sav. cv. *hangbaizhi* Yuan et Shan，根入药。

〔9〕状：底本讹作"伏"，据《四库》本、《农政全书》改。

〔10〕蘼芜：中药名。疑即川芎植株的地上部分，出《政和本草》"一名茳蓠，芎䓖苗也"。

【译文】

川芎，又叫芎䓖、胡穷、香果，它的植株叫蘼芜，又叫薇芜、茳蓠。生长在武功有流水的山谷、斜谷、西岭、雍州的湖泊沼泽中及冤句。关陕、蜀中、江东山中也多分布，蜀川产的品质优良，如今到处都栽培，普通人家的园圃中多有栽种。苗和叶像芹菜但叶略细窄，叶边缘分裂；又像白芷叶，也细；又像园荽叶，但略壮。又有一种，叶像蛇床子叶，但也粗壮。开白花。芎（根），普通人家栽培的类型，块头大、重，质地大多像油脂那样润泽，肉的颜色白。味辛、甘，性温，无毒。野生的川芎瘦、细，味苦、辛。那些节大、茎细、形状像马衔的，叫马衔芎。形状像雀脑的，叫雀脑芎，入药药力最强。白芷是它的使药，畏黄连。植株的地上部分就是蘼芜，味辛香，性温，无毒。

救饥：采集叶煤熟，换水浸去辛辣味，淘洗干净后，加入油、盐调拌食用。也可以煮水作饮料喝，很香。

治病：内容记载在《本草·草部》条下。

33. 葛勒子秧[1]

本草名葎草，亦名葛勒蔓，一名葛葎[2]蔓，又[3]名涩萝蔓，南人呼为揽藤。旧不著所出州土，今田野道傍处处有之。其苗延蔓[4]而生，藤长丈余，茎多细涩刺。叶似萆麻[5]叶而小，亦薄，茎叶极涩，能抓挽人。茎叶间开黄白花，结子类山丝子[6]。其叶味甘、苦，性寒，无毒。

救饥：采嫩苗叶煤熟，换水浸去苦味，淘净，油盐调食。

治病：文具《本草·草部》葎草条下。

【注释】

〔1〕葛勒子秧：桑科葎草属葎草 *Humulus scandens* (Lour.) Merr.。

〔2〕葎：底本作"筹"，据《四库》本改。

〔3〕又：底本讹作"人"，据《四库》本改。

〔4〕延蔓：延，底本模糊不清，据《四库》本。蔓，底本作"曼"，据《四库》本改。

〔5〕萆麻：即蓖麻。大戟科蓖麻属蓖麻 *Ricinus communis* L.。

〔6〕山丝子：桑科大麻属大麻 *Cannabis sativa* L. 的种子。见本书第 336 山丝苗条。

【译文】

　　葛勒子秧，本草名叫葎草，也叫葛勒蔓、葛葎蔓，又叫涩萝蔓，南方人叫它揽藤。古代没有记载它的产地，如今田野道旁处处都生长。植株匍匐生长，藤蔓长一丈多，茎上长有很多细小粗糙的刺。叶像蓖麻叶，但小、薄，茎、叶极粗糙，能勾抓牵拉人。茎叶之间开黄白色的花。结的果实像山丝子。它的叶味道甘、苦，性寒，无毒。

　　救饥：采集嫩苗和叶煠熟，换水浸去苦味，淘洗干净后，加入油、盐调拌食用。

　　治病：内容记载在《本草·草部》葎草条下。

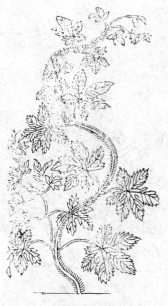

图 33　葛勒子秧

34. 连　翘[1]

　　一名异翘，一名兰华，一名折根，一名轵^{音纸}，一名三廉。《尔雅》谓之连，一名连苕^{音条}。生太山山谷，及河中、江宁、泽[2]、润[3]、淄、兖、鼎、岳[4]、利州[5]、南康[6]皆有之，今密县梁家冲山谷中亦有。科苗高三四尺。茎秆赤色。叶如榆[7]叶大，面光，色青黄，边微细锯齿；又似金银花[8]叶，微尖艄^{音哨}。开花黄色可爱。结房状似山栀子[9]，蒴微扁而无棱瓣，蒴中有子如雀舌样，极小。其子折之，间片片相比如翘[10]，以此得名。味苦，性平，无毒。叶亦味苦。

　　救饥：采嫩叶煠熟，换水浸去苦味，淘洗净，油盐调食。

　　治病：文具《本草·草部》条下。

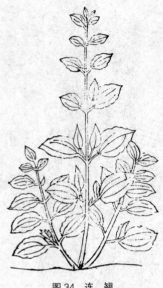

图 34　连翘

【注释】

〔1〕连翘：木犀科连翘属连翘 *Forsythia suspensa* (Thunb.) Vahl。本种植物叶脉应为羽状脉，而绘图却是三出脉，可能是嘉靖四年再版时误刻所致。有学者认为古代连翘应为藤黄科金丝桃属黄海棠 *Hypericum ascyron* L.，但本条文字描述连翘的叶有细锯齿，而黄海棠全缘，不似。

〔2〕泽：古代州名，见《图经本草》。隋开皇初改建州置，治所在高都县（今山西晋城市东北三十里高都镇）。

〔3〕润：古代州名，见《图经本草》。隋开皇十五年（595）置，治所在延陵县（今江苏镇江市）。

〔4〕岳：古代州名，见《图经本草》。隋开皇九年（589）改巴州置，治所在巴陵县（今湖南岳阳市）。

〔5〕利州：古代州名，见《图经本草》。西魏废帝三年（554）改西益州置，治所在兴安县（今四川广元市）。

〔6〕南康：古代军名，见《图经本草》。北宋太平兴国七年（982）分洪、江二州置，治所在今江西星子县，辖境相当今江西星子、永修、都昌等县地。

〔7〕榆：见本书第324榆钱树条。

〔8〕金银花：见本书第239金银花条。

〔9〕山栀子：即栀子。见本书第13威灵仙条下栀子注。

〔10〕"其子折之"两句：《政和本草》引《本草衍义》作："今止用其子，折之，其间片片相比如翘。"翘，原指鸟尾的长羽，这里形容连翘种子的翘。

【译文】

　　连翘，又叫异翘、兰华、折根、轵、三廉。《尔雅》叫它连，又叫连苕。生长在太山的山谷中，及河中、江宁、泽、润、淄、兖、鼎、岳、利州、南康都有分布，如今密县梁家冲的山谷中也有。植株高三四尺。茎秆红色。叶像榆叶大小，叶面光滑，黄绿色，叶边缘略呈细锯齿状；又像金银花叶，略尖窄。开花黄色，令人喜爱。结实像山栀子，蒴果微扁，但没有棱瓣，蒴果中有种子像雀舌的形状，极小。把它的种子弯折，一片片并排着像鸟尾的长羽，由此得连翘的名字。味苦，性平，无毒。叶亦味苦。

救饥：采集嫩叶煠熟，换水浸去苦味，淘洗干净后，加入油、盐调拌食用。

治病：内容记载在《本草·草部》条下。

35. 仙　灵　脾[1]

本草名淫羊藿，一名刚前，俗名黄连[2]祖、千两金、干鸡筋、放杖草、弃杖草，俗又呼三枝九叶草。生上郡[3]阳山[4]山谷，及江东、陕西、泰山、汉中、湖湘、沂州[5]等郡，并永康军[6]皆有之，今密县山野中亦有。苗高二尺许。茎似小豆茎，极细紧。叶似杏[7]叶颇长，近蒂[8]皆有一缺；又似绿豆[9]叶，亦长而光。稍间开花，白色，亦有紫色花，作碎小独头子[10]。根紫色有须，形类黄连状。味辛，性寒，一云性温，无毒。生处不闻水声者良。薯蓣[11]、紫芝[12]为之使。

救饥：采嫩叶煠熟，水浸去邪味，淘净，油盐调食。

治病：文具《本草·草部》淫羊藿条下。

【注释】

〔1〕仙灵脾：小檗科淫羊藿属植物，似淫羊藿 *Epimedium brevicornu* Maxim.。古代本草中有"三枝九叶草"，其原植物为本属的三枝九叶草 *E. sagittatum* (Sieb. et Zucc.) Maxim.，据《河南植物志》，该种在河南北部少见。

〔2〕连：底本及《四库》本皆讹作"德"，《政和本草》引《日华子》作"连"，《农政全书》也作"连"，据改。

〔3〕上郡：古代郡名，见《名医别录》。战国魏文侯置，秦代治所在肤施县（今陕西榆林市东南七十五里鱼河堡附近），东汉废。

〔4〕阳山：上郡山名。

〔5〕沂州：古代州名，见《图经本草》药图"沂州淫羊藿"。北周宣政元年（578）改北徐州置，治所在丘县（今山东临沂市西二十里），辖境包括今山东临沂、枣庄、新泰、苍山、费县、平邑、蒙阴、沂水、沂源和沂南等市县地。底本作"汾州"，《四库》本作"汾州"，据《图经本草》改。

〔6〕永康军：古代军名，见《图经本草》药图"永康军淫羊藿"。北宋太平兴国三年（978）改永安军置，治所在灌口镇（今四川都江堰市），辖境相当今四

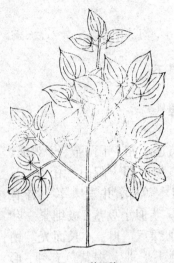

图 35　仙灵脾

川都江堰市及汶川县西南部。

〔7〕杏：见本书第 361 杏树条。

〔8〕蒂：此处指叶柄。

〔9〕绿豆：豆科豇豆属绿豆 Vigna radiata (L.) Wilczek。

〔10〕碎小独头子：此处描述仙灵脾的花较小，单生于花序梗上，呈总状或圆锥状的特征。

〔11〕薯蓣：山药别名。见本书第 414 山药条。

〔12〕紫芝：多孔菌科紫芝 Ganoderma sinense Zhao, Xu et Zhang，子实体入药。

【译文】

仙灵脾，本草名叫淫羊藿，又叫刚前，俗名叫黄连祖、千两金、干鸡筋、放杖草、弃杖草，又有俗名叫三枝九叶草。分布在上郡阳山的山谷，及江东、陕西、泰山、汉中、湖湘、沂州等郡和永康军，如今密县的山地和原野中也有分布。植株高二尺多。茎像小豆茎，非常细小结实。叶像杏叶，但长一些，近叶柄处都有一个缺刻；又像绿豆叶，也比绿豆叶长而光滑。枝条顶端开花，花白色，也有紫色的，花小，单生于花序梗上。根紫色，有须根，形状类似黄连的形状。味辛，性寒。一说性温，无毒。在听不到水声的生境中出产的品质较好。薯蓣、紫芝是它的使药。

救饥：采嫩叶煤熟，用水浸去异味，淘洗干净后，加入油、盐调拌食用。

治病：内容记载在《本草·草部》淫羊藿条下。

36. 青　杞[1]

本草名蜀羊泉，一名羊泉[2]，一名羊饴，俗名漆姑。生蜀郡山谷，及所在平泽皆有之，今祥符县西田野中亦有。苗高二尺余。叶似菊[3]叶稍长。花开紫色。子类枸杞子[4]，生青熟红。根如远志[5]，无心有糁[6]疏锦切，味苦，性微寒，无毒。

　　救饥：采嫩叶煤熟，水浸去苦味，淘洗净，油盐调食。

　　治病：文具《本草·草部》蜀羊泉条下。

【注释】

　　〔1〕青杞：茄科茄属青杞 *Solanum septemlobum* Bunge。

　　〔2〕羊泉：底本及《农政全书》作"羡泉"，据《政和本草》改。

　　〔3〕菊：见本书第 238 菊花条。

　　〔4〕枸杞子：见本书第 307 枸杞条。

　　〔5〕远志：见本书第 223 远志条。

　　〔6〕糁：指粒状物。底本及《四库》本作
"椮"，据《政和本草》改。

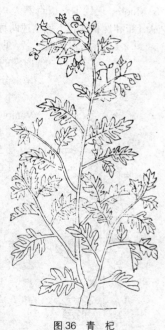

【译文】

　　青杞，本草名叫蜀羊泉，又叫羊
泉、羊饴，俗名叫漆姑。生长在蜀郡的
山谷中，及它分布区内平坦而水草丛生
的湿地上都有生长，如今祥符县西部的
田野中也有分布。植株高二尺多。叶
像菊花叶，但略长。开紫色花。籽实像
枸杞子，生时绿色，熟后红色。根像远
志根，心不实，呈颗粒状，味苦，性微
寒，无毒。

　　救饥：采集嫩叶煤熟，用水浸去苦
味，淘洗干净后，加入油、盐调拌食用。

　　治病：内容记载在《本草·草部》
蜀羊泉条下。

图36　青　杞

37. 野生姜[1]

　　本草名刘寄奴。生江南[2]，其越州、滁州皆有之，今中牟南
沙岗间亦有之。茎似艾蒿[3]，长二三尺余。叶似菊[4]叶而瘦细；
又似野艾蒿叶亦瘦细。开花白色。结实黄白色，作细筒子蒴[5]

儿。盖蒿之类也。其子似稗^{〔6〕}而细。苗叶味苦，性温，无毒。

救饥：采嫩叶煠熟，水浸淘去苦味，油盐调食。

治病：文具《本草・草部》刘寄奴条下。

【注释】

〔1〕野生姜：绘图似玄参科阴行草属阴行草 *Siphonostegia chinensis* Benth.，该种河南俗称刘寄奴，现代本草称"北刘寄奴"。本条文字描述的植物性状糅合了古代多部《本草》的内容，其中可能混淆了多种植物。江南产者，即《证类本草》的"滁州刘寄奴"，其绘图与文字所示像菊科植物奇蒿 *Artemisia anomala* S. Moore，现代本草以奇蒿为"刘寄奴"正品；《图经本草》文字描述的刘寄奴从分布和性状来看不似上述两种。

〔2〕江南：古代地区名，见《唐本草》。泛指长江以南地区。但江南在各个时期的含义有所不同：秦汉以前一般指今湖北长江以南部分和湖南、江西一带；近代专指苏南与浙江地区。

〔3〕艾蒿：菊科蒿属艾 *Artemisia argyi* H. Lév. et Vaniot。

〔4〕菊：见本书第 238 菊花条。

〔5〕蒴：此处指果实。

〔6〕稗：见本书第 192 稗子条。

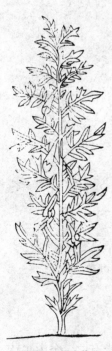

图 37　野生姜

【译文】

野生姜，本草名叫刘寄奴。生长在江南，江南的越州、滁州都产，如今中牟的南沙岗间也有分布。茎像艾蒿，高二三尺多。叶像菊叶，但较瘦细；又像野艾蒿叶，也比较瘦细。花白色。结的果实为黄白色，呈细筒状。大概是蒿一类的植物。它的种子像稗的种子，但比较细小。苗叶味苦，性温，无毒。

救饥：采集嫩叶煠熟，用水浸淘，去掉苦味后，加入油、盐调拌食用。

治病：内容记载在《本草・草部》刘寄奴条下。

38. 马兰头[1]

本草名马兰。旧不著所出州土，但云生泽傍，如泽兰[2]。北人见其花，呼为紫菊，以其花似菊[3]而紫也。苗高一二尺，茎亦紫色。叶似薄荷[4]叶，边皆锯齿，又似地瓜儿[5]叶，微大。味辛，性平，无毒。又有山兰[6]，生山侧，似刘寄奴[7]，叶无桠，不对生，花心[8]微黄赤。

救饥：采嫩苗叶煠熟，新汲水浸去辛味，淘洗净，油盐调食。

治病：文具《本草·草部》条下。

【注释】

〔1〕马兰头：菊科紫菀属马兰 *Aster indicus* L.，常见野菜，味鲜美，现在我国长江下游地区有栽培。

〔2〕泽兰：菊科泽兰属 *Eupatorium* 植物，似白头婆 *Eupatorium japonicum* Thunb.。

〔3〕菊：见本书第 238 菊花条。

〔4〕薄荷：见本书第 380 薄荷条。

〔5〕地瓜儿：见本书第 403 地瓜儿苗条。

〔6〕山兰：菊科 Compositae 植物。

〔7〕刘寄奴：野生姜的本草名。

〔8〕花心：指马兰头状花序中的筒状花。

【译文】

马兰头，本草名叫马兰。古代没有记载它的产地，只说它生长在水泽边，像泽兰。北方人看见马兰的花，叫它紫菊，因为马兰的花像菊花，但为紫色。植株高一二尺，茎也是紫色。叶像薄荷叶，边缘都呈锯齿状；又像地瓜儿叶，略大。味辛，性平，无毒。又有一种山兰，生在山边，像刘寄奴，叶不分裂，不对生，花心略微呈黄红色。

救饥：采集嫩苗和叶煠熟，用新打来

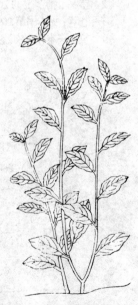

图 38　马兰头

的水浸去辛辣味，淘洗干净后，加入油、盐调拌食用。

治病：内容记载在《本草·草部》条下。

39. 豨莶[1] 音枚

俗名粘糊菜，俗又呼火杴草。旧不著所出州郡，今处处有之。苗高三四尺，金棱银线。素根紫秸。茎叉[2]对节而生。茎叶颇类苍耳[3]，茎叶纹[4]脉竖直。稍叶间开花，深黄色。又有一种苗叶似芥叶而尖狭，开花如菊，结实颇似鹤虱[5]。科苗味苦，性寒，有小毒。

救饥：采嫩苗叶煠熟，水浸去苦味，淘洗净，油盐调食。

治病：文具《本草·草部》条下。

【注释】
〔1〕豨莶：菊科豨莶属豨莶 *Sigesbeckia orientalis* L. 及其近缘植物。
〔2〕茎叉：指茎上的分枝。
〔3〕苍耳：见本书第 209 苍耳条。
〔4〕纹：底本作"绞"，据《农政全书》改。

〔5〕"又有一种"句：该植物待考。芥，十字花科芸薹属芥菜 *Brassica juncea* (L.) Czern.。菊，见本书第 238 菊花条。鹤虱，中药名。即北方药店中出售的"南鹤虱"，原植物为菊科天名精属天名精 *Carpesium abrotanoides* L.，果实入药。

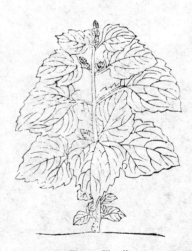

图 39 豨莶

【译文】
豨莶，俗名叫粘糊菜，又叫火杴草。古代没有记载它的产地，如今处处都有分布。植株高三四尺，棱金黄色，具银白色的线纹。根是白色，秸秆为紫色。分枝全是对生。茎生叶很像苍耳叶，纹脉竖直。花开在梢头的叶间，深黄色。又有一种，幼苗期的叶像芥菜叶，但比芥菜叶尖、狭，开花像菊花，结的籽实很像鹤虱。植株味苦，性寒，有小毒。

救饥：采集嫩苗和叶煠熟，用水浸泡，去掉苦味，淘洗干净后，加入油、盐调拌食用。

治病：内容记载在《本草·草部》条下。

40. 泽　泻[1]

俗名水蓉菜，一名水泻，一名及泻，一名芒芋，一名鹄泻。生汝南[2]池泽，及齐州[3]、山东[4]、河、陕、江、淮亦有，汉中者为佳，今水边处处有之。丛生苗叶，其叶似牛舌草[5]叶，纹脉竖直。叶丛中间撺莛，对分茎叉，茎有线楞，稍间开三瓣[6]小白花。结实小，青细。子味甘，叶味微咸，俱无毒。

救饥：采嫩叶煠熟，水浸淘净，油盐调食。

治病：文具《本草·草部》条下。

【注释】

〔1〕泽泻：泽泻科泽泻属东方泽泻 Alisma orientale (Sam.) Juz. 或泽泻 A. plantago-aquatica L.。地下茎可供药用。

〔2〕汝南：古代郡名，见《名医别录》。西汉高帝四年（前203）置，治所在上蔡县（今河南上蔡县西南）。后多次徙治，东晋移治悬瓠城（今河南汝南县）。

〔3〕齐州：古代州名，见《图经本草》药图"齐州泽泻"。北魏皇兴三年（469）改冀州置，治所在历城县（今山东济南市）。辖境相当今山东济南、淄博、长清、齐河、禹城、临邑、济阳、邹平、章丘、桓台等市县地。

〔4〕山东：古代地区名，见《图经本草》，疑指太行山以东地区。

〔5〕牛舌草：车前草的别名。见本书

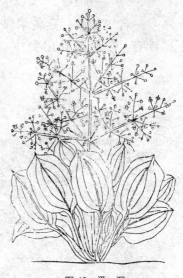

图 40　泽　泻

第10车轮菜条。

　　〔6〕三瓣：此处指内轮花被片。

【译文】

　　泽泻，俗名叫水蕎菜，又叫水泻、及泻、芒芋、鹄泻。生长在汝南的池塘湖泽中，及齐州、山东、河、陕、江、淮也有分布，汉中生长的最好，如今水边到处都生长。植株上的叶簇生，像牛舌草叶，纹脉竖直。叶丛中间抽出花葶，花葶的分枝对生，花葶上有线棱，顶端开白色的花，三瓣。果实细、小、绿色。种子味甘，叶味微咸，都无毒。

　　救饥：采集嫩叶煠熟，用水浸泡，淘洗干净后，加入油、盐调拌食用。

　　治病：内容记载在《本草·草部》条下。

新　　增

41. 竹 节 菜 〔1〕

　　一名翠蝴蝶，又名翠娥眉，又名笪竹花，一名倭青草。南北皆有，今新郑县山野中亦有之。叶似竹叶，微宽短。茎淡红色，就地丛生，揎节似初生嫩苇〔2〕节。稍叶间开翠碧花，状类蝴蝶。其叶味甜。

　　救饥：采嫩苗叶煠熟，油盐调食。

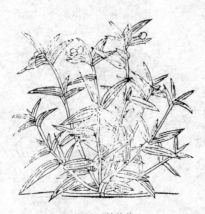

图41　竹节菜

【注释】

　　〔1〕竹节菜：鸭跖草科鸭跖草属鸭跖草 Commelina communis L.。《中华本草》鉴定为同属的节节草 C. diffusa Burm. f.，但据《河南植物志》和 Flora of China（后文简称 FOC），

该种不产于河南。

〔2〕苇：禾本科芦苇属芦苇 *Phragmites australis* (Cav.) Trin. ex Steud.。

【译文】

竹节菜，又叫翠蝴蝶、翠娥眉、笪竹花、倭青草。南北都有分布，如今新郑县的山间荒野中也生长。叶像竹叶，但略宽、短。茎淡红色，铺在地面上丛生。抽节像芦苇初生的嫩节。花深蓝色，开在梢头，形状像蝴蝶。叶味甜。

救饥：采集嫩苗和叶煠熟，加入油、盐调拌后食用。

42. 独 扫 苗 [1]

生田野中，今处处有之。叶似竹形而柔弱细小，拂音布茎而生。茎叶稍间结小青子，小如粟[2]粒。科茎老时可为扫帚。叶味甘。

救饥：采嫩苗叶煠熟，水浸淘净，油盐调食。晒干煠食，不破腹[3]尤佳。

治病：今人多将其子[4]亦作地肤子[5]代用。

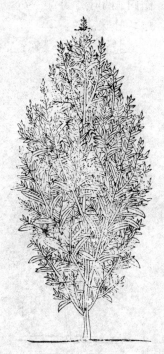

图42　独扫苗

【注释】

〔1〕独扫苗：藜科地肤属地肤 *Kochia scoparia*（L.）Schrad.，幼苗可做蔬菜食用。

〔2〕粟：禾本科狗尾草属粱 *Setaria italica* (L.) Beauv.。

〔3〕不破腹：不腹泻。但与"尤佳"搭配，文义似有些难理解。《农政全书》作"其味尤佳"。

〔4〕子：此处指果实。

〔5〕地肤子：本草药名。《中华本草》记载其原植物为地肤 *K. scoparia* (L.) Schrad.。但根据本条记载，该种在明代似乎只是"地肤子"的代用品。另有本书第54水蔓菁条记载，水蔓菁也作中药"地肤子"的代用品。如此，明

代中原地区"地肤子"的代用品还不止一种，看来该药正品有待研究。

【译文】

独扫苗，生长在田野中，如今处处都有分布。叶像竹叶，但柔弱细小，散生于茎上。茎叶枝头上结青色的小果实，像粟粒大小。植株老后可以做成扫帚用。叶味甘。

救饥：采集嫩苗和叶煤熟，用水浸泡，淘洗干净后，加入油、盐调拌食用。晒干煤后食用，（吃后）不腹泻尤其好。

治病：现在的人多把它的果实也当地肤子，代地肤子入药。

43. 歪 头 菜[1]

出新郑县山野中。细茎就地丛生。叶似豇豆[2]叶而狭长，背微白，两叶[3]并生一处。开红紫花。结角[4]比豌豆[5]角短小、扁瘦。叶味甜。

救饥：采叶煤熟，油盐调食。

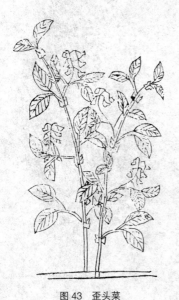

图 43 歪头菜

【注释】

〔1〕歪头菜：豆科野豌豆属歪头菜 Vicia unijuga A. Br.。

〔2〕豇豆：见本书第 343 豇豆苗条。

〔3〕两叶：指歪头菜偶数羽状复叶上的两枚小叶。

〔4〕角：此处指荚果。

〔5〕豌豆：豆科豌豆属豌豆 Pisum sativum L.。

【译文】

歪头菜，生长在新郑县的山间荒野中。茎细，铺在地上丛生。叶像豇豆叶，但狭长，叶背微带白色，两片叶并生在一起。开红紫色的花。结的荚果比豌豆荚短小、扁瘦。叶味甜。

救饥：采集叶煠熟，用油、盐调拌食用。

44. 兔儿酸[1]

一名兔儿浆。所在田野中皆有之。苗比水荭[2]矮短，茎叶皆类水荭，其茎节密，其叶亦稠，比水荭叶稍薄小。味酸，性寒，无毒[3]。

救饥：采苗叶煠熟，以新汲水浸去酸味，淘净，油盐调食。

【注释】

〔1〕兔儿酸：蓼科蓼属植物，似两栖蓼 *Polygonum amphibium* L. 及其相似种，如长鬃蓼 *P. longisetum* Br. 和粘蓼 *P. viscoferum* Mak. 等。在古代蓼属的多种植物都可做野菜食用。

〔2〕水荭：蓼科蓼属红蓼 *P. orientale* L.。

〔3〕性寒，无毒：底本作"性"，据《农政全书》补。

【译文】

兔儿酸，一名兔儿浆。在它所分布地区的田野中都有生长。植株比水荭矮，茎叶都像水荭，茎上的节比较密，叶也稠密，比水荭叶略薄、小。味酸，性寒，无毒。

救饥：采集苗和叶煠熟，用新打来的水浸去酸味，淘洗干净后，加入油、盐调拌食用。

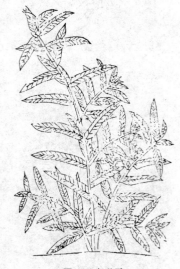

图 44　兔儿酸

45. 碱音减蓬[1]

一名盐蓬。生水傍下湿地。茎似落藜[2]，亦有线楞[3]。叶似蓬而肥壮，比蓬叶亦稀疏。茎叶间结青子，极细小。其叶味微咸，

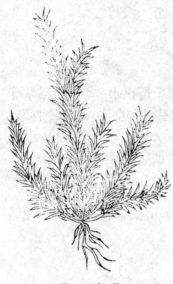

图45 碱蓬

性微寒。

救饥：采苗叶煠熟，水浸去碱味，淘洗净，油盐调食。

【注释】

〔1〕碱蓬：藜科碱蓬属碱蓬 *Suaeda glauca* (Bunge) Bunge。今江苏、山东、天津等地多用其嫩苗叶做馅制作包子。

〔2〕落藜：可能指水落藜和红落藜。见本书第88水落藜条和第345舜芒谷条。

〔3〕楞：通"棱"，指成条状隆起的棱或突出的脉。

【译文】

碱蓬，也叫盐蓬。生长在水边低下潮湿的地方。茎像落藜的茎，也有线棱。叶像蓬叶但比较肥壮，也比蓬叶稀疏。茎叶间结绿色果实，非常细小。它的叶味微咸，性微寒。

救饥：采集苗和叶煠熟，用水浸泡，去掉碱味，淘洗干净后，加入油、盐调拌食用。

46. 蔄 蒿〔1〕

田野中处处有之。苗高二尺余，茎秆似艾〔2〕。其叶细长，锯齿，叶拚音布茎而生。味微苦，性微温。

救饥：采嫩苗叶煠熟，水浸淘净，油盐调食。

【注释】

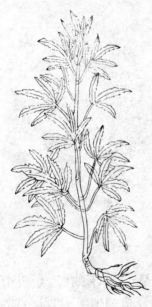

图46 蔄 蒿

〔1〕蔄蒿：菊科蒿属蒌蒿 *Artemisia*

selengensis Turcz. ex Bess., 常见野菜, 喜欢生长在河湖岸边及沼泽地。苏轼诗"蒌蒿满地芦芽短, 正是河豚欲上时"中的蒌蒿, 即是该种。

〔2〕艾: 底本误作"艾", 据《四库》本改。

【译文】

　　蒌蒿, 田野中到处都有分布。植株高二尺有余, 茎干像艾茎。叶边缘具细长的锯齿, 叶散生茎上。味微苦, 性微温。

　　救饥: 采集嫩苗和叶煠熟, 用水浸泡, 淘洗干净后, 加入油、盐调拌食用。

47. 水 芮 苣 [1]

　　一名水菠菜。水边多生。苗高一尺许。叶似麦蓝 [2] 叶而有细锯齿, 两叶对生, 每两叶间对叉又生两枝。稍间开青白花。结小青葶葵 [3], 如小椒粒 [4] 大。其叶味微苦, 性寒。

　　救饥: 采苗叶煠熟, 水淘净, 油盐调食。

【注释】

　　〔1〕水芮苣: 玄参科婆婆纳属植物, 似水苦荬 *Veronica undulate* Wall. ex Jack 或北水苦荬 *V. anagallis-aquatica* L.。

　　〔2〕麦蓝: 见本书第 118 麦蓝菜条。

　　〔3〕葶葵: 此处指蒴果, 不是指现代植物学上的葶葵果。

　　〔4〕椒粒: 指花椒的果实。花椒: 见本书第 252 椒树条。

【译文】

　　水芮苣, 又叫水菠菜。多生长在水边。植株高一尺多。叶像麦蓝叶, 但有细锯齿; 两叶对生, 每一对对生叶的叶腋间分别又长出分枝。枝条中间开绿白色的花。结绿色的小蒴果, 像小椒粒大小。

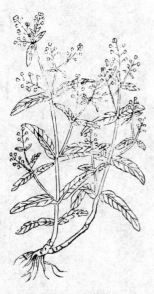

图 47　水芮苣

它的叶味微苦,性寒。

救饥:采集苗和叶煠熟,用水冲洗干净后,加入油、盐调拌食用。

48. 金 盏 菜[1]

一名地冬瓜菜。生田野中。苗高二三尺。茎初微赤而有线路。叶似绵柳[2]叶微厚,挒茎而生,茎叶稠密。开花紫色,黄心[3]。其叶味甘、微咸。

救饥:采苗叶煠熟,水淘净,油盐调食。

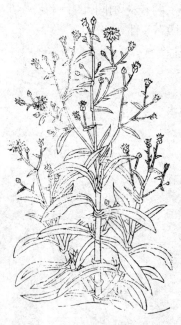

图48 金盏菜

【注释】

〔1〕金盏菜:菊科碱菀属碱菀 *Tripolium pannonicum* (Jacq.) Dobrocz.。生长在湖滨、沼泽、盐碱地及海边。荷兰植物学家曾尝试把它驯化成蔬菜作物。

〔2〕绵柳:杨柳科柳属杞柳 *Salix integra* Thunb.。

〔3〕紫色,黄心:此处指头状花序外层一轮紫色的舌状花和中心多数黄色的管状花。

【译文】

金盏菜,又叫地冬瓜菜。生长在田野中。植株高二三尺。刚萌发的茎淡红色而且有线棱。叶像绵柳叶,但略厚,散生于茎上,茎上的叶子稠密。开紫色花,花心黄色。叶味甘,微咸。

救饥:采集苗和叶煠熟,用水淘洗干净后,加入油、盐调拌食用。

49. 水 辣 菜[1]

生水边下湿地中。苗高一尺余。茎圆。叶似鸡儿肠[2]叶，头微齐短；又似马兰头[3]叶，亦更齐短。其叶拂茎生。稍间出穗，如黄蒿穗。其叶味辣。

救饥：采嫩苗叶煠熟，换水淘去辣气，油盐调食。生亦可食。

【注释】

〔1〕水辣菜：菊科蒿属牡蒿 *Artemisia japonica* Thunb.。有学者将其释作十字花科豆瓣菜属豆瓣菜 *Nasturtium officinale* R. Br.，但叶形明显不符，欠妥。

〔2〕鸡儿肠：见本书第 83 鸡儿肠条。

〔3〕马兰头：见本书第 38 马兰头条。

【译文】

水辣菜，生长在水边低下的湿地中。植株高一尺多。茎是圆形。叶像鸡儿肠叶，顶端略平短；又像马兰头叶，顶端更平短。它的叶散生于茎上。花序从枝条中间抽出，像黄蒿的花穗。叶味辣。

救饥：采集嫩苗和叶煠熟，换水淘去辣味，加入油、盐调拌食用。也可以生吃。

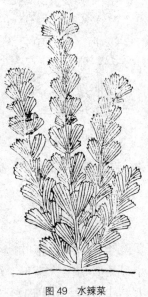

图 49　水辣菜

50. 紫 云 菜[1]

生密县付家冲山野中。苗高一二尺。茎方，紫色，对节生叉。叶似山小菜[2]叶，颇长，拂梗对生。叶顶[3]及叶间开淡紫花。其叶味微苦。

救饥：采嫩苗叶煠熟，水浸淘去苦味，油盐调食。

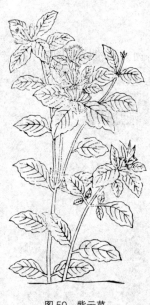

图 50 紫云菜

【注释】

〔1〕紫云菜: 绘图很像唇形科风轮菜属风轮菜 *Clinopodium chinense* (Benth.) Kuntze, 但据《河南植物志》, 该种现分布在河南南部, 密县不产。据此, 我们暂时定其为同属但分布于各山区的灯笼草 *C. polycephalum* (Vaniot) C. Y. Wu et Hsuan ex P. S. Hsn 或风车草 *C. urticifolium* (Hance) C. Y. Wu et Hsuan ex H. W. Li。

〔2〕山小菜: 见本书第 158 山小菜条。

〔3〕叶顶: 指枝头。

【译文】

紫云菜, 生长在密县付家冲的山间荒野中。植株高一二尺。茎是方形, 紫色, 茎上对节长出分枝。叶像山小菜叶, 但很长, 在枝条上对生。花淡紫色, 开在枝头及叶腋间。叶味微苦。

救饥: 采集嫩苗和叶煠熟, 用水浸泡, 淘去苦味, 加入油、盐调拌食用。

51. 鸦　葱〔1〕

生田野中。板叶〔2〕尖长, 搨〔3〕地而生, 叶似初生葛秫〔4〕叶而小; 又似初生大蓝叶, 细窄而尖, 其叶边皆曲皱。叶中攛葶〔5〕, 上结小菁葵, 后出白英〔6〕。味微辛。

救饥: 采苗叶煠熟, 油盐调食。

【注释】

〔1〕鸦葱: 菊科鸦葱属桃叶鸦葱 *Scorzonera sinensis* (Lipsch. et Krasch) Nakai 及其近缘种。中国现代植物学工具书多遵循松村任三等外国学者的考证结果, 释其为鸦葱 *S. austriaca* Willd., 该种外形与桃叶鸦葱很相似, 但叶缘平展, 而桃叶鸦葱的叶缘为皱波状。

〔2〕板叶:《农政全书》、《植物名实图考》作"枝叶",《四库》本作"叶

瓣"。《野菜博录》作"板叶"，根据该植物叶形，不无道理。

〔3〕搨(tà)：指叶子下垂，耷拉状。

〔4〕蜀秫：禾本科高粱属高粱 *Sorghum bicolor* (L.) Moench。

〔5〕葶：底本作"亭"，据《四库》本改。

〔6〕白英：此处指菊科植物瘦果上白色的冠毛。英，通缨。

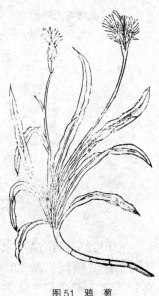

图 51　鸦葱

【译文】

鸦葱，生长在田间荒野中。板叶尖长，搭垂在地上生长，像初生的蜀秫叶但较小；又像初生的大蓝叶，却比大蓝叶细窄、尖锐，它的叶边缘都有曲皱。花葶从叶丛中抽出，花葶上结小花骨朵，花开过后，长出白英。味微辛。

救饥：采集苗和叶煠熟，用油、盐调拌食用。

52. 匙 头 菜[1]

生密县山野中。作小科[2]苗。其茎[3]面窊五化切背圆。叶似团匙头样，有如杏[4]叶大，边微锯齿。开淡红花。结子黄褐色。其叶味甜。

救饥：采叶煠熟，水浸淘净，油盐调食。

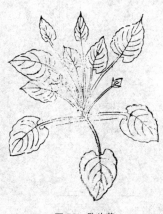

图 52　匙头菜

【注释】

〔1〕匙头菜：堇菜科堇菜属 *Viola* 植物，似球果堇菜 *Viola collina* Bess.。

〔2〕科：此处指小丛。

〔3〕茎: 此处指叶柄。

〔4〕杏: 见本书第361杏树条。

【译文】

匙头菜, 生长在密县的山间荒野中, 是一种非常矮小的植物。叶柄上面凹陷, 背面圆。叶的形状像圆匙头, 如杏叶大小, 边缘微有锯齿。开淡红色花。结黄褐色的籽实。叶味甜。

救饥: 采集叶煠熟, 用水浸泡, 淘洗干净后, 加入油、盐调拌食用。

53. 鸡冠菜〔1〕

生田野中。苗高尺余。叶似青荬菜〔2〕叶而窄小; 又似山菜〔3〕叶而窄艄。稍间出穗, 似兔儿尾〔4〕穗, 却微细小。开粉红花。结实如苋菜〔5〕子。苗叶味苦。

救饥: 采苗叶煠熟, 水浸淘去苦气〔6〕, 油盐调食。

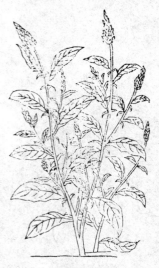

图53 鸡冠菜

【注释】

〔1〕鸡冠菜: 图符合文字所描述的"似兔儿尾穗", 即野生的苋科青葙属青葙 *Celosia argentea* L.。通常所说的鸡冠菜是栽培的"穗似鸡冠"的鸡冠花 *C. cristata* L.。

〔2〕青荬菜: 见本书第79青荬儿菜条。

〔3〕山菜: 柴胡的别名。见本书第25柴胡条。

〔4〕兔儿尾: 见本书150兔儿尾苗条。

〔5〕苋菜: 见本书第370苋菜条。

〔6〕气: 方言, 指气味。

【译文】

鸡冠菜, 生长在田野中。植株高一尺多。叶像青荬菜叶, 但窄小; 又像山菜叶, 但窄瘦。花穗从梢顶抽出，像兔儿尾的花穗，但略细小。开粉红色的花。结的果实像苋菜子。苗和叶味苦。

救饥：采集苗和叶煠熟，用水浸泡，淘去苦味后，加入油、盐调拌食用。

54. 水 蔓 菁 [1]

一名地肤子。生中牟县南沙堈中。苗高一二尺，叶仿佛似地瓜儿 [2] 叶，却甚短小，卷边窊面；又似鸡儿肠 [3] 叶，颇尖艄。稍头出穗，开淡藕丝褐花。叶味甜。

救饥：采苗叶煠熟，油盐调食。

治病：今人亦将其子作地肤子用。

【注释】

〔1〕水蔓菁：玄参科穗花属水蔓菁 *Pseudolysimachion linariifolia* Pall. ex Link subsp. *dilatata* (Nakai et Kitag.) Hong。

〔2〕地瓜儿：见本书第 403 地瓜儿苗条。

〔3〕鸡儿肠：见本书第 83 鸡儿肠条。

【译文】

水蔓菁，一名地肤子。生长在中牟县的南沙岗中。植株高一二尺，叶好像地瓜儿叶，但很短小，叶的边缘卷曲，面凹；又像鸡儿肠叶，但很尖窄。梢头长出花穗，开出像藕丝颜色的淡褐色花。叶味甜。

救饥：采集苗和叶煠熟，加入油、盐调拌食用。

治病：现在的人也把它的种子当地肤子入药用。

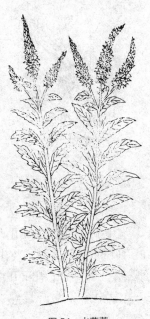

图54 水蔓菁

55. 野园荽[1]音锥

生祥符西北田野中。苗高一尺余。苗、叶、结实皆似家胡荽[2]，但细小瘦窄，味甜，微辛香。

救饥：采嫩苗叶煤熟，油盐调食。

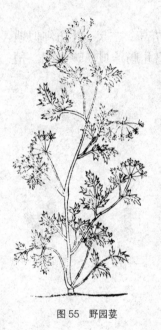

图 55　野园荽

【注释】

〔1〕野园荽（suī）：伞形科 Umbelliferae 植物。似窃衣属小窃衣 Torilis japonica (Houtt.) DC. 或窃衣 T. scabra (Thunb.) DC.。有学者认为是葛缕子属葛缕子 Carum carvi L.。或也可考虑葛缕子属和窃衣属的主要区别为前者果实无刺，后者果实有刺，仅从本书的文字描述和绘图看，很难区分所记究竟为哪一属的植物。

〔2〕家胡荽：伞形科芫荽属芫荽 Coriandrum sativum L.。

【译文】

野园荽，生长在祥符西北的田野中。植株高一尺多。植株、叶及果实都像家胡荽，但细小狭窄，味甜，微辛香。

救饥：采集嫩苗和叶煤熟，用油、盐调拌食用。

56. 牛尾菜[1]

生辉县鸦子口山野间。苗高二三[2]尺。叶似龙须菜[3]叶，叶间分生叉枝，及出一细丝蔓[4]；又似金刚刺[5]叶而小，纹脉皆竖[6]。茎叶稍间开白花。结子[7]黑色。其叶味甘。

救饥：采嫩叶煤熟，水浸淘净，油盐调食。

【注释】

〔1〕牛尾菜：一般分类文献中牛尾菜多指百合科菝葜属牛尾菜 Smilax

riparia A. DC.，但本条绘图更似白背牛尾菜 *S. nipponica* Miq.。

〔2〕三：底本讹作"二"，据《四库》本改。

〔3〕龙须菜：粘鱼须的别名。见本书第90粘鱼须条。

〔4〕细丝蔓：此处指植物的卷须，由托叶鞘上生出。

〔5〕金刚刺：见本书第135金刚刺条。

〔6〕纹脉皆竖：指叶脉都是直脉，是单子叶植物的特征。

〔7〕子：此处指果实。

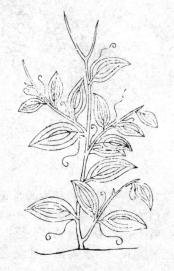

图56 牛尾菜

【译文】

牛尾菜，生长在辉县鸦子口的山间荒野中。植株高二三尺。叶像龙须菜叶，叶间分生出叉枝，并发出一条细小的丝状藤蔓；又像金刚刺叶，但小，纹脉都是竖直的。花白色，开在茎叶枝条之间。结黑色的果实。叶味甘。

救饥：采集嫩叶煤熟，用水浸泡，淘洗干净后，加入油、盐调拌食用。

57. 山 蓊 菜〔1〕

生密县山野中。苗初揁地生。其叶之茎〔2〕，背圆面凹五化切。叶似初出冬蜀葵〔3〕叶稍小，五花叉，锯齿边，又似蔚臭苗〔4〕叶而硬厚颇大。后揁茎叉，茎深紫色，稍叶颇小。味微辣。

救饥：采苗叶煤熟，换水浸淘净，油盐调食。

【注释】

〔1〕山蓊菜：所绘为幼苗，似十字花科山蓊菜属山蓊菜 *Eutrema yunnanense* Franch.，但据《河南植物志》，该种现在只分布于河南南部大别山地区。有学者认为是葱芥属 *Alliaria*，但该属中国只一种，且只产新疆和西藏（见《中国种子植物科属综论》）。《中国高等植物图鉴》将山蓊菜讹作"山崙菜"。

〔2〕叶之茎：指叶柄。

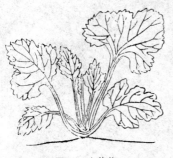

图 57 山萹菜

〔3〕冬蜀葵：待考。蜀葵，为锦葵科蜀葵属蜀葵 *Alcea rosea* L.。冬葵，为锦葵科锦葵属冬葵 *Malva verticillata* L. var. *crispa* L.，又名冬寒菜。本条或将上述两个名混淆了。译文暂作"冬蜀葵"。

〔4〕蔚臭苗：即郁臭苗。见本书第17郁臭苗条。

【译文】

山萹菜，生长在密县的山地和原野中。植株最初铺在地上生长。叶柄的背面圆，正面凹。叶像刚发出的冬蜀葵叶，但略小，五裂，边缘有锯齿；又像蔚臭苗叶，但硬厚、略大。之后抽出花葶，深紫色，葶梢上的叶子相当小。味微辣。

救饥：采集苗和叶煠熟，换水浸泡，淘洗干净后，用油、盐调拌食用。

58. 绵 丝 菜〔1〕

生辉县山野中。苗高一二尺。叶似兔儿尾〔2〕叶，但短小；又似柳叶菜〔3〕叶，亦比短小。稍头攒生小菁葵〔4〕，开黪白花。其叶味甜。

救饥：采嫩苗叶煠熟，水浸淘净，油盐调食。

【注释】

〔1〕绵丝菜：似菊科拟鼠麴草属丝绵草 *Pseudognaphalium luteoalbum* (L.) Hilliard & B. L. Burtt. 有学者认为是报春花科珍珠菜属 *Lysimachia* 植物，欠妥。也有学者解释为菊科橐吾属 *Ligularia* 植物，但叶形相差悬殊，欠妥。

〔2〕兔儿尾：见本书第150兔儿尾苗条。

〔3〕柳叶菜：见本书第67柳叶菜条。

〔4〕菁葵：此处指花骨朵。

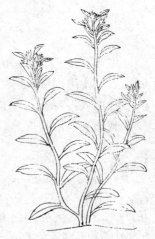

图 58 绵丝菜

【译文】

　　绵丝菜，生长在辉县的山地和原野中。植株高一二尺。叶像兔儿尾叶，但短小；又像柳叶菜叶，也比较短小。在梢头上攒生小花骨朵，开暗白色花。叶味甜。

　　救饥：采集嫩苗和叶煤熟，用水浸泡、淘洗干净后，用油、盐调拌食用。

59. 米 蒿[1]

　　生田野中，所在处处有之。苗高尺许。叶似园荽叶微细。叶丛间分生茎叉，稍上开小青黄花。结小细角，似葶苈角儿[2]。叶味微苦。

　　救饥：采嫩苗煤熟，水浸过，淘净，油盐调食。

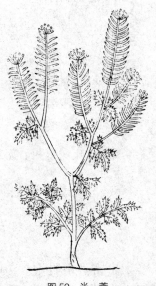

图59 米 蒿

【注释】

　　〔1〕米蒿：十字花科播娘蒿属播娘蒿 *Descurainia sophia* (L.) Webb ex Prantl，北方春季麦地边常见，可作野菜。

　　〔2〕角儿：指葶苈的短角果。

【译文】

　　米蒿，生长在田野中，它所分布的范围内到处都生长。植株高一尺多。叶像芫荽叶，但略细。叶丛间抽出花序，梢头上开黄绿色的小花。结细的小角果，像葶苈的角果。叶味微苦。

　　救饥：采集嫩苗煤熟，用水浸泡，淘洗干净后，用油、盐调拌食用。

60. 山 芥 菜[1]

　　生密县山坡及岗野中。苗高一二尺。叶似家芥菜[2]叶，瘦

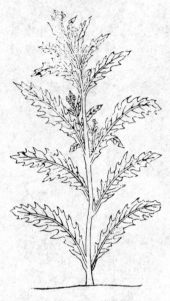

图 60 山芥菜

短微尖而多花叉。开小黄花。结小短角儿，味辣，微甜。

救饥：采苗叶拣择[3]净，煠熟，油盐调食。

【注释】

〔1〕山芥菜：十字花科 Cruciferae 植物。似蔊菜属 Rorippa 植物（如蔊菜 Rorippa indica (L.) Hiern 一类）或者芸薹属 Brassica 植物。

〔2〕家芥菜：即栽培的芥菜，十字花科荠菜属芥菜 Brassica juncea (L.) Czern.。

〔3〕拣择：挑选，摘除。

【译文】

山芥菜，生长在密县的山坡、土岗和荒野中。植株高一二尺。叶像家芥菜叶，但比较瘦短、微尖、多分裂。开小黄花。结短的小角果，味辣，微甜。

救饥：采集苗和叶，挑拣摘净，煠熟，加入油、盐调拌食用。

61. 舌 头 菜[1]

生密县山野中。苗叶攧地生。叶似山白菜[2]叶而小，头颇团，叶面不皱，比山白菜叶亦厚，状类猪舌形，故以为名。味苦。

救饥：采叶煠熟，水浸去苦味，换水淘净，油盐调食。

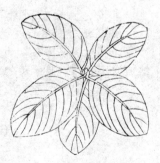

图 61 舌头菜

【注释】

〔1〕舌头菜：所绘为幼苗，描述也比较

简单。待考。

〔2〕山白菜：见本书第 392 山白菜条。

【译文】

舌头菜，生长在密县的山地和原野中。植株平铺在地面上生长。叶像山白菜叶，但比较小，叶的先端相当圆，叶面不皱，也比山白菜叶厚，像猪舌头的形状，因此用舌头菜作为名字。味苦。

救饥：采集叶煠熟，用水浸去苦味，换水淘洗干净后，加入油、盐调拌食用。

62. 紫 香 蒿 [1]

生中牟县平野中。苗高一二尺。茎方紫色。叶似邪蒿 [2] 叶而背白；又似野胡萝卜 [3] 叶微短。茎叶稍间结小青子，比灰菜 [4] 子又小。其叶味苦。

救饥：采叶煠熟，水浸去苦味，换水淘净，油盐调食。

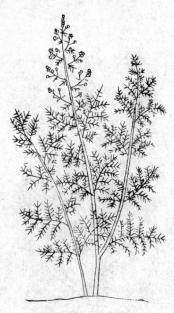

【注释】

〔1〕紫香蒿：菊科蒿属 *Artemisia* 植物。有学者鉴定为龙蒿 *Artemisia dracunculus* L.，但该种叶为条形，不似图上所示叶为二回羽状分裂，且河南不产。或者可考虑青蒿 *A. carvifolia* Buch.-Ham. ex Roxb. 及其变种大头青蒿 *A. carvifolia* Buch.-Ham. ex Roxb. var. *schochii* (Mattf.) Pamp. 和 猪 毛 蒿 *A. scoparia* Waldst. et Kir. 一类，这类植物有香气，现在河南仍有俗名称为香蒿。

〔2〕邪蒿：见本书第 375 邪蒿条。

〔3〕野胡萝卜：见本书第 175 野胡萝卜条。

〔4〕灰菜：见本书第 412 灰菜条。

图 62　紫香蒿

【译文】

紫香蒿，生长在中牟县平整的原野中。植株高一二尺。茎方形，紫色。叶像邪蒿叶，但叶背是白色；又像野胡萝卜叶，但略短。总花序的顶端结绿色的小果实，比灰菜的果实还小。叶味苦。

救饥：采集叶煤熟，用水浸去苦味，换水淘洗干净后，加入油、盐调拌食用。

63. 金盏儿花[1]

人家园圃中多种。苗高四五寸。叶似初生莴苣[2]叶，比莴苣叶狭窄而厚，拂音布茎生叶。茎端开金黄色盏子[3]样花。其叶味酸。

救饥：采苗叶煤熟，水浸去酸味，淘净，油盐调食。

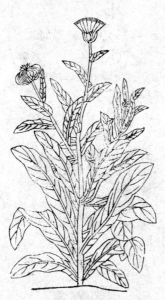

图63 金盏儿花

【注释】

〔1〕金盏儿花：菊科金盏花属金盏花 *Calendula officinalis* L.，原产南欧，供观赏或药用，我国广泛栽培。《新华本草纲要》释其为欧洲金盏花 *C. arvensis* L.，但该种少见。

〔2〕莴苣：菊科莴苣属莴苣 *Lactuca sativa* L.。

〔3〕盏子：盛酒、茶的小杯子。

【译文】

金盏儿花，普通人家的园圃中多有栽培。植株高四五寸。叶像初生的莴苣叶，但比莴苣叶狭窄、厚，散生在茎上。黄色的头状花序开在茎顶端，形状像盏子。叶味酸。

救饥：采集苗和叶煤熟，用水浸泡，去掉酸味，淘洗干净后，加入油、盐调拌食用。

64. 六　月　菊[1]

生祥符西田野中。苗高一二尺。茎似铁桿音杆蒿[2]茎。叶似鸡儿肠[3]叶，但长而涩；又似马兰头叶而硬短。稍叶间开淡紫花[4]。叶味微酸涩。

救饥：采叶煠熟，水浸去邪味，油盐调食。

【注释】

〔1〕六月菊：菊科 Compositae 植物。很可能是紫菀族 Astereae 植物。有学者猜测是碱菀属碱菀 *Tripolium pannonicum* (Jacq.) Dobrocz.，或飞蓬属一年蓬 *Erigeron annuus* (L.) Pers.，备考。

〔2〕铁桿蒿：见本书第 69 铁桿蒿条。

〔3〕鸡儿肠：见本书第 83 鸡儿肠条。

〔4〕淡紫花：此处指六月菊头状花序上的紫色舌状花。

【译文】

六月菊，生长在祥符西部的田野里。植株高一二尺。茎像铁杆蒿的茎。叶像鸡儿肠叶，但比较长、质地粗糙；又像马兰头叶，但较硬、短。枝头顶端的叶间开淡紫色花。叶味微酸涩。

救饥：采集叶煠熟，用水浸泡，去掉邪味，加入油、盐调拌食用。

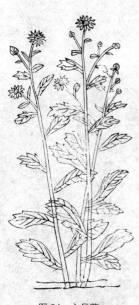

图 64　六月菊

65. 费　菜[1]

生辉县太行山车箱冲山野间。苗高尺许。叶似火焰草[2]叶而小，头颇齐，上有锯齿。其叶抪音布茎而生。叶稍[3]上开五瓣小尖淡黄花，结五瓣红小花蒴儿[4]。苗叶味酸。

救饥：采嫩苗叶煠熟，换水淘去酸味，油盐调食。

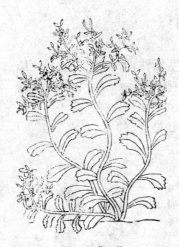

图65 费菜

【注释】

〔1〕费菜：景天科景天属费菜 Sedum aizoon L.。Read（1946）将其释为堪察加景天 Sedum kamtschaticum Fisch.，但河南尚未见该种的典型标本。

〔2〕火焰草：景天科火焰属火焰草 Castilleja pallida (L.) Kunth。

〔3〕叶稍：此处指植株的稍头，并非叶稍。

〔4〕花蒴儿：此处指由离生心皮形成的蓇葖。

【译文】

费菜，生长在辉县太行山车箱冲的山中及田野间。植株高一尺左右。叶像火焰草叶，但较小，先端较平，有锯齿，散生在茎上。稍头上开淡黄色的小花，有五枚花瓣，花瓣尖细，结五瓣红色的小果实。苗叶味酸。

救饥：采集嫩苗和叶煠熟，换水淘去酸味后，用油、盐调拌食用。

66. 千 屈 菜[1]

生田野中。苗高二尺许。茎方四楞。叶似山梗菜[2]叶而不尖；又似柳叶菜[3]叶亦短小，叶头颇齐[4]，叶皆相对生。稍间开红紫花。叶味甜。

救饥：采嫩苗叶煠熟，水浸淘净，油盐调食。

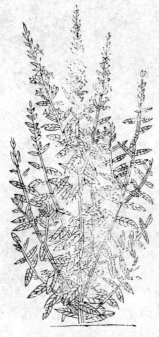

图66 千屈菜

【注释】

〔1〕千屈菜：千屈菜科千屈菜属千屈菜 *Lythrum salicaria* L.。

〔2〕山梗菜：见本书第 111 山梗菜条。

〔3〕柳叶菜：见本书第 67 柳叶菜条。

〔4〕叶头颇齐：指叶子先端平，不尖。

【译文】

千屈菜，生长在田野中。植株高二尺多。茎方形，四棱。叶像山梗菜叶，但不尖；又像柳叶菜叶也较短小，叶先端平，对生。枝条中间开红紫色的花。叶味甜。

救饥：采集嫩苗和叶煠熟，用水浸泡，淘洗干净后，加入油、盐调拌食用。

67. 柳 叶 菜[1]

生郑州贾峪 音欲 山山野中。苗高二尺余。茎淡红色。叶似柳叶而厚短，有涩毛。稍间开四瓣深红花。结细长角儿[2]。其叶味甜。

救饥：采苗叶煠熟，油盐调食。

【注释】

〔1〕柳叶菜：柳叶菜科柳叶菜属柳叶菜 *Epilobium hirsutum* L.。有学者提出 "或为长籽柳叶菜 *E. pyrricholophum* Fr. et Sav."，但叶片形态与本条绘图略有差异，而且现在该种在河南只分布于其南部信阳地区。

〔2〕角儿：此处指柳叶菜的蒴果。

【译文】

柳叶菜，生长在郑州贾峪山的山地和原野中。植株高二尺多。茎淡红色。叶像柳叶，但厚、短，有粗毛。枝条中间开深红色的花，花瓣四枚。结细长的蒴

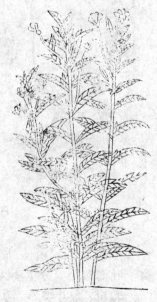

图 67　柳叶菜

果。叶味甜。

救饥：采集苗和叶煠熟，用油、盐调拌食用。

68. 婆婆指甲菜[1]

生田野中，作地摊_{音滩}科[2]。生茎细弱。叶像女人指甲；又似初生枣[3]叶微薄。细茎，稍间结小花蒴[4]。苗叶味甘。

救饥：采嫩苗叶煠熟，油盐调食。

【注释】

〔1〕婆婆指甲菜：似石竹科卷耳属簇生卷耳 *Cerastium fontanum* subsp. *vulgare* (Hartm.) Greuter et Burdet 及球序卷耳 *C. glomeratum* Thuill.，后者现在分布于河南南部且少见。

〔2〕作地摊科：指植株平铺在地面上。摊，底本作"欈"，据《四库》本改。

〔3〕枣：见本书第362枣树条。

〔4〕花蒴：花蕾。

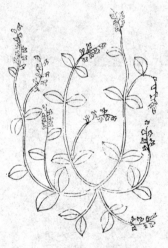

图 68　婆婆指甲菜

【译文】

婆婆指甲菜，生长在田野中。植株平铺在地面上。生出的茎细弱。叶像女人的指甲，又像初生的枣叶但略薄。茎细，梢间结小花蕾。苗和叶味甘。

救饥：采集嫩苗和叶煠熟，用油、盐调拌食用。

69. 铁 桿 蒿[1]

生田野中。苗茎高二三尺。叶似独扫叶，微肥短，又似扁蓄[2]叶而短小。分生茎叉，稍间开淡紫花，黄心。叶味苦。

救饥：采叶煠熟，淘去苦味，油盐调食。

【注释】

〔1〕铁桿蒿：菊科紫菀属 Aster 植物，似阿尔泰狗娃花 Aster altaicus Willd. 及其近缘种。

〔2〕扁蓄：即萹蓄。见本书第 5 萹蓄条。

【译文】

铁桿蒿，生长在田野中。植株高二三尺。叶像独扫叶，略肥短；又像萹蓄叶，但短小。茎上分生出枝杈，梢头开淡紫色的花，黄心。叶味苦。

救饥：采集叶煤熟，淘去苦味，加入油、盐调拌食用。

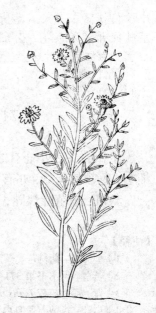

图 69　铁桿蒿

70. 山 甜 菜 [1]

生密县韶华山山谷中。苗高二三尺。茎青白色。叶似初生绵花 [2] 叶而窄，花又颇浅。其茎叶间开五瓣淡紫花。结子如枸杞子 [3]，生则青，熟则红色。叶味苦。

救饥：采叶煤熟，换水浸，淘去苦味，油盐调食。

【注释】

〔1〕山甜菜：茄科茄属白英 Solanum lyratum Thunb.，有学者释为欧白英 S. dulcamara L.，欠妥。

〔2〕绵花：即棉花。锦葵科棉属草棉 Gossypium herbaceum L.。

〔3〕枸杞子：见本书第 307 枸杞条。

【译文】

山甜菜，生长在密县韶华山的山谷

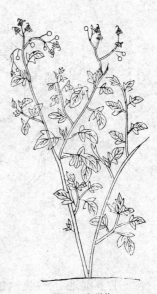

图 70　山甜菜

中。植株高二三尺。茎青白色。叶像初生的棉花叶但窄，叶浅裂。茎叶间开淡紫色花，花五瓣。结的果实像枸杞子，生时绿色，成熟后就变为红色。叶味苦。

救饥：采集叶煠熟，换水浸泡，淘去苦味后，加入油、盐调拌食用。

71. 剪 刀 股[1]音古

生田野中，处处有之。就地作小科苗。叶似嫩苦苣[2]叶而细小，色颇似蓝[3]，亦有白汁[4]。茎叉稍间开淡黄花[5]。叶味苦。

救饥：采苗叶煠熟，水浸，淘去苦味，油盐调食。

【注释】

〔1〕剪刀股：菊科苦荬菜属剪刀股 *Ixeris japonica* (N. L. Burman) Nakai。

〔2〕苦苣：见本书第 371 苦苣菜条。

〔3〕蓝：疑为菘蓝 *Isatis tinctoria* L.。

〔4〕白汁：指剪刀股具白色乳汁，这是菊科菊苣族的特征。

〔5〕淡黄花：指头状花序上淡黄色的舌状花。

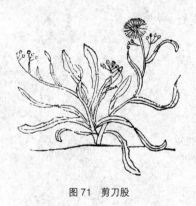

图 71 剪刀股

【译文】

剪刀股，生长在田野中，处处都有。植株矮小，平铺在地面上生长。叶像幼嫩的苦苣叶，但细小，颜色很像菘蓝的颜色，也有白汁液。茎叉（花序）顶端开淡黄色花。叶味苦。

救饥：采集苗和叶煠熟，用水浸泡，淘去苦味后，加入油、盐调拌食用。

72. 水 苏 子[1]

生下湿地。茎淡紫色，对生茎叉，叶亦对生。其叶似地瓜[2]

叶而窄，边有花锯齿三叉[3]，尖叶下两傍又有小叉叶[4]。稍开花，深黄色[5]。其叶味辛。

救饥：采苗叶煤熟，油盐调食。

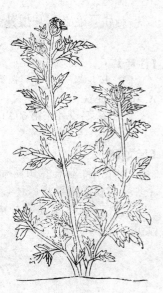

图72　水苏子

【注释】

〔1〕水苏子：菊科鬼针草属狼把草 *Bidens tripartita* L.。

〔2〕地瓜：即地瓜儿。见本书第403地瓜儿苗条。

〔3〕三叉：此处指叶三裂。

〔4〕尖叶下两傍又有小叉叶：描述的是水苏子叶的形状：羽状裂，上部三深裂，下部具一对侧生小裂片。此处作者误将深裂的裂片当作小叶了。

〔5〕稍开花，深黄色：指头状花序全为深黄色的筒状花。

【译文】

水苏子，生长在地势低下潮湿的地方。茎淡紫色，分枝对生，叶也对生。叶似地瓜叶，但窄一些，边缘具参差不齐的锯齿，三裂，尖叶下方的两侧又有两枚小叉叶。梢头开深黄色的花。叶味辛。

救饥：采集苗和叶煤熟，加入油、盐调拌食用。

73. 风 花 菜[1]

生田野中。苗高二尺余。叶似芥菜[2]叶而瘦长，又多花叉。梢间开黄花如芥菜花。味辛，微苦。

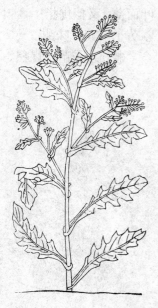

图73　风花菜

救饥：采嫩苗叶煠熟，换水浸淘，去苦味，油盐调食。

【注释】

〔1〕风花菜：十字花科焊菜属风花菜 *Rorippa globosa* (Turcz. ex Fisch. et C. A. Mey.) Hayek。

〔2〕芥菜：见本书第 60 山芥菜条下"家芥菜"注。

【译文】

风花菜，生长在田间荒野中。植株高二尺多。叶像芥菜叶，但狭长，又有较多的裂片。枝条间开黄色的花，像芥菜花。味辛，微苦。

救饥：采集嫩苗和叶煠熟，换水浸淘，去掉苦味，用油、盐调拌食用。

74. 鹅 儿 肠〔1〕

生许州〔2〕水泽边。就地妥〔3〕茎而生。对节生叶，叶似菉豆〔4〕叶而薄，又似佛指甲〔5〕叶微艄。叶间分生枝叉，开白花。结子似葶苈子。其叶味甜。

救饥：采苗叶煠熟，油盐调食。

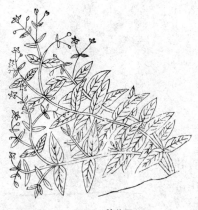

图 74 鹅儿肠

【注释】

〔1〕鹅儿肠：石竹科鹅肠菜属鹅肠菜 *Myosoton aquaticum* (L.) Moench。

〔2〕许州：明代州名，见《救荒本草》，即今河南许州市。

〔3〕妥：落、垂，此处指植株匍匐样。

〔4〕菉豆：见本书第 327 菉豆条。

〔5〕佛指甲：见本书第 142 佛指甲条。

【译文】

鹅儿肠，生长在许州的水泽

边。植株在地面上匍匐生长。叶对生，像蹄豆叶，但薄一些，又像佛指甲叶，但略尖锐。叶间分生出花序，（花序上）开白花。结的籽实像葶苈子。叶味甜。

救饥：采集苗和叶煠熟，加入油、盐调拌食用。

75. 粉条儿菜[1]

生田野中。其叶初生，就地丛生，长则四散分垂。叶似萱草叶而瘦细微短。叶间撺葶，开淡黄花。叶味甜。

救饥：采叶煠熟，淘洗净，油盐调食。

【注释】

〔1〕粉条儿菜：菊科鸦葱属华北鸦葱 *Scorzonera albicaulis* Bge.。目前有多种植物学工具书把《救荒本草》中的"粉条儿菜"与《植物名实图考》中的"肺筋草"误作一种植物，甚至将"粉条儿菜属"误作 *Aletris* 的中文名，《植物名实图考》中的"肺筋草"实为百合科肺筋草属 *Aletris* 植物。

【译文】

粉条儿菜，生长在田野中。叶刚长出来时，在地面上丛生，长大后就四散分垂。叶像萱草叶，但比萱草叶窄、略短。叶间抽出花葶，花葶上开淡黄色的花。叶味甜。

救饥：采集叶煠熟，淘洗干净后，加入油、盐调拌食用。

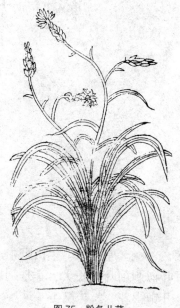

图 75　粉条儿菜

76. 辣　辣　菜[1]

生荒野中，今处处有之。苗高五七寸。初生尖叶，后分枝茎，上出长叶。开细青白花。结小扁蒾，其子似米蒿子，黄色，味辣。

救饥：采嫩苗叶煤熟，水浸淘净，油盐调食。生揉[2]亦可食。

【注释】

〔1〕辣辣菜：十字花科独行菜属 *Lepidium* 植物。独行菜属在河南北部分布有三个种，包括独行菜 *Lepidium apetalum* Willd.、北美独行菜 *L. virginicum* L. 和柱毛独行菜 *L. ruderale* L.；当地农民统称为辣辣菜，都作野菜食用。

〔2〕生揉：农村生食野菜时，加盐，将菜揉搓，杀出水分后食用。

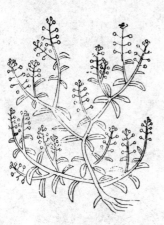

图76　辣辣菜

【译文】

辣辣菜，生长在荒野中，如今到处都有分布。植株高五到七寸。初生的叶子尖，之后植株分枝，分枝上长出长形的叶子。开细小的绿白色花。果实小而扁，果实内的种子像米蒿的种子，黄色，味辣。

救饥：采集嫩苗和叶煤熟，用水浸泡，淘洗干净后，加入油、盐调拌食用。生揉后也可以食用。

77. 毛连菜[1]

一名常十八。生田野中。苗初揭地生，后撺茎叉，高二尺许。叶似刺蓟叶而长大，稍尖，其叶边褊[2]音堰曲皱，上有涩毛。稍间开银褐花[3]。味微苦。

救饥：采叶煤熟，水浸淘净，油盐调食。

【注释】

〔1〕毛连菜：菊科毛连菜属毛连菜 *Picris hieracioides* L.。日本学者松村任

三将其释为地胆草 *Elephantopus scaber* L.，
但该属植物在中国只分布于华南和西南的
亚热带地区，头状花序的形态也相差很大，
欠妥。

〔2〕边裖：边沿，指叶子的边缘。

〔3〕银褐花：指头状花序的舌状花为
银褐色。

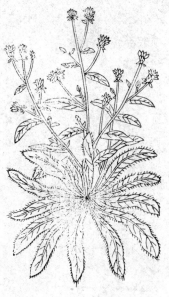

【译文】

　　毛连菜，又叫常十八。生长在田
野中。幼苗铺在地面上生长，后来抽
出花葶，高二尺左右。叶似刺蓟叶，
但长大，（叶顶端）略尖，叶边缘曲
皱并具粗糙的毛。花序上开银褐色的
花。味微苦。

　　救饥：采集叶煤熟，用水浸泡，淘
洗干净后，加入油、盐调拌食用。

图 77 毛连菜

78. 小 桃 红[1]

　　一名凤仙花，一名夹竹桃，又名海蒳音纳，俗名染指甲草。
人家园圃多种，今处处有之。苗高二尺许。叶似桃[2]叶而窄，
边有细锯齿。开红花，结实形类桃样，极小。有子似萝卜[3]
子，取之易迸[4]北净切散，俗名急性子。叶味苦，微涩。

　　救饥：采苗叶煤熟，水浸一宿做菜[5]，油盐调食。

【注释】

　　〔1〕小桃红：凤仙花科凤仙花属凤仙花 *Impatiens balsamina* L.。

　　〔2〕桃：见本书第 363 桃树条。

　　〔3〕萝卜：十字花科萝卜属萝卜 *Raphanus sativus* L.。

　　〔4〕迸（bèng）散：爆裂开。凤仙花的果实成熟后，果皮一触即爆裂，所
以有"急性子"的俗名。

　　〔5〕水浸一宿做菜：《格致丛书》本作"油盐调食，生揉亦可食"。

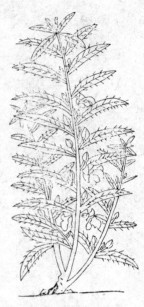

图 78　小桃红

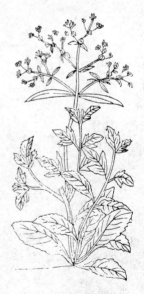

图 79　青荚儿菜

【译文】

小桃红，又叫凤仙花、夹竹桃、海蒳，俗名叫染指甲草。普通人家的园圃中多栽种，如今到处都有栽培。植株高二尺左右。叶像桃叶，但窄，边缘有细锯齿。开红色的花，结的果实像桃子的形状，非常小。种子像萝卜子，取种子的时候，果皮特别容易爆裂，俗名叫急性子。叶味苦，微涩。

救饥：采集苗和叶煠熟，用水浸泡一宿后做菜，加入油、盐调拌食用。

79. 青荚儿菜〔1〕

生辉县太行山山野中。苗高二尺许，对生茎叉，叶亦对生。其叶面青背白，锯齿三叉叶，脚叶花叉颇大，状似苣子〔2〕叶而狭长尖艄。茎叶稍间开五瓣小黄花，众花攒开，形如穗〔3〕状。其叶味微苦。

救饥：采嫩苗叶煠熟，换水浸，淘去苦味，油盐调食。

【注释】

〔1〕青荚儿菜：败酱科败酱属墓头回 *Patrinia heterophylla* Bunge。

〔2〕苣子：见本书第 411 苣子条。

〔3〕穗：泛指花穗，如稻穗、麦穗。

【译文】

青荚儿菜，生长在辉县太行山的山地和原野中。植株高二尺左右，茎上分枝对生，叶也对生。它的叶正面绿色，背面白色，锯齿状三裂，基生叶深裂，形状像苣子叶，但狭长、尖锐。花序上开五枚花瓣的黄色小花，许多小花聚集在一起开放，形状像穗状。它的叶味微苦。

　　救饥：采集嫩苗和叶煤熟，换水浸泡，淘洗去掉苦味后，加入油、盐调拌食用。

80. 八角菜 [1]

　　生辉县太行山山野中。苗高一尺许，苗茎甚细。其叶状类牡丹叶而大，味甜。

　　救饥：采嫩苗叶煤熟，水浸淘净，油盐调食。

【注释】

　　〔1〕八角菜：待考。王作宾先生认为"可能为伞形科 Umbelliferae 某种植物的幼苗"，供读者参考。

【译文】

　　八角菜，生长在辉县太行山的山地和原野中。植株高一尺左右，茎很细。它的叶形像牡丹叶，但较大，味甜。

　　救饥：采集嫩苗和叶煤熟，用水浸泡，淘洗干净后，加入油、盐调拌食用。

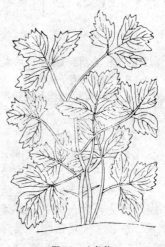

图 80　八角菜

81. 耐惊菜 [1]

　　一名莲子草，以其花之菁葵状似小莲蓬 [2] 样，故名。生下湿地中。苗高一尺余。茎紫赤色，对生茎叉。叶似小桃红叶而长。稍间开细瓣白花 [3]，淡黄心 [4]。叶味苦。

　　救饥：采苗叶煤熟，油盐调食。

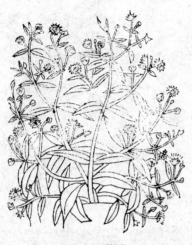

图 81 耐惊菜

【注释】
〔1〕耐惊菜：菊科鳢肠属鳢肠 *Eclipta prostrata* (L.) L.。《中药大辞典》及《中华本草》等工具书将其误作苋科莲子草属莲子草 *Alternanthera sessilis* (L.) R. Br. ex DC.。可能因为吴其濬在《植物名实图考》(1848)"满天星"条中，错将《救荒本草》中的"耐惊菜"和"满天星"混作一种植物，而现代学者可能在没有核实《救荒本草》中"耐惊菜"的原始描述及绘图的情况下，依据《植物名实图考》"满天星"的材料，误将《救荒本草》中"耐惊菜"解释为 *Alternanthera sessilis*。
〔2〕莲蓬：莲的果实生于平顶而膨大的花托上，俗称莲蓬。见本书第367莲藕条。
〔3〕细瓣白花：指鳢肠头状花序外围舌状花的舌片白色，短而狭窄。
〔4〕淡黄心：指鳢肠头状花序中央的管状花为淡黄色。

【译文】

耐惊菜，又叫莲子草，因为这种植物的花蓇葖形状像小莲蓬，因此有莲子草的名字。它生长在地势低下的潮湿的田地中。植株有一尺多高。茎紫红色，茎上的分枝对生。叶子像小桃红叶，但长一些。梢头开白色的花，细瓣，花心浅黄色。叶味苦。

救饥：采集苗和叶煠熟，加入油、盐调拌食用。

82. 地棠菜[1]

生郑州南沙堈中。苗高一二尺。叶似地棠花[2]叶，甚大；又似初生芥菜叶，微狭而尖，味甜。

救饥：采嫩苗叶煠熟，油盐调食。

【注释】

〔1〕地棠菜：待考。

〔2〕地棠花：疑指棣棠花，蔷薇科棣棠花属棣棠花 *Kerria japonica* (L.) DC.。

【译文】

地棠菜，生长在郑州的南沙岗中。植株高一二尺。叶像地棠花叶，很大；又像初生的芥菜叶，但比它略窄、尖，味甜。

救饥：采集嫩苗和叶煤熟，加入油、盐调拌食用。

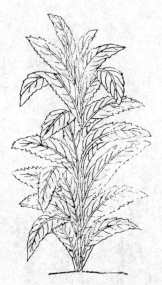

图82　地棠菜

83. 鸡 儿 肠[1]

生中牟田野中。苗高一二尺。茎黑紫色。叶似薄荷叶微小，边有稀锯齿；又似六月菊。稍叶间开细瓣淡粉紫花，黄心。叶味微辣。

救饥：采叶煤熟，换水淘去辣味，油盐调食。

【注释】

〔1〕鸡儿肠：菊科紫菀属 *Aster* 植物，似马兰 *Aster indicus* L.。

【译文】

鸡儿肠，生长在中牟的田野中。植株高一二尺。茎黑紫色。叶像薄荷叶，但略小，边缘有稀疏的锯齿；又像六月菊的叶子。梢间开淡粉紫色的花，花瓣细小，黄心。叶味微辣。

救饥：采集嫩苗和叶煤熟，换水淘去辣味，用油、盐调拌食用。

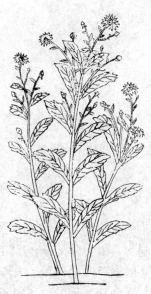

图83　鸡儿肠

84. 雨点儿菜 [1]

生田野中。就地丛生，其茎脚紫稍青。叶如细柳叶而窄 音侧 小，拚 音布茎而生；又似石竹子叶而颇硬。稍间开小尖五瓣 音瓣 紫 花，结角 [2] 比萝卜角 [3] 又大。其叶味甘。

救饥：采叶煠熟，水浸作过，淘洗令净，油盐调食。

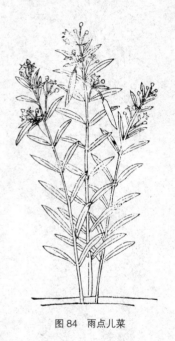

图 84 雨点儿菜

【注释】

〔1〕雨点儿菜：疑似萝藦科鹅绒藤属柳叶白前 *Cynanchum stauntonii* (Decne.) Schltr. ex Lév.。

〔2〕角：指柳叶白前的蓇葖果。

〔3〕萝卜角：指萝卜的角果，其与柳叶白前的蓇葖果外形相似，但形态学本质不同。

【译文】

雨点儿菜，生长在田野中。（植株）铺在地面上丛生，茎的基部紫色但顶部绿色。叶像细柳叶但狭小，沿茎散生；又像石竹子叶，但很硬。稍间开小紫花，五枚花瓣，花瓣尖。蓇葖果比萝卜的角果大。叶味甘。

救饥：采集叶煠熟，用水浸过，淘洗干净后，加入油、盐调拌食用。

85. 白 屈 菜 [1]

生田野中。苗高一二尺，初作丛生。茎叶皆青白色，茎有毛刺 [2]。稍头分叉，上开四瓣黄花。叶颇似山芥菜叶，而花叉极大；又似漏芦叶而色淡，味苦、微辣。

救饥：采叶，和净土煮熟，捞出，连土浸一宿 [3]，换水淘洗净，油盐调食。

【注释】

〔1〕白屈菜: 罂粟科白屈菜属白屈菜 *Chelidonium majus* L.。

〔2〕毛刺: 底本刻印模糊, 据《四库》本。

〔3〕连土浸一宿: 白屈菜中可能含有不溶于水的有毒生物碱, 用常规煠野菜的方法不能有效去除干净; 如果采用净土来吸附, 可以有效去除野菜中的这类有毒物质。这是中国古代采用植物吸附分离法去毒的最早记载。

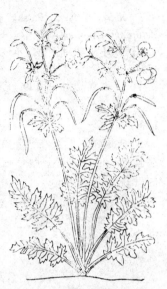

图 85　白屈菜

【译文】

白屈菜, 生长在田野中。植株高一二尺, 幼苗时丛生。茎、叶都是青白色, 茎上有毛刺。枝条顶端分叉, 上面开黄色花, 四瓣。叶子很像山芥菜叶, 但叶裂很深; 又似漏芦叶, 但颜色浅, 味苦、微辣。

救饥: 采集叶, 和着干净的土一起煮熟, 捞出, 连土用水浸泡一宿, 换水淘洗干净后, 加入油、盐调拌食用。

86. 扯 根 菜[1]

生田野中。苗高一尺许, 茎色赤红。叶似小桃红叶, 微窄小, 色颇绿; 又似小柳叶, 亦短而厚窄。其叶周围攒茎而生。开碎瓣小青白花, 结小花蒴[2], 似蒺藜[3]样。叶苗味甘。

救饥: 采苗叶煠熟, 水浸淘净, 油盐调食。

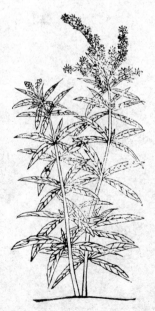

图 86　扯根菜

【注释】

〔1〕扯根菜: 虎耳草科扯根菜属扯根

菜 *Penthorum chinense* Pursh。有学者将其释为报春花科的矮桃 *Lysimachia clethroides* Duby.，但花序形态不符。

〔2〕小花蒴：指果实，本种果实有 5 个短喙，似星状斜展，蒺藜的果实有长短棘刺，形态上有些相似。

〔3〕蒺藜：见本书第 190 蒺藜条。

【译文】

扯根菜，生长在田野中。植株高一尺多，茎为赤红色。叶像小桃红叶，但略窄小，颜色很绿；又像小柳叶，也比柳叶短、厚窄。它的叶绕茎聚集生长。开绿白色的小花，花瓣细碎。结小果实，像蒺藜（的果实）。叶和苗味甘。

救饥：采集嫩苗和叶煠熟，用水浸泡，淘洗干净后，加入油、盐调拌食用。

87. 草零陵香〔1〕

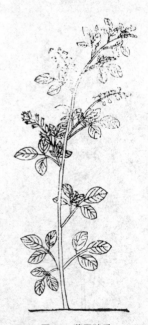

又名莛香。人家园圃中多种之。叶似苜蓿〔2〕叶而长大微尖。茎叶间开小淡粉紫花，作小短穗。其子小如粟粒。苗叶味苦，性平。

救饥：采苗叶煠熟，换水淘净，油盐调食。

治病：今人遇零陵香〔3〕缺，多以此物代用。

【注释】

〔1〕草零陵香：豆科胡卢巴属蓝胡卢巴 *Trigonella caerulea* (L.) Ser.。底本绘图显示其总状花序比较疏松，略有出入；有学者释其为胡卢巴 *T. foenum-graecum* L.，但其花仅 1—2 朵，且无梗，与绘图所示不符。

〔2〕苜蓿：见本书第 379 苜蓿条。

图 87 草零陵香

〔3〕零陵香：中药名。原植物为唇形科罗勒属圣罗勒 *Ocimum sanctum* L. 或同属它种，如罗勒 *O. basilicum* L. 等。

【译文】

　　草零陵香，又叫芫香。普通人家的园圃中多栽培。叶似苜蓿叶，但长大，略尖锐。茎叶之间开淡粉紫色的小花，呈穗状，小而短。种子像粟粒大小。苗和叶味苦，性平。

　　救饥：采集嫩苗和叶煠熟，换水淘洗干净后，加入油、盐调拌食用。

　　治病：现在人们遇到零陵香缺乏时，多用这种植物代用。

88. 水 落 藜 〔1〕

　　生水边，所在处处有之。苗高尺余。茎色微红。叶似野灰菜〔2〕叶而瘦小，味微苦涩，性凉。

　　救饥：采苗叶煠熟，换水浸淘、洗净，油盐调食。晒干煠食尤好。

【注释】

　　〔1〕水落藜：藜科藜属小藜 *Chenopodium ficifolium* Smith。常见野菜。小藜以前常用学名 *C. serotinum* L.，所指实际是藜科滨藜属植物。

　　〔2〕野灰菜：即野生的灰菜，见本书第 412 灰菜条。

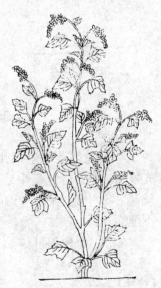

【译文】

　　水落藜，生长在水边，它所分布的地方到处都生长。植株高一尺多。茎的颜色微红。叶像野灰菜叶，但比较瘦小，味微苦涩，性凉。

　　救饥：采集嫩苗和叶煠熟，换水浸泡，淘洗干净后，加入油、盐调拌食用。晒干煠后食用，味道尤其好。

图 88　水落藜

89. 凉 蒿 菜[1]

又名甘菊芽。生密县山野中。叶似菊花[2]叶而细长尖艄音哨，又多花叉。开黄花[3]。其叶味甘。

救饥：采叶煤熟，换水浸淘净，油盐调食。

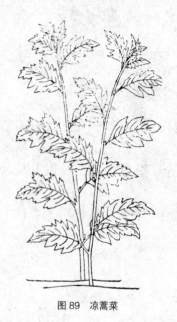

图 89 凉蒿菜

【注释】

〔1〕凉蒿菜：菊科菊属野菊 *Chrysanthemum indicum* L. 及其近缘种。

〔2〕菊花：见本书第 238 菊花条。

〔3〕黄花：指凉蒿菜头状花序的黄色舌状花。

【译文】

凉蒿菜，又叫甘菊芽。生长在密县的山地和原野中。叶像菊花叶，但细长、尖锐，又多分裂。开黄花。叶味甘。

救饥：采集叶煤熟，换水浸泡、淘洗干净后，加入油、盐调拌食用。

90. 粘 鱼 须[1]

一名龙须菜。生郑州贾峪音欲山，及新郑山野中亦有之。初先发笋[2]，其后延蔓生茎发叶。每叶间皆分出一小叉[3]，及出一丝蔓[4]。叶似土茜[5]叶而大；又似金刚刺[6]叶；亦似牛尾菜叶，不涩而光泽，味甘。

救饥：采嫩笋叶煤熟，油盐调食。

【注释】

〔1〕粘鱼须：百合科菝葜属土茯苓 *Smilax glabra* Roxb.。有学者释为同属

黑果菝葜 *S. glaucochina* Warb. 或华东菝葜 *S. sieboldii* Miq.，但这两种皆有刺，而且前者在河南北部没有分布。

〔2〕笋：指萌发初期叶鞘包裹的嫩茎。

〔3〕叉：指菝葜属叶柄两侧边缘的翅状鞘。

〔4〕丝蔓：指卷须。

〔5〕土茜：见本书第211土茜苗条。

〔6〕金刚刺：见本书第135金刚刺条。

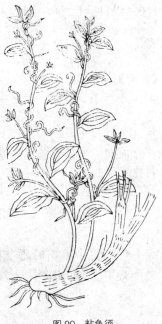

图90　粘鱼须

【译文】

　　粘鱼须，又叫龙须菜。生长在郑州的贾峪山上，新郑的山间荒野中也有分布。植株先萌发翅状鞘，又伸出像细丝一样的卷须。叶像土茜叶，但大；又像金刚刺叶；也像牛尾菜叶，不粗糙但有光泽，味甘。

　　救饥：采集来像笋一样的嫩茎和叶，煤熟后，加入油、盐调拌食用。

91. 节 节 菜[1]

　　生荒野下湿地。科苗甚小。叶似碱音减蓬，又更细小而稀疏。其茎多节，坚硬兀净切。叶间开粉紫花。味甜。

　　救饥：采嫩苗拣择净，煤熟，水浸，淘过，油盐调食。

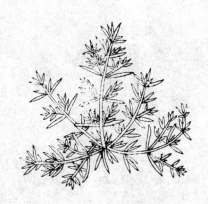

图91　节节菜

【注释】

　　〔1〕节节菜：《中国植物志》与日本松村任三等学者的观点相同，鉴定为千屈菜科节节菜属节节菜 *Rotala*

indica (Willd.) Koehne。但从描述及绘图更似轮叶节节菜 *R. mexicana* Cham. et Schltdl.。也有学者将其订为报春花科看海乳草属海乳草 *Glaux maritima* L.，欠妥。

【译文】

节节菜，生长在荒野中地势低下的湿地里。植株很小。叶似碱蓬叶，比碱蓬叶更细小、更稀疏。茎多节，坚硬。叶间开粉紫色的花。味甜。

救饥：采集嫩苗择干净，煠熟，用水浸泡、淘洗后，加入油、盐调拌食用。

92. 野 艾 蒿 [1]

生田野中。苗叶类艾而细，又多花叉，叶有艾香，味苦。

救饥：采叶煠熟，水淘，去苦味，油盐调食。

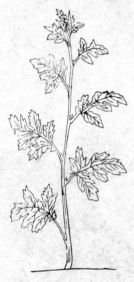

图 92　野艾蒿

【注释】

〔1〕野艾蒿：《中国植物志》释为菊科蒿属野艾蒿 *Artemisia lavandulifolia* DC.，但据绘图及其艾香，似即艾 *Artemisia argyi* H. Lév. et Vaniot。也有学者将其释为野艾（北艾）*A. vulgaris* L.，据《河南植物志》及 *FOC*，该种河南不产。另外，国际植物分类学界对 *A. vulgaris* 的名实还存在不少争议。

【译文】

野艾蒿，生长在田野中。植株上的叶像艾叶，但比较细，又多分裂。叶子有艾蒿的香味，味苦。

救饥：采集叶煠熟，用水淘洗，去掉苦味后，加入油、盐调拌食用。

93. 菫菫菜[1]

一名箭头草。生田野中。苗初搨地生。叶似铍[2]音批箭头样，而叶蒂[3]甚长。其后叶间撺葶，开紫花。结三瓣蒴儿[4]，中有子，如芥子[5]大，茶褐色。叶味甘。

救饥：采苗叶煠熟，水浸淘净，油盐调食。

治病：今人传说，根叶捣傅诸肿毒[6]。

【注释】

〔1〕菫菫菜：菫菜科菫菜属 Viola 植物。现在该属多种在河南，被称为菫菫菜，如东北菫菜 V. mandshurica W. Beck、紫花地丁 V. philippica Cav. 等，都可以作野菜食用。《中国植物志》将该种释为菫菜科菫菜属如意草 Viola arcuata Blume，备为一说。

〔2〕铍(pī)：古代一种兵器，剑属，形状如刀，两边有刃。

〔3〕叶蒂：此处指叶柄。

〔4〕三瓣蒴儿：指果实具三心皮，开裂后成为三瓣。

〔5〕芥子：中药名。本草原植物

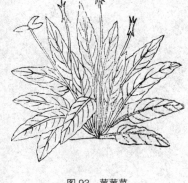

图 93　菫菫菜

多用十字花科的芜青（白芥）Sinapis alba L. 和芥菜 B. juncea (L.) Czern. 种子入药。

〔6〕捣傅诸肿毒：指把鲜植物捣烂，敷患处，隔一定时间换药一次，使药物在较长时间内发挥作用，来治疗各种肿毒。傅，通敷。肿毒，外科病症名，指疮疡痈疽。

【译文】

菫菫菜，又叫箭头草。生长在田野中。初生植株铺在地面上生长，叶的形状像铍箭头，但叶蒂（柄）很长。后来叶间抽出花葶，开紫色花。结三瓣蒴果，果实中有种子，种子像芥子大小，茶褐色。叶味甘。

救饥：采集苗和叶煠熟，用水浸泡，淘洗干净后，加入油、盐调拌食用。

治病：现在的人传说，把它的根叶捣烂后，可以用来治疗各种肿毒。

94. 婆 婆 纳^[1]

生田野中。苗搨地生。叶最小，如小面花黡^{音掩}儿^[2]状，类初^[3]生菊花^[4]芽，叶又团边。微花，如云头^[5]样。味甜。

救饥：采苗叶煠熟，水浸淘净，油盐调食。

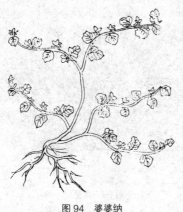

图94 婆婆纳

【注释】

〔1〕婆婆纳：玄参科婆婆纳属婆婆纳 *Veronica polita* Fries。

〔2〕面花黡（yǎn）儿：指面花上用颜料点的点儿。面花，指河南、山东和山西等地的一种面食艺术，用面粉做成各种形状的面食，蒸熟后，用彩绘在上面勾画着彩。黡，黑痣。

〔3〕初：底本漏"初"字，据《四库》本补。

〔4〕菊花：见本书第238菊花条。

〔5〕云头：即云彩。

【译文】

婆婆纳，生长在田野中。植株铺地生长。叶子很小，像小面花上黑点儿的形状，就像刚萌发的菊花芽，叶又具圆边。开小花，像云彩的形状。味甜。

救饥：采集苗和叶煠熟，用水浸泡，淘洗干净后，加入油、盐调拌食用。

95. 野 茴 香^[1]

生田野中。其苗初搨地生。叶似拀^{音布}娘蒿^[2]叶，微细小。

后于叶间攧七官切葶，分生茎叉，稍头开黄花。结细角[3]，有小黑子。叶味苦。

救饥：采苗叶煠熟，水浸，淘去苦味，油盐调食。

【注释】

〔1〕野茴香：疑似伞形科茴香属茴香 *Foeniculum vulgare* Mill.，但绘图所示花序与第22条相比很不同，复伞形花极疏散，或者是因为逸生导致的极端退化。有待深入研究。

〔2〕拂娘蒿：见本书第112拂娘蒿条。

〔3〕角：指野茴香的双悬果，矩圆形，细小。

【译文】

野茴香，生长在田野中。幼苗铺在地面上生长。叶子像拂娘蒿叶，略细小。随后从叶间抽出花葶，花葶分生枝叉，稍头开黄色的花。结细角形的果实，（内）有黑色的小种子。叶味苦。

救饥：采集苗和叶煠熟，用水浸泡，淘去苦味后，加入油、盐调拌食用。

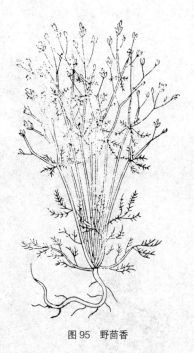

图95　野茴香

96. 蝎子花菜[1]

又名虼音吃蚤花，一名野菠菜。生田野中。苗初攧地生。叶似初生菠菜[2]叶而瘦细。叶间攧生茎叉，高一尺余，茎有线楞。稍间开小白花。其叶味苦。

救饥：采嫩叶煠熟，水淘净，油盐调食。

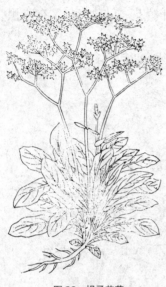

图 96 蝎子花菜

【注释】

〔1〕蝎子花菜：白花丹科补血草属二色补血草 *Limonium bicolor* (Bunge) Kuntze。

〔2〕菠菜：藜科菠菜属菠菜 *Spinacia oleracea* L.。

【译文】

蝎子花菜，又叫屹蚤花、野菠菜。生长在田野中。初生幼苗铺在地面上生长。叶像初生的菠菜叶，但比较窄细。叶间抽出具分枝的花葶，高一尺多，花葶上有线棱。花葶梢头开白色的小花。它的叶味苦。

救饥：采集嫩叶煠熟，用水淘洗干净后，加入油、盐调拌食用。

97. 白 蒿〔1〕

生荒野中。苗高二三尺。叶如细丝，似初生松针〔2〕，色微青白，稍似艾香，味微辣。

救饥：采嫩苗叶煠熟，换水浸淘净，油盐调食。

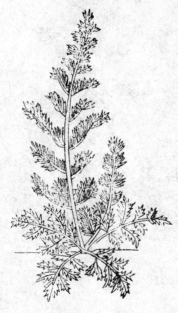

图 97 白 蒿

【注释】

〔1〕白蒿：菊科蒿属茵陈蒿 *Artemisia capillaris* Thunb.，叶子密被白毛，全株可药用、食用。河南等地区春季食用其幼苗，也可入药治疗肝炎。有谚语："三月茵陈，四月蒿，五月砍了当柴烧。"

〔2〕松针：松树的针形叶。松：松科松属 *Pinus* 植物的统称。

【译文】

　　白蒿，生长在荒野中。植株高二三尺。叶像细丝，似初生的松针，颜色浅绿白色，略具艾草的香味，味微辣。

　　救饥：采集嫩苗和叶煠熟，换水浸泡，淘洗干净后，加入油、盐调拌食用。

98. 野茼蒿 [1]

　　生荒野中。苗高二三尺。茎紫赤色。叶似白蒿，色微青黄；又似初生松针而茸 [2] 音戎细，味苦。

　　救饥：采嫩苗叶煠熟，换水浸淘净，油盐调食。

【注释】

　　〔1〕野茼蒿：暂定为菊科蒿属猪毛蒿 *Artemisia scoparia* Waldst. et Kit.。

　　〔2〕茸（róng）：草初生细柔貌。

【译文】

　　野茼蒿，生长在荒野中。植株高二三尺。茎紫红色。叶像白蒿叶，颜色微青黄；又似初生的松针，但纤细，味苦。

　　救饥：采集嫩苗和叶煠熟，换水浸泡，淘洗干净后，加入油、盐调拌食用。

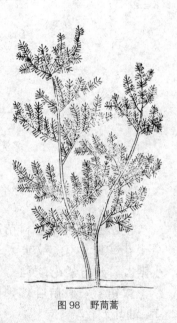

图98　野茼蒿

99. 野粉团儿 [1]

　　生田野中。苗高一二尺。茎似铁桿音杆蒿茎。叶似独扫叶而小，上下稀疏。枝头分叉，开淡白花，黄心。味甜辣。

　　救饥：采嫩苗叶煠熟，水浸淘净，油盐调食。

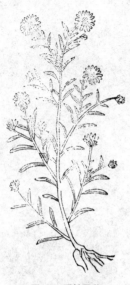

图 99　野粉团儿

【注释】

〔1〕野粉团儿：菊科紫菀属 Aster 植物。暂定为紫菀属阿尔泰狗娃花 Aster altaicus Willd. 或狗娃花 A. hispidus Thunb. 一类植物。有学者释其为三脉紫菀微糙变种 Aster ageratoides Turcz. var. scaberulus（Miq.）Ling，大概是依据《中国植物志》的记载，该变种有"野粉团儿"的湖南俗名，但该变种河南不产。

【译文】

野粉团儿，生长在田野中。植株高一二尺。茎像铁桿蒿的茎。叶像独扫叶，但较小，茎上部和基部的叶子稀疏。枝条顶端分叉，开淡白色花，黄心。味甜辣。

救饥：采集嫩苗和叶煠熟，用水浸泡，淘洗干净后，加入油、盐调拌食用。

100. 蚵蚾音軻婆菜[1]

生密县山野中。科苗高二三尺许。叶似连翘叶微长；又似金银花[2]叶而尖，纹皱[3]却少，边有小锯齿。开粉紫花，黄心。叶味甜。

救饥：采嫩苗叶煠熟，水浸，淘净，油盐调食。

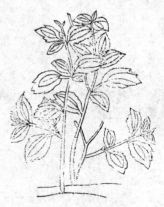

图 100　蚵蚾菜

【注释】

〔1〕蚵蚾（hé bǒ）菜：似菊科 Compositae 植物。有学者认为是菊科天名精属 Carpesium 植物，但花色不合，天名精属的舌状花呈黄色，不是本条描述的"粉紫花"。待考。

〔2〕金银花：见本书 239 金银花条。

〔3〕纹皱：指叶脉和叶上的褶皱。

【译文】

蚵蚾菜，生长在密县的山地和原野中。植株高二、三尺左右。叶像连翘叶，但略长；又像金银花叶，但比较尖，叶脉和褶皱少，边缘有小锯齿。开粉紫色花（头状花序边缘的舌状花），中心（管状花）黄色。叶味甜。

救饥：采集嫩苗和叶煤熟，用水浸，淘洗干净后，用油、盐调拌食用。

101. 狗掉尾苗[1]音钩[2]

生南阳府马鞍山[3]中。苗长二三尺。拖蔓而生，茎方，色青。其叶似歪头菜叶，稍大而尖艄，色深绿，纹脉微多；又似狗筋蔓[4]叶。稍间开五瓣小白花，黄心[5]，众花攒[6]开，其状如穗。叶味微酸。

救饥：采嫩叶煤熟，换水浸去酸味，淘净，油盐调食。

【注释】

〔1〕狗掉尾苗：茄科茄属白英 Solanum lyratum Thunb.。该种叶形变异很大，绘图所示与《中国植物志》记载的千年不烂心 Solanum cathayanum 一致，FOC 将其归并到 S. lyratum。有学者释为欧白英 S. dulcamara L. 和野海茄 S. japonense Nakai，地理分布或花色与文字记载不符，皆欠妥。

〔2〕音钩：疑为衍文。

〔3〕南阳府：明代府名，见《救荒本草》。元至元八年（1271）改申州置，治所在南阳县（今河南南阳市）。辖境相当今河南伏牛山及叶县以南，新野、桐柏二县以北，舞阳、泌阳二县以西地。马鞍山：山名，在今河南舞钢市中部。

〔4〕狗筋蔓：见本书第 138 狗筋蔓条。

〔5〕黄心：指黄色雄蕊。

〔6〕攒：聚集。

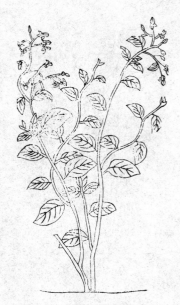

图 101　狗掉尾苗

【译文】

狗掉尾苗，生长在南阳府马鞍山的山中。植株长二三尺。拖蔓生长，茎方形，绿色。叶像歪头菜叶，但略大而且较尖锐，颜色深绿，纹脉略多一些；又像狗筋蔓叶。枝条中间开白色的小花，五瓣、黄心，多枚花聚集一起开放，呈穗状。叶味微酸。

救饥：采集嫩叶煤熟，换水浸去酸味，淘洗干净，加入油、盐调拌食用。

102. 石 芥[1]

生辉县鸦子口山谷中。苗高一二尺。叶似地棠菜叶而阔短，每三叶或五叶攒生一处[2]。开淡黄花。结黑子。苗叶味苦，微辣。

救饥：采嫩叶煤熟，换水浸去苦味，油盐调食。

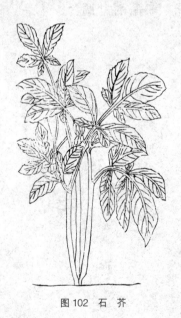

图 102 石 芥

【注释】

〔1〕石芥：疑为十字花科碎米芥属白花碎米芥 Cardamine leucantha (Tausch) O. E. Schulz 及其近缘植物。

〔2〕每三叶或五叶攒生一处：从图看，似为复叶，不像单叶。

【译文】

石芥，生长在辉县鸦子口的山谷中。植株高一二尺。叶像地棠菜叶，但宽短，每三片或五片小叶长在一起（成一复叶）。开淡黄色的花。结黑色的种子。苗叶味苦，微辣。

救饥：采集嫩叶煤熟，换水浸去苦味，加入油、盐调拌后食用。

103. 藋^{音欢}耳菜^[1]

生中牟平野中。苗长尺余。茎多枝叉，其茎上有细线楞。叶似竹叶而短小，亦软；又似萹蓄叶，却颇阔大而又尖。茎叶俱有微毛。开小黪白花。结细灰青子。苗叶味甘。

救饥：采嫩苗叶煠熟，水浸淘净，油盐调食。

【注释】

〔1〕藋耳菜：紫草科紫草属田紫草 *Lithospermum arvense* L.，该种还有俗名毛妮菜，嫩苗可食用。有学者认为是景天科景天属 *Sedum* 植物，欠妥。

【译文】

藋耳菜，生长在中牟广而平的原野中。植株高一尺多。茎多分枝，茎上有细线棱。叶像竹叶，但短小，也较柔软；又像萹蓄叶，却很宽大而且较尖。茎和叶都被细毛。开暗白色的小花。结灰绿色的细小的籽实。苗叶味甘。

救饥：采集嫩苗和叶煠熟，用水浸泡，淘洗干净后，加入油、盐调拌食用。

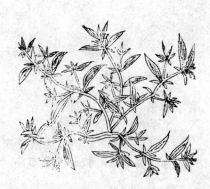

图 103　藋耳菜

104. 回回蒜^[1]

一名水胡椒，又名蝎虎草。生水边下湿地。苗高一尺许。叶似野艾蒿而硬，又甚花叉^[2]；又似前胡叶颇大，亦多花叉。苗茎稍头开五瓣黄花。结穗^[3]如初生桑椹子^[4]而小；又似初生苍耳^[5]实亦小，色青，味极辛辣。其叶味甜。

救饥：采叶煠熟，换水浸，淘净，油盐调食。子可捣烂调菜用。

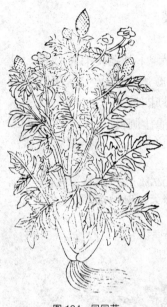

图104 回回蒜

【注释】

〔1〕回回蒜：毛茛科毛茛属茴茴蒜 *Ranunculus chinensis* Bunge。

〔2〕花叉：此处指回回蒜的小叶深裂，裂片上有粗齿或缺刻 2—3 裂。

〔3〕穗：指茴茴蒜长圆形的聚合果，与桑椹相似。

〔4〕桑椹子：桑的果实。见本书第 323 桑椹树条。

〔5〕苍耳：见本书第 209 苍耳条。

【译文】

回回蒜，又叫水胡椒、蝎虎草。生长在水边地势低下潮湿的地方。植株高一尺左右。叶像野艾蒿叶，但较硬，又多裂；又像前胡叶，但很大，也多裂。茎和分枝的梢头开黄色的花，花瓣五枚。聚合果像初生桑椹的果实但较小；又像初生苍耳的果实也较小，绿色，味非常辛辣。它的叶味甜。

救饥：采集叶煠熟，换水浸泡，淘洗干净后，加入油、盐调拌食用。种子捣烂后可以作为调菜用的佐料。

105. 地 槐 菜 〔1〕

一名小虫儿麦。生荒野中。苗高四五寸。叶似石竹子叶，极细短。开小黄白花。结小黑子。其叶味甜。

救饥：采叶煠熟，水浸，淘净，油盐调食。

【注释】

〔1〕地槐菜：大戟科叶下珠属叶下珠 *Phyllanthus urinaria* L.。该种南方各地作野菜食用，味甜，形态也接近。有学者认为似合萌属田皂角 *Aeschynomene indica* L. 或田菁属田菁 *Sesbania cannabina* (Retz.) Per.，欠妥。嘉靖四年刻版绘图有似果序或花序的东西在枝头顶端，植物形态失真。

【译文】

地槐菜，一名小虫儿麦。生长在荒野中。植株高四五寸。叶像石竹子叶，非常细短。开黄白色的小花。结黑色的小果实。它的叶味甜。

救饥：采集叶煤熟，用水浸泡、淘洗干净后，加入油、盐调拌食用。

106. 螺鸓音罗掩儿 [1]

一名地桑，又名痢见草。生荒野中。茎微红。叶似野人苋 [2] 叶，微长窄而尖。开花作赤色，小细穗儿。其叶味甘。

救饥：采苗叶煤熟，水浸淘去邪味，油盐调食。

治病：今人传说治痢疾 [3]，采苗用水煮服，甚效。

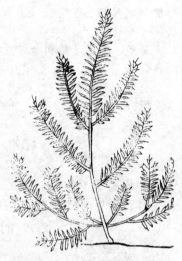

图 105 地槐菜

【注释】

〔1〕螺鸓儿：大戟科铁苋菜属铁苋菜 Acalypha australis L.。

〔2〕人苋：夏纬瑛先生在《植物名释札记》中记载，河南西部山区所指的人苋为苋科苋属老枪谷 Amaranthus caudatus L. 即尾穗苋。陕西山西等地也称苋 Amaranthus tricolor L. 为人苋。

〔3〕痢疾：病症名。古代对痢疾的论述，范围较广，除包括菌痢和阿米巴痢疾外，还包括其他某些肠道疾病在内，主要症状为腹泻。

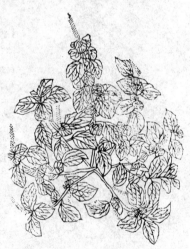

图 106 螺鸓儿

【译文】

螺鸓儿，又叫地桑、痢见草。生长在荒野中。茎的颜色微红。

叶像野人苋叶，但略狭长而且尖。开红色的花，（花序）呈小细穗状。叶味甘。

救饥：采集嫩苗和叶煠熟，用水浸泡，淘去怪味后，加入油、盐调拌食用。

治病：现在的人们传说，螺黡儿可以治痫疾。采集苗，用水煮后服用，很有效。

107. 泥 胡 菜^[1]

生田野中。苗高一二尺，茎梗繁多。叶似水芥菜^[2]叶颇大，花叉甚深；又似风花菜叶，却比短小。叶中撺葶，分生茎叉，稍间开淡紫花^[3]，似刺蓟花。苗叶味辣。

救饥：采嫩苗叶煠熟，水浸淘净，油盐调食。

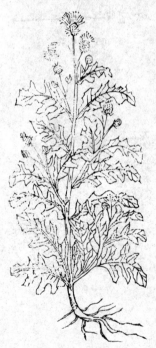

图 107 泥胡菜

【注释】

〔1〕泥胡菜：菊科泥胡菜属泥胡菜 *Hemisteptia lyrata* (Bunge) Fisch. et C. A. Mey.，可供食用及药用。

〔2〕水芥菜：见本书第 389 水芥菜条。

〔3〕花：此处指菊科植物的头状花序。

【译文】

泥胡菜，生长在田野中。植株高一二尺，茎上分枝繁多。叶像水芥菜叶但较大，深裂；又像风花菜叶，却较短小。叶中心抽出花葶，花葶有分枝，枝条间开淡紫色的花，像刺蓟花。苗和叶味辣。

救饥：采集嫩苗和叶煠熟，用水浸过，淘洗干净后，加入油、盐调拌食用。

108. 兔儿丝 [1]

生田野中。其苗就地拖蔓。节间生叶，如指顶 [2] 大，叶边似云头样 [3]。开小黄花。苗叶味甜。

救饥：采嫩苗叶煤熟，水浸淘净，油盐调食。

【注释】

〔1〕兔儿丝：报春花科珍珠菜属过路黄 *Lysimachia christiniae* Hance.。

〔2〕指顶：手指的最顶端一截，又称"指头肚儿"。

〔3〕云头样：形状像云，此处指叶边缘波状。

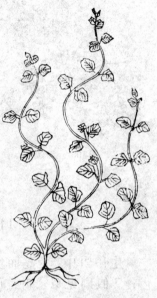

图 108　兔儿丝

【译文】

兔儿丝，生长在田野中。植株铺地拖蔓生长。节间长出叶子，叶子像指顶大，叶边缘波状。开小黄花。苗和叶味甜。

救饥：采集嫩苗和叶煤熟，用水浸泡，淘洗干净后，加入油、盐调拌食用。

109. 老鹳筋 [1]

生田野中。就地拖秧而生，茎微紫色，茎叉繁稠。叶似园荽叶而头不尖；又似野胡萝卜 [2] 叶而短小。叶间开五瓣小黄花。味甜。

救饥：采嫩苗叶煤熟，水浸去邪味，淘洗净，油盐调食。

【注释】

〔1〕老鹳筋：蔷薇科委陵菜属朝天委陵菜 *Potentilla supina* L.。

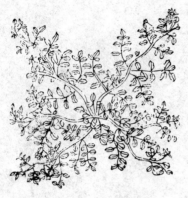

图 109 老鹳筋

〔2〕野胡萝卜：见本书第 175 野胡萝卜条。

【译文】

老鹳筋，生长在田野中。贴近地面匍匐生长，茎微紫色，分枝繁多而且稠密。叶像园荽叶，但顶端不尖；又像野胡萝卜叶，但比较短小。叶间开黄色的小花，花瓣五枚。味甜。

救饥：采集嫩苗和叶煤熟，用水浸泡，去掉怪味，淘洗干净后，加入油、盐调拌食用。

110. 绞股蓝音古蓝[1]

生田野中，延蔓而生。叶似小蓝[2]叶，短小软薄，边有锯齿；又似痢见草[3]叶，亦软，淡绿，五叶攒生一处[4]。开小黄花，又有开白花者。结子如豌豆大，生则青色，熟则紫黑色。叶味甜。

救饥：采叶煤熟，水浸去邪味涎沫[5]，淘洗净，油盐调食。

【注释】

〔1〕绞股蓝：葡萄科乌蔹莓属乌蔹莓 *Cayratia japonica* (Thunb.) Gagnep.。日本学者鉴定为葫芦科绞股蓝属绞股蓝 *Gynostemma pentaphyllum* (Thunb.) Makino，但在形态上与此处的记载有重要区别。另外，我们在河南北部调查时发现，当地人食用的绞股蓝实为 *C. japonica*，而非 *G. pentaphyllum*。中国现代主要植物分类学工具书大多沿袭日本学者的鉴定结果。

〔2〕小蓝：疑指蓼科蓼属蓼蓝 *Polygonum tinctorium* Ait.。

〔3〕痢见草：螺黡儿的别名。见本书第 105 螺黡儿条。

〔4〕五叶攒生一处：此处指五小叶复叶。

〔5〕涎沫：黏液、泡沫。

【译文】

　　绞股蓝，生长在田野中，（藤本），延蔓生长。叶像小蓝叶，但比小蓝叶短小、软薄，边缘有锯齿；又像痢见草叶，也较柔软，淡绿色，五枚小叶攒集（成一复叶）。开黄色的小花，又有开白色花的。果实像豌豆大小，生时青色，熟后紫黑色。叶味甜。

　　救饥：采叶煠熟，用水浸泡，去掉怪味及涎沫，淘洗干净后，加入油、盐调拌食用。

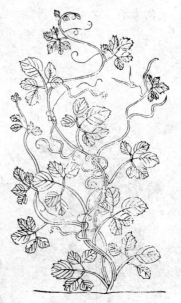

图 110　绞股蓝

111. 山梗菜[1]

　　生郑州贾峪音欲山山野中。苗高二尺许。茎淡紫色。叶似桃[2]叶而短小；又似柳叶菜叶亦小。稍间开淡紫花。其叶味甜。

　　救饥：采嫩叶煠熟，淘洗净，油盐调食。

【注释】

　　〔1〕山梗菜：似桔梗科 Campanulaceae 植物。日本学者释为桔梗科山梗菜属山梗菜 Lobelia sessilifolia Lamb.，但该种河南不产。待考。

　　〔2〕桃：见本书第363桃树条。

【译文】

　　山梗菜，生长在郑州贾峪山的山间荒野中。植株高二尺左右。茎淡紫色。叶像桃叶，但比较短小；又像柳叶菜叶也比较小。枝条中间开淡

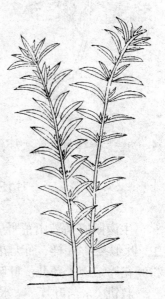

图 111　山梗菜

紫色的花。它的叶味甜。

　　救饥：采集嫩叶煤熟，淘洗干净后，加入油、盐调拌食用。

112. 拂音布娘蒿[1]

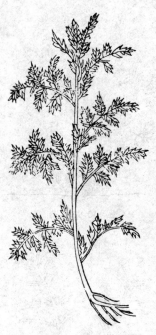

图 112　拂娘蒿

　　生田野中。苗高二尺许。茎似黄蒿茎。其叶碎小，茸细如针，色颇黄绿，嫩则可食，老则为柴。苗叶味苦。

　　救饥：采嫩苗叶煤熟，换水浸淘，去蒿气，油盐调食。

【注释】

　　〔1〕拂娘蒿：十字花科播娘蒿属播娘蒿 *Descurainia Sophia* (L.) Webb ex Prantl。

【译文】

　　拂娘蒿，生长在田野中。植株高二尺左右。茎像黄蒿的茎。叶细小，毛茸茸的像针一样纤细，略呈黄绿色，幼嫩时可以食用，老后只能当作薪柴。苗和叶味苦。

　　救饥：采集嫩苗和叶煤熟，换水浸、淘洗，去掉蒿的气味后，加入油、盐调拌食用。

113. 鸡 肠 菜[1]

　　生南阳府马鞍山荒野中。苗高二尺许。茎方，色紫。其叶对生，叶似菱[2]叶样，而无花叉；又似小灰菜[3]叶，形样微扁。开粉红花。结碗子蒴儿。叶味甜。

　　救饥：采苗叶煤熟，水淘净，油盐调食。

【注释】

　　〔1〕鸡肠菜: 唇形科鼠尾草属 *Salvia* 植物，似丹参单叶变种 *Salvia miltiorrhiza* Bunge var. *charbonnelii* (Levl.) C. Y. Wu。有学者订本条为紫草科附地菜属附地菜 *Trigonotis peduncularis* (Trev.) Benth. ex Baker et S. Moore，欠妥。

　　〔2〕菱: 见本书第 355 菱角条。

　　〔3〕灰菜: 见本书第 412 灰菜条。

【译文】

　　鸡肠菜，生长在南阳府马鞍山的荒野中。植株高二尺左右。茎方形，紫色。它的叶对生，形状像菱叶，边缘却没有曲刻；又像小灰菜叶，但形状略扁。开粉红色的花。结碗形的果实。叶味甜。

　　救饥: 采集苗和叶煠熟，用水淘洗干净后，加入油、盐调拌食用。

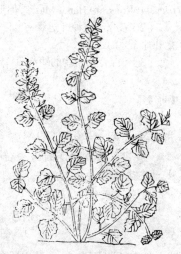

图 113　鸡肠菜

114. 水葫芦苗[1]

　　生水边。就地拖蔓而生。每节间生四叶，而叶如指顶大。其叶尖上皆作三叉[2]，味甘。

　　救饥: 采叶连嫩秧[3]煠熟，水浸，淘净，油盐调食。

【注释】

　　〔1〕水葫芦苗: 毛茛科碱毛茛属水葫芦苗（裂叶碱毛茛）*Halerpestes sarmentosa* (Adams) Kom. var. *multisecta* (S. H. Li et Y. H. Huang) W. T. Wang，原图描绘的是

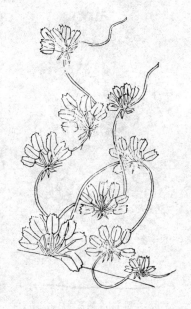

图 114　水葫芦苗

该种的匍匐茎和节间的叶，并非全株。《中华本草》释作同属三裂碱毛茛 *H. tricuspis* (Maxim.) Hand.-Mazz.，但形态及地理分布都与此处记载有区别，欠妥。

〔2〕三叉：该种叶边缘有 3—7（11）个圆齿，有时 3—5 裂。这里描述的是叶片 3 裂的式样。

〔3〕秧：泛指植物的幼苗。

【译文】

水葫芦苗，生长在水边。植株贴近地面拖蔓生长。每个节间长出四枚叶片，叶像指顶大小。它的叶顶端都是三裂，味甘。

救饥：采集叶连同嫩秧苗一起煤熟，用水浸泡，淘洗干净后，加入油、盐调拌食用。

115. 胡 苍 耳[1]

又名回回苍耳。生田野中。叶似皂荚[2]叶微长大；又似望江南[3]叶而小，颇硬，色微淡绿。茎有线楞。结实如苍耳[4]实，但长艄音哨，味微苦。

救饥：采嫩苗叶煤熟，水浸去苦味，淘净，油盐调食。

治病：今人传说，治诸般疮[5]，采叶用好酒熬[6]吃，消肿。

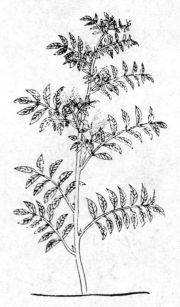

图 115 胡苍耳

【注释】

〔1〕胡苍耳：豆科甘草属刺果甘草 *Glycyrrhiza pallidiflora* Maxim.。

〔2〕皂荚：见本书第 309 皂荚树条。

〔3〕望江南：见本书第 240 望江南条。

〔4〕苍耳：见本书第 209 苍耳条。

〔5〕疮：病症名。皮肤感染与肌肤创伤等的总称。

〔6〕熬：长时间的煮。

【译文】

胡苍耳，又叫回回苍耳。生长在田野中。叶像皂荚叶，但略长大；又像望江南叶，但较小，很硬，颜色为浅绿色。茎上有线棱。果实像苍耳的果实，但较长、尖锐，味微苦。

救饥：采集嫩苗和叶煤熟，用水浸泡，去掉苦味，淘洗干净后，加入油、盐调拌食用。

治病：现在的人们传说，可以用它来治疗各种疮症。采集叶用好酒熬后吃，可以消肿。

116. 水棘针苗[1]

又名山油子。生田野中。苗高一二尺。茎方四楞，对分茎叉，叶亦对生。其叶似荆[2]叶而软，锯齿尖叶，茎叶紫绿。开小紫碧花。叶味辛辣、微甜，性温[3]。

救饥：采苗叶煤熟，水淘洗净，油盐调食。

【注释】

〔1〕水棘针苗：唇形科水棘针属水棘针 *Amethystea caerulea* L.。

〔2〕荆：见本书第 290 荆子条。

〔3〕温：底本无，据《四库》本补。

【译文】

水棘针苗，又叫山油子。生长在田野中。植株高一二尺。茎为方形，四棱，茎上的分枝对生，叶也对生。它的叶似牡荆叶，但比较软，叶尖，有锯齿，茎和叶紫绿色。开紫绿色的小花。叶味辛辣、微甜，性温。

救饥：采集苗和叶煤熟，用水淘洗净后，加入油、盐调拌食用。

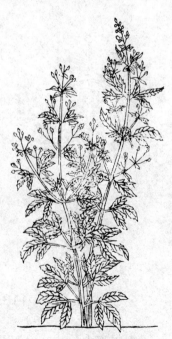

图 116　水棘针苗

117. 沙　蓬[1]

又名鸡爪菜。生田野中。苗高一尺余。初就地婆娑[2]生，后分茎叉。其茎有细线楞。叶似独扫叶，狭窄而厚；又似石竹子叶，亦窄。茎叶稍间结小青子，小如粟粒。其叶味甘，性温。

救饥：采苗叶煠熟，水浸，淘净，油盐调食。

【注释】

〔1〕沙蓬：藜科虫实属 *Corispermum* 植物。河南当地将该属黄河虫实 *Corispermum huanghoense* Tsien et C. G. Ma、软毛虫实 *C. puberulum* Iljin 等都作鸡爪菜食用。康熙《几暇格物篇》中描写的沙蓬，非此沙蓬，而是藜科沙蓬属沙蓬 *Agriophyllum squarrosum*（L.）Moq.。

〔2〕婆娑：形容植株舒展的样子。婆娑，底本作"娑娑"，据《四库》本改。《农政全书》作"初就地蔓生"，与该种性状不符。

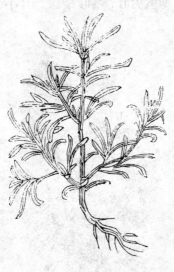

图 117　沙　蓬

【译文】

沙蓬，又叫鸡爪菜。生长在田野中。植株高一尺多。最初贴地伸展生长，随后生出分枝。它的茎上有细线楞。叶像独扫叶，较狭窄而且较厚；又像石竹子叶，也比较窄。茎叶梢间结绿色的小果实，像粟粒大小。沙蓬叶味甘，性温。

救饥：采集苗和叶煠熟，用水浸泡，淘洗干净后，加入油、盐调拌食用。

118. 麦 蓝 菜[1]

生田野中。茎叶俱深莴苣色，叶似大蓝稍叶而小，颇尖。其叶抱茎对生。每一叶间撺生一叉[2]，茎叉稍头开小肉红花。结蒴，有子似小桃红子。苗叶味微苦。

　　救饥：采嫩苗叶煠熟，水浸，淘
净，油盐调食。

【注释】

　　〔1〕麦蓝菜：石竹科麦蓝菜属麦蓝菜
Vaccaria hispanica (Mill.) Rauschert。常见
野菜。

　　〔2〕每一叶间撺生一叉：本种伞房花序
稀疏，看起来像是花葶上部着生叶的叶腋处
又有分枝。

【译文】

　　麦蓝菜，生长在田野中。茎和
叶都为深莴苣色，叶子像大蓝茎梢上
的叶子，但小，很尖。它的叶抱茎对
生。每一叶的叶腋间撺生出一个分枝，
分枝顶端开肉红色的小花。结蒴果，
（内）有种子，像小桃红的种子。苗和叶味微苦。

　　救饥：采集嫩苗和叶煠熟，水浸，淘洗干净后，加入油、盐调拌
食用。

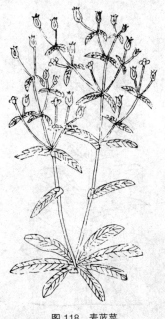

图 118　麦蓝菜

119. 女 娄 菜[1]

　　生密县韶华山山谷中。苗高一二尺。茎叉相对分生[2]。叶
似旋覆花叶，颇短，色微深绿，抪茎对生。稍间出青蓇葖[3]，开
花微吐白蕊[4]。结实青，子如枸杞[5]微小。其叶味苦。

　　救饥：采嫩苗叶煠熟，换水浸去苦味，淘净，油盐调食。

【注释】

　　〔1〕女娄菜：石竹科绳子草属疏毛女娄菜 *Silene firma* (Sieb. et Zucc.)
Rohrb. 或其相似种女娄菜 *Silene aprica* Turcz. ex Fisch. et C. A. Mey.。

　　〔2〕茎叉相对分生：本种具大型圆锥花序，花葶自苞叶的叶腋处抽出，看起

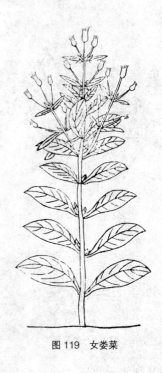

图119　女娄菜

来像是苞叶对生，花序分枝也对生。

〔3〕青菁葵：指绿色的花蕾。

〔4〕白蕊：这里指白色的花瓣，不是指雄蕊。女娄菜的花瓣微微露出花萼，雄蕊内藏，不露出。

〔5〕枸杞：见本书第307枸杞条。

【译文】

女娄菜，生长在密县韶华山的山谷中。植株高一二尺。花序分枝对生。叶像旋覆花叶，很短，颜色略深绿，沿茎对生。枝条间生出绿色的花菁葵，开花后，白色花瓣略微伸出。结绿色果实，种子像枸杞的种子，略微小。它的叶味苦。

救饥：采集嫩苗和叶煠熟，换水浸去苦味，淘洗干净后，加入油、盐调拌食用。

120. 委 陵 菜[1]

一名翻白菜。生田野中。苗初搨地生，后分茎叉，茎节稠密，上有白毛。叶仿佛类柏[2]叶，而极阔大，边如锯齿形，面青背白；又似鸡腿儿[3]叶而却窄；又类鹿蕨[4]叶亦窄。茎叶稍间开五瓣黄花。其叶味苦、微辣。

救饥：采苗叶煠熟，水浸，淘净，油盐调食。

【注释】

〔1〕委陵菜：蔷薇科委陵菜属委陵菜 *Potentilla chinensis* Ser.。

〔2〕柏：见本书第308柏树条。

〔3〕鸡腿儿：见本书第181鸡腿儿条。

〔4〕鹿蕨：见本书第133鹿蕨菜条。

【译文】

委陵菜，又叫翻白菜。生长在田野中。初生时植株铺在地面上生长，后来长出分枝，分枝上的节稠密，被白毛。叶看起来像柏树叶，但非常宽大，叶子边缘像锯齿形，叶正面绿色，背面白色；又似鸡腿儿叶，但比它窄；又像鹿蕨叶，也比较窄。茎叶枝条间开黄色花，花瓣五枚。它的叶味苦、微辣。

救饥：采集苗和叶煠熟，用水浸，淘洗干净，加入油、盐调拌食用。

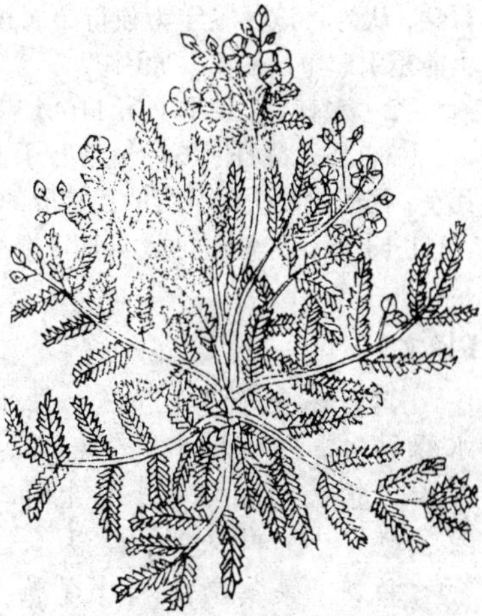

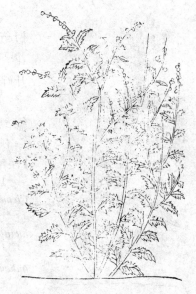

图120　委陵菜

121. 独 行 菜[1]

又名麦秸菜。生田野中。科苗高一尺许。叶似水棘针[2]叶，微短小；又似水苏子叶，亦短小狭窄，作瓦陇样[3]。稍出细葶，开小黪白花。结小青葶葵，小如绿豆粒。叶味甜，性温[4]。

救饥：采嫩苗叶煠熟，换水淘净，油盐调食。

【注释】

〔1〕独行菜：待考。植物分类学工具书多将本条鉴定为十字花科独行菜属独行菜 *Lepidium apetalum* Willd.。谢宗万先生因其绘图所示的果实无柄，且本书第76条的"辣辣菜"已经定为独

图121　独行菜

行菜，认为将该种鉴定为独行菜属植物不妥。嘉靖四年刻版有些绘图不清晰，可能是引起争议的主要原因。

〔2〕水棘针：见本书第116水棘针苗条。

〔3〕作瓦陇样：该种植物叶子上有凹陷的槽，像瓦垄一样。陇，通垄，即瓦垄，瓦屋屋顶一行一行的瓦铺成的凹凸相间的行列，也叫"瓦楞"。

〔4〕温：底本缺，据《四库》本补。《农政全书》无"性温"二字。

【译文】

独行菜，又叫麦秸菜。生长在田野中。植株高一尺左右。叶像水棘针叶，但略短小；又像水苏子叶，也比较短小、狭窄，呈瓦垄的样子。梢头抽出细葶，葶上开暗白色的小花。结绿色的小菁葵，像绿豆粒大小。叶味甜，性温。

救饥：采集嫩苗和叶煠熟，换水，淘洗干净后，加入油、盐调拌食用。

122. 山 蓼^{〔1〕}

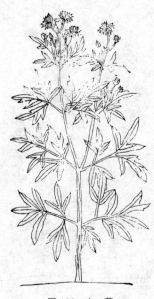

图 122 山 蓼

生密县山野间。苗高一二尺。叶似芍药^{〔2〕}叶而长，细窄_{音侧}；又似野菊花^{〔3〕}叶而硬厚；又似水胡椒^{〔4〕}叶亦硬。开碎瓣白花^{〔5〕}。其叶味微辣。

救饥：采嫩叶煠熟，换水浸去辣气，作成黄色，淘洗净，油盐调食。

【注释】

〔1〕山蓼：毛茛科铁线莲属棉团铁线莲 *Clematis hexapetala* Pall.。

〔2〕芍药：毛茛科芍药属芍药 *Paeonia lactiflora* Pall.。

〔3〕野菊花：菊科菊属野菊 *Chrysanthemum indicum* L.。

〔4〕水胡椒：即回回蒜的别名，见本书第104回回蒜条。

〔5〕白花：因铁线莲属植物无花瓣，此处所见应是萼片。

【译文】

　　山蓼，生长在密县的山地和原野间。植株高一二尺。叶像芍药叶，但比芍药叶长、细窄；又像野菊花叶，但比较硬厚；又像水胡椒叶，但也比较硬。开白色花，花瓣细小。叶味微辣。

　　救饥：采集嫩叶煠熟，换水浸去辣味。等到叶子浸泡成黄色时，淘洗干净，加入油、盐调拌食用。

《救荒本草》卷上　上之后

草　部

叶可食

新　增[1]

【注释】
〔1〕本书第 123 花蒿条至第 163 和尚菜条是新增植物，底本误作"本草原有"。

123. 花　蒿[1]

生荒野中。苗叶就地丛生。叶长三四寸，四散分垂。叶似独扫叶而长硬，其头颇齐，微有毛涩，味微辛。

救饥：采叶煤熟，水浸淘净，油盐调食。

【注释】
〔1〕花蒿：绘图简单，文字描述不及花，待考。有学者释作菊科菊属野菊 *Chrysanthemum indicum* L.，供读者参考。也有学者认为似单子叶植物 Monocotyledons，欠妥。

【译文】
花蒿，生长在荒野中。植株铺在地面上丛生。叶长三四寸，四散分垂。叶像独扫叶但，比较长硬，叶顶端略平，微有糙毛，味微辛。

救饥：采集叶煤熟，用水浸泡，淘洗干净后，加入油、盐调拌食用。

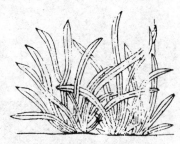

图 123　花　蒿

124. 葛 公 菜 [1]

生密县韶华山山谷间。苗高二三尺。茎方，窊面四楞，对分茎叉 [2]。叶亦对生，叶似苏子 [3] 叶而小；又似荏子叶而大。梢间开粉红花。结子如小米粒而茶褐色。其叶味甜，微苦。

救饥：采叶煠熟，水浸去苦味，换水淘净，油盐调食。

【注释】

〔1〕葛公菜：唇形科鼠尾草属丹参 *Salvia miltiorrhiza* Bunge。

〔2〕对分茎叉：指葛公菜具三小叶复叶，复叶对生。

〔3〕苏子：见本书第 342 苏子苗条。

【译文】

葛公菜，生长在密县韶华山的山谷间。植株高二三尺。茎方形，上面有凹槽，四棱，分枝对生。叶也对生，叶像苏子叶，但小；又像荏子叶，但大。枝条中间开粉红色的花。结的种子像小米粒大小，但呈茶褐色。它的叶味甜，微苦。

救饥：采集叶煠熟，用水浸去苦味，换水淘洗干净后，加入油、盐调拌食用。

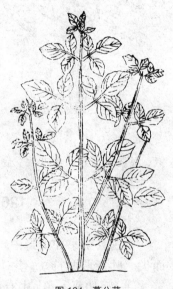

图 124　葛公菜

125. 鲫 鱼 鳞 [1]

生密县韶华山山野中。苗高一二尺。茎方而茶褐色，对分茎叉。叶亦对生，叶似鸡肠菜叶颇大；又似桔梗叶而微软薄，叶面却微纹皱。梢间开粉红花。结子如小粟粒而茶褐色。其叶味甜。

救饥：采叶煠熟，水浸，淘净，油盐调食。

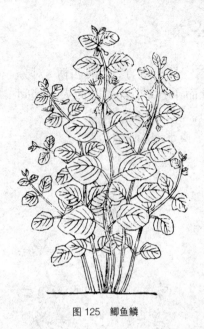

图 125　鲫鱼鳞

【注释】

〔1〕鲫鱼鳞：马鞭草科莸属植物，似河南常见的三花莸 *Caryopteris terniflora* Maxim.，有学者认为似单花莸 *Caryopteris nepetifolia* (Benth.) Maxim.，但该种在河南并无记载。

【译文】

鲫鱼鳞，生长在密县韶华山的山地和原野中。植株高一二尺。茎方形，茶褐色，分枝对生，叶也对生。叶像鸡肠菜叶，但略大，又像桔梗叶，但略软薄，叶面上有小皱纹。枝条中间开粉红色花。种子像小粟粒大小，茶褐色。它的叶味甜。

救饥：采集叶煠熟，用水浸泡，淘洗干净后，加入油、盐调拌食用。

126. 尖刀儿苗[1]

生密县梁家冲山野中。苗高二三尺。叶似细柳叶，更又细长而尖。叶皆两两拎音布茎对生。叶间开淡黄花。结尖角儿[2]，长二寸许，粗如萝卜角，中有白穰[3]及小扁黑子。其叶味甘。

救饥：采叶煠熟，水淘洗净，油盐调食。

【注释】

〔1〕尖刀儿苗：萝藦科鹅绒藤属徐长卿 *Cynanchum paniculatum* (Bunge) Kitag.。有学者鉴定为同属荷花柳 *C. riparium* Tsiang et Zhang，这种植物的叶虽为线形，但花为紫色，生境也与描述不同。也有学者认为萝藦科鹅绒藤属地稍瓜 *Cynanchum thesioides* (Freyn) K. Schum.，欠妥。

〔2〕尖角儿：指尖刀儿苗的蓇葖果，披针形。

〔3〕白穰：此处指种子顶端的白色种毛。

【译文】

　　尖刀儿苗，生长在密县梁家冲的山地和原野中。植株高二三尺。叶像细柳叶，但更细长、尖锐。叶都是沿着茎两两对生。叶中间开淡黄色花。果实尖，长二寸左右，粗细像萝卜的长角果，果实中有白穰和小而扁的黑色种子。叶的味道甘甜。

　　救饥：采集叶煠熟，用水淘洗干净后，加入油、盐调拌食用。

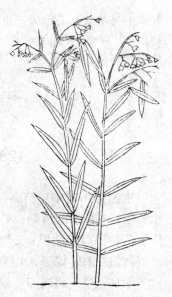

图 126　尖刀儿苗

127. 珍珠菜[1]

　　生密县山野中。苗高二尺许。茎似蒿秆，微带红色。其叶状似柳叶而极细小；又似地稍瓜[2]叶。梢头出穗，状类鼠尾草[3]穗，开白花。结子小如绿豆粒，黄褐色。叶味苦涩。

　　救饥：采叶煠熟，换水浸去涩味，淘净，油盐调食。

【注释】

　　〔1〕珍珠菜：报春花科珍珠菜属植物，似长穗珍珠菜 *Lysimachia chikungensis* Bail. 或珍珠菜（矮桃）*L. clethroides* Duby。

　　〔2〕地稍瓜：见本书第 205 地稍瓜条。

　　〔3〕鼠尾草：鼠菊的本草名。见本书第 28 鼠菊条。

【译文】

　　珍珠菜，生长在密县的山地和原

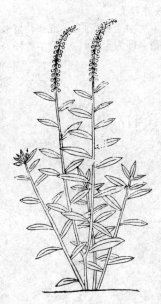

图 127　珍珠菜

野中。植株高二尺左右。茎像蒿子秆，微带红色。叶子的形状像柳叶，但极细小；又像地稍瓜叶。枝条顶端长出（花）穗，形状类似鼠尾草的（花）穗，开白花。结的果实像绿豆粒大小，黄褐色。叶味苦涩。

救饥：采集叶煠熟，换水浸去涩味，淘洗干净后，加入油、盐调拌食用。

128. 杜 当 归[1]

生密县山野中。苗高一尺许。茎圆而有线楞。叶似山芹菜[2]叶而硬，边有细锯齿刺；又似苍术[3]叶而大，每三叶攒生一处[4]。开黄花。根似前胡根；又似野胡萝卜[5]根。其叶味甜。

救饥：采叶煠熟，水浸作成黄色，换水淘洗净，油盐调食。

治病：今人遇当归[6]缺，以此药代之。

【注释】

〔1〕杜当归：似五加科楤木属东北土当归 *Aralia continentalis* Kitag.（河南俗名即为土当归）。有学者释为伞形科当归属 *Angelica* 植物或变豆菜属变豆菜 *Sanicula chinensis* Bunge，欠妥。

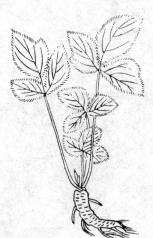

〔2〕山芹菜：见本书第 134 山芹菜条。

〔3〕苍术：见本书第 171 苍术条。术，底本讹作"木"，据《四库》本改。

〔4〕三叶攒生一处：从图上看，此处似指叶片三全裂。

〔5〕野胡萝卜：见本书第 175 野胡萝卜条。

〔6〕当归：中药名。原植物为伞形科当归属当归 *Angelica sinensis* (Oliv.) Diels，根入药。

【译文】

杜当归，生长在密县的山地和原野中。植株高一尺左右，茎圆形，上面有条棱。叶像山芹菜叶，但比较硬，边缘有细锯齿刺；又像苍术叶，但比较大，每三枚

图 128 杜当归

叶片攒生在一起。花黄色。根像前胡根；又像野胡萝卜根。它的叶味甜。

救饥：采集叶煠熟，用水浸泡成黄色，换水淘洗干净后，加入油、盐调拌食用。

治病：现在的人遇到当归缺乏时，就用它代当归入药。

129. 风 轮 菜[1]

生密县山野中。苗高二尺余。方茎四楞，色淡绿微白。叶似荏子叶而小；又似威灵仙叶微宽，边有锯齿叉[2]，两叶对生，而叶节间又生子叶[3]极小，四叶相攒对生。开淡粉红花。其叶味苦。

救饥：采叶煠熟，水浸去邪味，淘洗净，油盐调食。

【注释】

〔1〕风轮菜：似唇形科风轮菜属风轮菜 *Clinopodium chinense* (Benth.) Kuntze.。但据《河南植物志》，该种现在分布在河南南部，密县不产；*FOC* 认为该种河南没有分布。而同属的灯笼草 *C. polycephalum* (Vaniot) C. Y. Wu et Hsuan ex P. S. Hsu 或风车草（麻叶风轮菜）*C. urticifolium* (Hance) C. Y. Wu et Hsuan ex H. W. Li 难以排除在外。

〔2〕锯齿叉：指风轮菜叶边缘具大小均匀的圆齿状锯齿。

〔3〕叶节间又生子叶：两枚对生叶的叶腋处又长出分枝，分枝刚刚萌发，尚未伸展时，其形如叶，所以"如四叶对生"。

【译文】

风轮菜，生长在密县的山地和原野中。植株高二尺多。茎方形，四棱，淡绿微白。叶像荏子叶，但比较小；又像威灵仙叶，但略宽，边缘具锯齿，两叶对生，但叶节间又生小叶，极小，四叶攒集在一起相对生长。

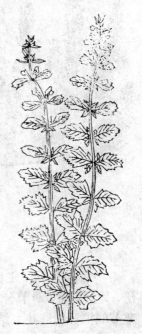

图 129　风轮菜

开淡粉红花。它的叶味苦。

　　救饥：采集叶煠熟，用水浸去异味，淘洗干净后，加入油、盐调拌食用。

130. 拖白练苗[1]

　　生田野中。苗搨地生。叶似垂盆草[2]叶而又小。叶间开小白花。结细黄子。其叶味甜。

　　救饥：采苗叶煠熟，油盐调食。

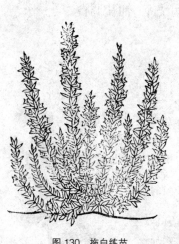

图 130　拖白练苗

【注释】

　　〔1〕拖白练苗：似茜草科拉拉藤属 *Galium* 植物。有学者认为是报春花科海乳草属海乳草 *Glaux maritima* L. 或景天科景天属 *Sedum* 植物，欠妥。

　　〔2〕垂盆草：景天科景天属的垂盆草 *Sedum sarmentosum* Bunge。

【译文】

　　拖白练苗，生长在田野中。植株铺在地面上生长。叶像垂盆草叶，但比较小。叶中间开小白花。结黄色的小果实。它的叶味甜。

　　救饥：采集苗和叶煠熟，加入油、盐调拌食用。

131. 透 骨 草[1]

　　一名天芝蔴。生中牟荒野中。苗高三四尺。茎方，窊面四楞，其茎脚紫，对节分生茎叉。叶似蒴藋叶而多花叉，叶皆对生。茎节间攒开粉红花。结子似胡蔴[2]子。叶味苦。

　　救饥：采嫩苗叶煠熟，水浸去苦味，淘净，油盐调食。

治病：今人传说，采苗捣傅肿毒。

【注释】

〔1〕透骨草：唇形科益母草属益母草
Leonurus japonicus Houtt.。

〔2〕胡麻：此处指胡麻科胡麻属胡麻（芝
麻）*Sesamum indicum* L.。

【译文】

透骨草，又叫天芝麻。生长在中
牟的荒野中。植株高三四尺。茎方形，
表面凹，四棱，茎基部紫色，枝杈对生。
叶像茼蒿叶，但多分裂，叶都对生。茎
节间聚集着开粉红色的花。结的籽实
像胡麻子。叶味苦。

救饥：采集嫩苗和叶煠熟，用水浸去
苦味，淘洗干净后，加入油、盐调拌食用。

治病：现在的人传说，采集苗，捣
烂后可以用来敷肿毒。

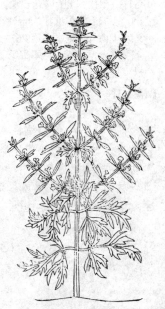

图131　透骨草

132. 酸桶笋〔1〕

生密县韶华山山涧〔2〕边。初发
笋叶，其后分生茎叉。科苗高四五尺。
茎秆似水荭茎而红赤色。其叶似白
槿〔3〕叶而涩；又似山格剌菜〔4〕叶亦
涩，纹脉亦粗，味甘，微酸。

救饥：采嫩笋叶煠熟，水浸去邪
味，淘净，油盐调食。

【注释】

〔1〕酸桶笋：蓼科虎杖属虎杖 *Reynoutria
japonica* Houtt.。虎杖幼苗的茎干生长迅速，

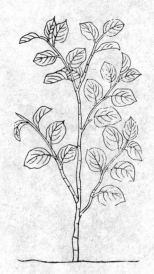

图132　酸桶笋

可与竹笋相比,叶子展开较晚,此处描述生动。

〔2〕涧:底本讹作"间",据《四库》本改。

〔3〕白槿:见本书第261白槿树条。

〔4〕山格刺菜:见本书第278山格刺树条。

【译文】

酸桶笋,生长在密县韶华山的山涧边。起初发出叶鞘包裹着嫩芽,然后分生枝条。植株高四五尺。茎秆像水荭的茎,但为红赤色。它的叶子像白槿叶,但比较粗糙;又像山格刺菜叶,也比较粗糙,纹脉也粗,味甘,微酸。

救饥:采集叶鞘包裹着的嫩芽煤熟,用水浸去异味,淘洗干净后,加入油、盐调拌食用。

133. 鹿 蕨 菜〔1〕

生辉县山野中。苗高一尺许。其叶之茎背圆而面窊五化切。叶〔2〕似紫香蒿脚叶而肥阔颇硬;又似胡萝卜〔3〕叶亦肥硬,味甜。

救饥:采苗叶煤熟,水浸淘净,油盐调食。

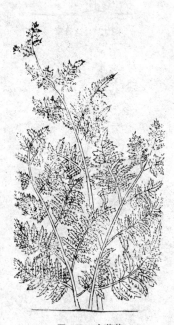

图133 鹿蕨菜

【注释】

〔1〕鹿蕨菜:凤尾蕨科蕨属蕨 *Pteridium aquilinum* (L.) Kuhn var. *latiusculum* (Desv.) Underw. ex Heller。常见野菜,全国各地广布,春季采嫩叶晒干谓之拳菜。

〔2〕叶:指二回羽状复叶上的小羽片。

〔3〕胡萝卜:伞形科胡萝卜属胡萝卜 *Daucus carota* L. var. *sative* Hoffm.。

【译文】

鹿蕨菜,生长在辉县的山地和原

野中。植株高一尺左右。它的叶柄下面圆，但上面凹。叶像紫香蒿的基生叶，但较肥厚、宽阔，略硬；又像胡萝卜叶，也比较肥厚、坚硬，味甜。

救饥：采集苗和叶煠熟，用水浸泡，淘洗干净后，加入油、盐调拌食用。

134. 山芹菜[1]

生辉县山野间。苗高一尺余。叶似野蜀葵[2]叶稍大而有五叉；又似地牡丹[3]叶亦大。叶中撺生茎叉，稍结刺球[4]，如鼠粘子[5]刺球而小。开花黪白色。叶味甘。

救饥：采苗叶煠熟，水浸淘净，油盐调食。

【注释】

〔1〕山芹菜：伞形科变豆菜属变豆菜 Sanicula chinensis Bunge。

〔2〕野蜀葵：见本书第 144 野蜀葵条。

〔3〕地牡丹：植物名，待考。

〔4〕刺球：指山芹菜卵圆形的果实上有直立的皮刺，顶端呈钩状，看似刺球。

〔5〕鼠粘子：指牛蒡的果实。见本书第 222 牛旁子条。

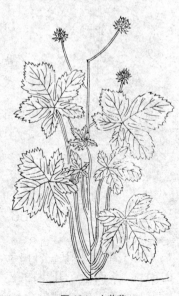

图 134　山芹菜

【译文】

山芹菜，生长在辉县的山地和原野中。植株高一尺多。叶像野蜀葵叶子，但略大，五深裂；又像地牡丹叶也较大。叶丛中撺生出花葶，梢头结刺球状的果实，像鼠粘子的刺球，但比较小。开暗白色花。叶味甘。

救饥：采集苗和叶煠熟，用水浸泡，淘洗干净后，加入油、盐调拌食用。

135. 金 刚 刺 [1]

又名老君须。生辉县鸦子口山野间。科条 [2] 高三四尺。条似刺蘼音梅花 [3] 条，其上多刺。叶似牛尾菜叶；又似龙须菜叶，比此二叶俱大。叶间生细丝蔓 [4]。其叶味甘。

救饥：采叶煤熟，水浸，淘净，油盐调食。

【注释】

〔1〕金刚刺：百合科菝葜属短梗菝葜 Smilax scobinicaulis C. H. Wright 或华东菝葜 S. sieboldii Miq. 与图文较符合，但据《河南植物志》，后者现在仅产河南南部，FOC 认为河南没有分布。

〔2〕科条：本书指藤本及灌木的植株或枝条。

〔3〕刺蘼花：蔷薇科蔷薇属 Rosa 植物，似野蔷薇 Rosa multiflora Thunb.。

〔4〕细丝蔓：此处指菝葜属植物的卷须，有学者认为它由托叶退变而来。

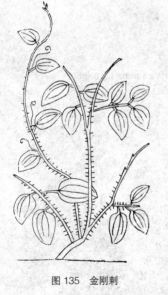

图 135 金刚刺

【译文】

金刚刺，又叫老君须。生长在辉县鸦子口的山地和原野中。植株高三四尺。枝条像刺蘼花的枝条，上面着生很多刺。叶像牛尾菜叶，又像龙须菜叶，但比这两种植物的叶都大。叶中间生细丝蔓。它的叶子味甘。

救饥：采集叶煤熟，用水浸泡，淘洗干净后，加入油、盐调拌食用。

136. 柳 叶 青 [1]

生中牟荒野中。科苗高二尺余。茎似蒿茎。叶似柳叶而短，拤（音布）茎而生。开小白花 [2]，银褐心 [3]。其叶味微辛。

救饥：采嫩叶煤熟，水浸，淘净，油盐调食。

【注释】

〔1〕柳叶青: 似菊科香青属珠光香青 *Anaphalis margaritacea* (L.) Benth. et Hook. f.。前人将其定为柳叶菜科柳叶菜属 *Epilobium* 植物, 恐欠妥。

〔2〕花: 本种为菊科植物, 此处的"花"指菊科植物的头状花序。

〔3〕心: 指头状花序中央的筒状花。

【译文】

柳叶青, 生长在中牟的荒野中。植株高二尺多。茎像蒿茎。叶像柳叶, 但短, 沿茎散生。开小白花, 花心银褐色。它的叶味微辛。

救饥: 采集嫩叶煠熟, 用水浸泡, 淘洗干净后, 加入油、盐调拌食用。

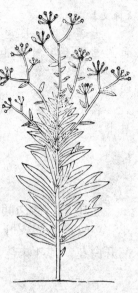

图 136　柳叶青

137. 大 蓬 蒿[1]

生密县山野中。茎似黄蒿茎, 色微带紫。叶似山芥菜叶而长大, 极多花叉; 又似风花菜叶, 花叉亦多; 又似漏芦叶, 却微短。开碎瓣[2]黄花。苗叶味苦。

救饥: 采叶煠熟, 水浸, 淘去苦味, 油盐调食。

【注释】

〔1〕大蓬蒿: 菊科千里光属额河千里光 *Senecio argunensis* Turcz.。有学者认为是蒿属大籽蒿 *Artemisia sieversiana* Willd., 但叶形、花序形状皆不类。

〔2〕碎瓣: 此处指大蓬蒿头状花序外围舌状花的舌片。

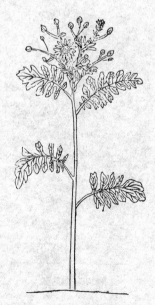

图 137　大蓬蒿

【译文】

大蓬蒿，生长在密县的山地和原野中。茎像黄蒿的茎，颜色微带紫色。叶似山芥菜叶，但长大，多分裂；又像风花菜叶，也多分裂；也像漏芦叶，却比它略短。开离瓣的黄花。苗和叶味苦。

救饥：采集叶煤熟，用水浸泡，淘去苦味后，加入油、盐调拌食用。

138. 狗 筋 蔓 [1]

生中牟县沙岗间。小科就地拖蔓生。叶似狗掉尾[2]叶而短小；又似月芽菜[3]叶，微尖艄而软，亦多纹脉，两叶对生。叶梢间开白花。其叶味苦。

救饥：采叶煤熟，水浸，淘去苦味，油盐调食。

【注释】

〔1〕狗筋蔓：石竹科蝇子草属狗筋蔓 *Silene baccifera* (L.) Roth。

〔2〕狗掉尾：见本书第 101 狗掉尾苗条。

〔3〕月芽菜：疑即月芽树，见本书第 258 月芽树条。

【译文】

狗筋蔓，生长在中牟县的沙岗间。植株小，贴地面拖蔓生长。叶像狗掉尾叶，但较短小；又像月芽菜叶，但略尖瘦而柔软，叶上也多纹脉，两叶对生。叶梢中间开白花。叶子味苦。

救饥：采集叶煤熟，用水浸泡，淘洗去掉苦味后，加入油、盐调拌食用。

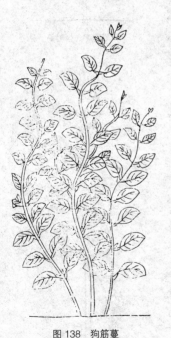

图 138 狗筋蔓

139. 兔 儿 伞[1]

　　生荥阳[2]塔儿山荒野中。其苗高二三尺许。每科初生一茎[3]，茎端生叶一层[4]，有七八叶[5]，每叶分作四叉[6]，排生如伞盖状，故以为名。后于叶间撺生茎叉，上开淡红白花。根似牛膝而疏短，味苦，微辛。

　　救饥：采嫩叶煠熟，换水浸，淘去苦味，油盐调食。

【注释】

　　〔1〕兔儿伞：菊科兔儿伞属兔儿伞 *Syneilesis aconitifolia* (Bunge) Maxim.。

　　〔2〕荥阳：明代地名，见《救荒本草》。即今河南省荥阳市。荥，底本讹作"荣"，据《四库》本改。

　　〔3〕茎：此处指叶柄。

　　〔4〕茎端生叶一层：此处指叶柄顶端的一枚叶子。

　　〔5〕有七八叶：此处指叶片七到八深裂，古人将该种植物的叶柄误以为是茎，叶柄顶端的一枚复叶，误以为是七八枚叶子。

　　〔6〕每叶分作四叉：此处指叶片的每个深裂片再分作四个较浅的裂片。

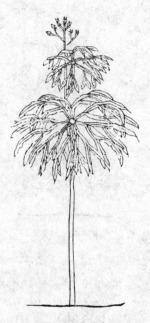

图 139　兔儿伞

【译文】

　　兔儿伞，生长在荥阳塔儿山的荒野中。植株高二三尺左右。每棵初生时只萌发一茎，茎的顶端生出一层叶，有七八枚，每叶又四裂，排列生长，像伞盖的形状，因此取名兔儿伞。随后从叶中间撺出花葶，上面开淡红白色的花。根像牛膝，但比较疏松短小，味苦，微辛。

　　救饥：采集嫩叶煠熟，换水浸泡，淘洗去掉苦味后，加入油、盐调拌食用。

140. 地 花 菜 [1]

又名墓头灰。生密县山野中。苗高尺余。叶似野菊花叶而窄细;又似鼠尾草叶亦瘦细。梢叶间开五瓣小黄花。其叶味微苦。

救饥:采叶煤熟,水浸,淘洗净,油盐调食。

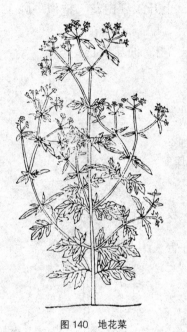

图140 地花菜

【注释】

〔1〕地花菜:败酱科败酱属糙叶败酱 *Patrinia scabra* Bunge（河南新乡地区俗名"墓头灰"）,或墓头回 *P. heterophylla* Bge.。有学者考证本种为掌叶败酱 *P. palmata* Maxim.,但该种在本区没有分布。

【译文】

地花菜,又叫墓头灰。生长在密县的山地和原野中。植株高一尺多。叶像野菊花叶,但细窄;又像鼠尾草叶也较细瘦。梢叶中间开黄色的小花,五瓣。它的叶味微苦。

救饥:采集叶煤熟,用水浸泡,淘洗干净后,加入油、盐调拌食用。

141. 杓 儿 菜 [1]

生密县山野中。苗高一二尺。叶类狗掉尾叶而窄,颇长,黑绿色,微有毛涩;又似耐惊菜叶而小,软薄,梢叶[2]更小。开碎瓣[3]淡黄白花[4]。其叶味苦。

救饥:采叶煤熟,水浸去苦味,淘洗净,油盐调食。

【注释】

〔1〕杓儿菜:菊科天名精属烟管头草 *Carpesium cernuum* L.。

〔2〕梢叶：可能指杓儿菜头状花序外面的苞叶，形状像叶，但比叶小。

〔3〕碎瓣：指头状花序外围的雌花和中间的两性花，均为筒状花。

〔4〕花：指头状花序。

【译文】

杓儿菜，生长在密县的山地和原野中。植株高一二尺。叶像狗掉尾叶但较窄，很长，黑绿色，略粗糙；又像耐惊菜叶但较小，软薄，枝条上的叶更小。开碎瓣的淡黄白色花。它的叶味苦。

救饥：采集叶煠熟，用水浸去苦味，淘洗干净，加入油、盐调拌食用。

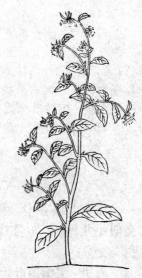

图 141　杓儿菜

142. 佛 指 甲[1]

生密县山谷中。科苗高一二尺。茎微带赤黄色。其叶淡绿，背皆微带白色，叶如长匙头样，似黑豆[2]叶而微宽；又似鹅儿肠叶甚大，皆两叶对生。开黄花。结实形如连翘，微小，中有黑子，小如粟粒。其叶味甜。

救饥：采嫩叶煠熟，换水淘洗净，油盐调食。

【注释】

〔1〕佛指甲：藤黄科金丝桃属黄海棠 *Hypericum ascyron* L.。可供药用或观赏，其叶也可代茶饮用。

〔2〕黑豆：大豆 *Glycine max* (L.) Merr. 果实黑色的类型。

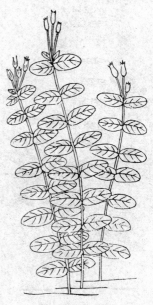

图 142　佛指甲

【译文】

　　佛指甲，生长在密县的山谷中。植株高一二尺，茎略带赤黄色。它的叶淡绿色，叶背面都略带白色，形状似长匙头，像黑豆叶，但略宽；又似鹅儿肠叶，但较大，叶子都是两叶对生。开黄色的花。结的果实形状像连翘的果实，但略小，果实中有黑色种子，种子很小，像粟粒大小。它的叶味甜。

　　救饥：采集嫩叶煤熟，换水淘洗干净后，加入油、盐调拌食用。

143. 虎 尾 草[1]

　　生密县山谷中。科苗高二三尺。茎圆。叶颇似柳叶而瘦短；又似兔儿尾[2]叶，亦瘦窄；又似黄精[3]叶，颇软，拵茎攒生。味甜、微涩。

　　救饥：采嫩苗叶煤熟，换水淘去涩味，油盐调食。

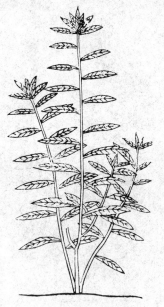

图 143　虎尾草

【注释】

　　〔1〕虎尾草：报春花科珍珠菜属虎尾草 *Lysimachia barystachys* Bunge。有学者释作同属的矮桃 *L. clethroides* Duby，但叶形与绘图所示略有差异，备为一说。

　　〔2〕兔儿尾：见本书第 150 兔儿尾苗条。

　　〔3〕黄精：见本书第 220 黄精苗条。

【译文】

　　生长在密县的山谷中。植株高二三尺。茎为圆形。叶很像柳叶，但较瘦短；又像兔儿尾叶，也较瘦窄；又像黄精叶，较柔软，散生茎上，攒生。味甜、微涩。

　　救饥：采集嫩苗和叶煤熟，换水淘去涩味后，加入油、盐调拌食用。

144. 野 蜀 葵 [1]

生荒野中，就地丛生。苗高五寸许。叶似葛勒子秧叶而厚大；又似地牡丹叶，味辣。

救饥：采嫩叶煠熟，水浸淘净，油盐调食。

【注释】

〔1〕野蜀葵：伞形科鸭儿芹属鸭儿芹 *Cryptotaenia japonica* Hassk.。

【译文】

野蜀葵，生长在荒野中。靠近地面成丛生长。植株高五寸左右。叶像葛勒子秧叶，但厚大；又像地牡丹叶，味辣。

救饥：采集嫩叶煠熟，用水浸泡，淘洗干净后，加入油、盐调拌食用。

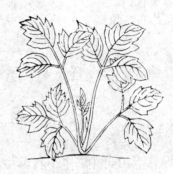

图 144　野蜀葵

145. 蛇 葡 萄 [1]

生荒野中，拖蔓而生。叶似菊 [2] 叶而小，花叉繁碎；又似前胡叶亦细。茎叶间开五瓣小银褐花。结子如豌豆大，生青，熟则红色。苗叶味甜。

救饥：采叶煠熟，换水浸，淘净，油盐调食。

治病：今人传说，捣根傅贴疮肿。

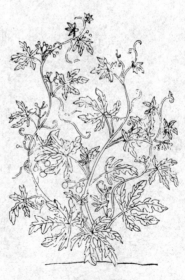

图 145　蛇葡萄

【注释】

〔1〕蛇葡萄：葡萄科蛇葡萄属乌头叶蛇葡萄 *Ampelopsis aconitifolia* Bunge。

〔2〕菊：见本书第 238 菊花条。

【译文】

蛇葡萄，生长在荒野中，爬蔓生长。叶似菊叶，但较小，叶裂细而密；又像前胡叶，但也比较细。茎叶间开银褐色小花，五枚花瓣。结的果实像豌豆大小，生时绿色，熟后则为红色。苗和叶味甜。

救饥：采集叶煠熟，换水浸泡，淘洗干净后，加入油、盐调拌食用。

治病：现在的人传说，把根捣烂（可以用来）敷贴疮肿。

146. 星宿菜[1]

生田野中，作小科苗生。叶似石竹子叶而细小；又似米布袋[2]叶微长。稍上开五瓣小尖白花。苗叶味甜。

救饥：采苗叶煠熟，水浸，淘净，油盐调食。

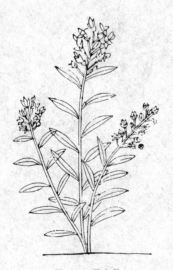

图 146　星宿菜

【注释】

〔1〕星宿菜：报春花科珍珠菜属植物，似红根草 *Lysimachia fortunei* Maxim.。

〔2〕米布袋：见本书第 216 米布袋条。

【译文】

星宿菜，生长在田野中，植株矮小。叶像石竹子叶，但比较细小；又像米布袋叶，但略长。梢上开尖瓣的小白花，花瓣五枚。苗和叶味甜。

救饥：采集苗和叶煠熟，用水浸泡，淘洗干净后，加入油、盐调拌食用。

147. 水蓑衣[1]

生水泊边。叶似地稍瓜[2]叶而窄音侧小。每叶间皆结小青菁
葖[3]音骨突。其叶味苦。

救饥：采苗叶煠熟，水浸淘去苦味，油盐调食。

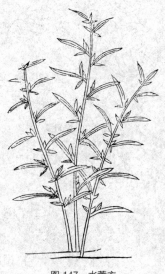

图 147　水蓑衣

【注释】

〔1〕水蓑衣：玄参科蚊母草属蚊母草
Veronica peregrina L.，该种为河南水边及稻
田边的常见杂草，嫩苗煮去苦味可以食用。
《中国植物志》第七十卷又把它处理为爵床
科水蓑衣属水蓑衣 *Hygrophila ringens* (L.) R.
Brown ex Spreng.，欠妥。

〔2〕地稍瓜：见本书第 205 地稍瓜条。

〔3〕小青菁葖：指叶腋处因昆虫寄生而
形成的虫瘿。

【译文】

水蓑衣，生长在水泊边。叶像地
稍瓜叶，但比较窄小。每叶的叶腋间
都结有绿色的小菁葖。它的叶味苦。

救饥：采集苗和叶煠熟，用水浸
泡，淘洗去掉苦味后，加入油、盐调拌食用。

148. 牛奶菜[1]

出辉县山野中。拖藤蔓而生。叶似牛皮消[2]叶而大；又似
马兜零叶极大，叶皆对节生。梢间开青白小花。其叶味甜。

救饥：采嫩苗叶煠熟，水浸淘净，油盐调食。

【注释】

〔1〕牛奶菜：似萝藦科牛皮消属牛皮消 *Cynanchum auriculatum* Royle ex

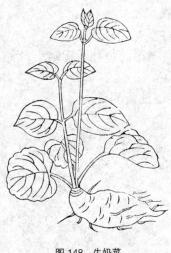

图 148　牛奶菜

Wight。牛皮消叶形变化很大，绘图似早春幼苗，叶子肥大。现在多数植物学文献把该种鉴定为萝藦科牛奶菜属牛奶菜 *Marsdenia sinensis* Hemsl.，据《河南植物志》及 *FOC*，*Marsdenia* 属植物在河南没有分布。

〔2〕消：底本作"硝"，据本书第226牛皮消条改。

【译文】

　　牛奶菜，产自辉县的山地和原野中。藤蔓蔓延生长。叶像牛皮消叶，但较大；又像马兜零叶，但极大，叶都对生。枝条中间开绿白色的小花。它的叶味甜。

　　救饥：采集嫩苗和叶煠熟，用水浸泡，淘洗干净后，加入油、盐调拌食用。

149. 小虫儿卧单〔1〕

　　一名铁线草。生田野中。苗搨地生。叶似苜蓿〔2〕叶而极小；又似鸡眼草〔3〕叶亦小。其茎色红。开小红花。苗味甜。

　　救饥：采苗叶煠熟，水浸，淘净，油盐调食。

【注释】

　　〔1〕小虫儿卧单：大戟科大戟属地锦 *Euphorbia humifusa* Willd.。现在该种在河南北部很少有人食用，全株可做动物饲料。

　　〔2〕苜蓿：见本书第379苜蓿条。

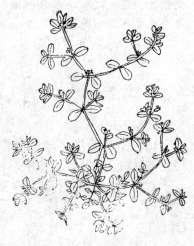

图 149　小虫儿卧单

〔3〕鸡眼草：见本书第197鸡眼草条。

【译文】

　　小虫儿卧单，又叫铁线草。生长在田野中。植株平铺在地面上生长。叶像苜蓿叶，但极小；又似鸡眼草叶，也比较小。它的茎是红色。开小红花。苗味甜。

　　救饥：采集苗和叶煠熟，用水浸泡，淘洗干净后，加入油、盐调拌食用。

150. 兔儿尾苗[1]

　　生田野中。苗高一二尺。叶似水荙[2]叶而狭短，其尖颇齐。梢头出穗，如兔尾状。开花白色。结红菁葵[3]，如椒目[4]大。其叶味酸。

　　救饥：采嫩苗叶煠熟，水浸，淘净，油盐调食。

【注释】

　　〔1〕兔儿尾苗：玄参科穗花属植物，似大穗花 *Pseudolysimachion dauricum* (Steven) Holub (=*Veronica daurica* Stev.)。有学者将其处理为兔儿尾苗 *Pseudolysimachion longifolium*（L.）Opiz，这两种植物在形态上的确相似，但据《河南植物志》和 *FOC*，后者在河南没有分布。

　　〔2〕荙：底本作"蒉"，据文义改。

　　〔3〕菁葵：此处指果实。

　　〔4〕椒目：指花椒的果实，果皮张裂后，半露圆形的黑色种子，像人的眼睛，古代的人因此叫它椒目。花椒，见本书第252椒树条。

【译文】

　　兔儿尾苗，生长在田野中。植

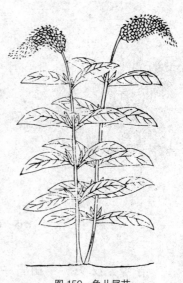

图 150　兔儿尾苗

株高一二尺。叶像水荭叶,但比较狭短,叶顶端相当整齐。枝条顶端生出花穗,像兔子尾巴的形状。开白色的花。结红色的果实,像椒目大小。它的叶味酸。

　　救饥:采集嫩苗和叶煠熟,用水浸泡,淘洗干净后,加入油、盐调拌食用。

151. 地 锦 苗[1]

　　生田野中。小科苗高五七寸。苗叶似园荽音虽。叶间开紫花。结小角儿[2]。苗叶味苦[3]。

　　救饥:采苗叶煠熟,水浸,淘净,油盐调食。

【注释】

　　〔1〕地锦苗:罂粟科紫堇属紫堇 *Corydalis edulis* Maxim.。《中华本草》鉴定为金钩如意草 *C. taliensis* Franch.,但该种现在河南没有记载。

　　〔2〕小角儿:指地锦苗的蒴果,呈线形,看起来像豆角的形状。

　　〔3〕苦:底本讹作"若",据《四库》本改。

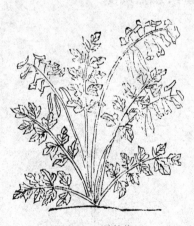

图 151　地锦苗

【译文】

　　地锦苗,生长在田野中。植株矮小,高五至七寸。苗和叶类似芫荽。叶中间开紫色的花。结小角。苗和叶味苦。

　　救饥:采集苗和叶煠熟,用水浸泡,淘洗干净后,加入油、盐调拌食用。

152. 野西瓜苗[1]

　　俗名秃汉头。生田野中。苗高一尺许。叶似家西瓜[2]叶

而小,颇硬。叶间生蒂^[3],开五瓣银褐花,紫心黄蕊^[4]。花罢作
蒴^[5],蒴内结实,如楝子^[6]大。苗叶味微苦。

救饥:采嫩苗叶煠熟,水浸去邪味,淘过,油盐调食。

治病:今人传说,采苗捣敷疮肿,拔毒。

【注释】

〔1〕野西瓜苗:锦葵科野西瓜苗属野
西瓜苗 *Hibiscus trionum* L.。

〔2〕家西瓜:葫芦科西瓜属西
瓜 *Citrullus lanatus* (Thunb.) Matsum. et
Nakai。根据最新的分类学研究成果,我
们日常食用的西瓜可能是一个尚未被描述
的新类群。

〔3〕蒂:此处指花骨朵。

〔4〕紫心黄蕊:野西瓜苗花瓣近轴面
基部为紫色,雄蕊上的花药为黄色,所以
有"紫心黄蕊"之说。

〔5〕蒴:此处指果实。野西瓜苗的果
实虽为蒴果,但古代的蒴并不是特指现代
植物分类学上的蒴果。

〔6〕楝子:楝科楝属楝树 *Melia*
azedarach L. 的果实。

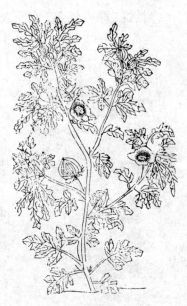

图 152 野西瓜苗

【译文】

野西瓜苗,俗名叫做秃汉头。生长在田野中。植株高一尺左
右。叶像家西瓜叶,但比较小,相当硬。叶子中间长出花骨朵,开
银褐色的花,花瓣五枚,花心紫色,花蕊黄色。花开过之后结果,果
实内有种子,像楝子那么大。苗和叶味微苦。

救饥:采集嫩苗和叶煠熟,用水浸泡去掉异味,淘洗过后,加入
油、盐调拌食用。

治病:现在的人传说,采集它的苗捣烂后,可以用来敷患处,治
疗疮肿,拔毒。

153. 香 茶 菜[1]

生田野中。茎方，宽五化切面四楞。叶似薄荷叶微大，㧕茎[2]对生。梢头出穗，开粉紫花，结蓇[3]音朔如荞麦[4]蓇而微小。叶味苦。

救饥：采叶煠熟，水浸去苦味，淘洗净，油盐调食。

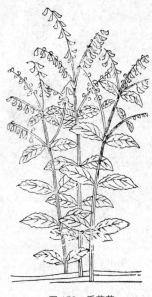

图 153 香茶菜

【注释】

〔1〕香茶菜：唇形科香茶菜属毛叶香茶菜 Isodon japonicus (N. Burman) H. Hara 或碎米桠 Isodon rubeslens (Hensl.) Hara（辉县地区俗名为香茶菜、山薄荷和冰凌草）。有学者释作香茶菜 Isodon amethystoides (Benth) Hara，在形态上与碎米桠相近，但该种在河南未见可靠标本，FOC 也认为河南没有分布。

〔2〕茎：底本及四库本讹作"叶"，据文义径改。

〔3〕蓇：此处并非指蓇果，而指小坚果。

〔4〕荞麦：见本书第 333 荞麦苗条。

【译文】

香茶菜，生长在田野中。茎方形，茎面凹陷，四棱。叶像薄荷叶，但略大，散生于茎上，对生。枝条顶端长出花穗。开粉紫色的花。果实像荞麦的果实但略小。叶味苦。

救饥：采集叶煠熟，用水浸去苦味，淘洗干净后，加入油、盐调拌食用。

154. 蔷 蘼[1]音墙梅

又名刺蘼。今处处有之。生荒野岗岭间，人家园圃中亦栽。科条青色，茎上多刺。叶似椒[2]叶而长，锯齿又细，背颇白。开红白花，亦有千叶者[3]。味甜、淡。

救饥：采芽叶煠熟，换水浸淘净，油盐调食。

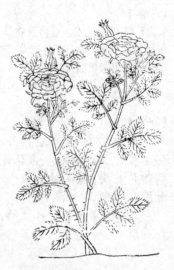

图154 蔷蘼

【注释】

〔1〕蔷蘼：蔷薇科蔷薇属野蔷薇 *Rosa multiflora* Thunb.，今河南密县方言仍叫它"蔷蘼"。

〔2〕椒：花椒，见本书第252椒树条。

〔3〕千叶者：指 *R. multiflora* Thunb. 的重瓣花者，如七姊妹之类。

【译文】

蔷蘼梅，又叫刺蘼。如今到处都有分布。生长在荒野、山岭间，普通人家的园圃中也栽培。枝条青色，茎上长有很多刺。叶像椒叶，但比较长，边缘有细锯齿，叶背面略呈白色。开红、白两色的花，也有重瓣花。味甜、淡。

救饥：采集芽和叶煠熟，换水浸泡，淘洗干净后，加入油、盐调拌食用。

155. 毛女儿菜[1]

生南阳府马鞍山中。苗高一尺许。叶似绵丝菜叶而微尖；又似兔儿尾叶而小，茎叶皆有白毛。梢间开淡黄花[2]，如大黍粒，十数颗攒成一穗[3]。味甘酸。

救饥：采苗叶煠熟，水浸，淘净，油盐调食。或拌米面蒸食亦可。

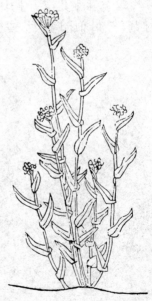

图155 毛女儿菜

【注释】

〔1〕毛女儿菜：菊科鼠麴草属细叶鼠麴草 *Gnaphalium japonicum* Thunb.。鼠麴草属多种植物都可作野菜，现在江浙等地在面点中常添加，据说味美。

〔2〕花：指毛女儿菜的头状花序。

〔3〕一穗：指毛女儿菜的头状花序在植株顶端密集排列的样子。

【译文】

毛女儿菜，生长在南阳府的马鞍山中。植株高一尺左右。叶像绵丝菜叶，但略尖；又像兔儿尾叶，但小，茎和叶都被白毛。梢头开淡黄色花头，像大的黍粒大小，十几个头状花序攒成一个花穗。味甘酸。

救饥：采集苗和叶煠熟，用水浸泡，淘洗干净后，加入油、盐调拌食用。或者拌上米面蒸熟食用也可以。

156. 牻_{音厖}牛儿苗^{〔1〕}

又名斗牛儿苗。生田野中。就地拖秧而生，茎蔓细弱。其茎红紫色，叶似园荽叶，瘦细而稀疏。开五瓣小紫花。结青菁葖_{音骨突}儿^{〔2〕}，上有一嘴_{即委切}，甚尖锐_{音芮}，如细锥_{音追}子状，小儿取以为斗戏^{〔3〕}。叶味微苦。

救饥：采叶煠熟，换水浸去苦味，淘净，油盐调食。

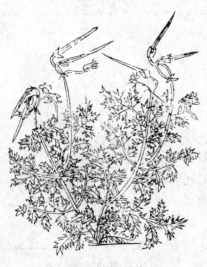

图 156　牻牛儿苗

【注释】

〔1〕牻（máng）牛儿苗：牻牛儿苗科牻牛儿苗属牻牛儿苗 *Erodium stephanianum* Willd.。

〔2〕菁葖儿：此处指牻牛儿苗的小蒴果。

〔3〕斗戏：农村儿童常采牻牛儿苗的小蒴果游戏：两人分别手持蒴果嬉戏，称斗牛儿。

【译文】

　　牻牛儿苗，又叫斗牛儿苗。生长在田野中。植株平铺在地面上生长，茎蔓细弱。它的茎是红紫色，叶像园荽叶，但比芫荽叶瘦细、稀疏。开紫色的小花，花瓣五枚。结绿色的菁荚，上面有一个嘴儿，很尖锐，像细锥子的形状，儿童常采来凑在一起玩斗牛儿的游戏。它的叶味微苦。

　　救饥：采集叶煠熟，换水浸去苦味，淘洗干净后，加入油、盐调拌食用。

157. 铁 扫 帚[1]

　　生荒野中，就地丛生。一本二三十茎，苗高三四尺。叶似苜蓿[2]叶而细长；又似细叶胡枝子[3]叶，亦短小。开小白花。其叶味苦。

　　救饥：采嫩苗叶煠熟，换水浸去苦味，油盐调食。

【注释】

　　〔1〕铁扫帚：豆科铁扫帚属截叶铁扫帚 *Lespedeza cuneata* (Dum.-Cours.) G. Don 或其近缘种。

　　〔2〕苜蓿：见本书第 379 苜蓿条。

　　〔3〕细叶胡枝子：见本书第 215 胡枝子条。

【译文】

　　铁扫帚，生长在荒野中，（植株）靠近地面丛生。一株萌发出二三十条枝条，高三四尺。叶像苜蓿叶，但细长；又像细叶胡枝子叶，也比较短小。开白色的小花。它的叶味苦。

　　救饥：采集嫩苗和叶煠熟，换水

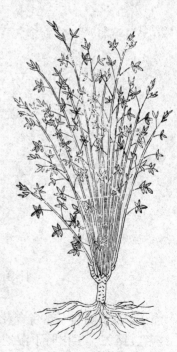

图 157　铁扫帚

浸去苦味后，加入油、盐调拌食用。

158. 山 小 菜 [1]

生密县山野中。科苗高二尺余，就地丛生。叶似酸浆[2]子叶而窄小，面有细纹脉，边有锯齿，色深绿；又[3]似桔梗叶，颇长艄，味苦。

救饥：采叶煤熟，水浸淘去苦味，油盐调食。

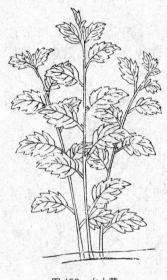

图 158 山小菜

【注释】

〔1〕山小菜：桔梗科 Campanulaceae 植物。有学者释作桔梗科风铃草属紫斑风铃草 Campanula punctata Lam.，但钟补求先生认为："图中植物体尚未发育，此亦无据。图后说解，并不及花。"待考。

〔2〕酸浆：茄科酸浆属酸浆 Physalis alkekengi L.。

〔3〕又：底本作"人"，据《四库》本改。

【译文】

山小菜，生长在密县的山地和原野中。植株高二尺多，接近地面丛生。叶子像酸浆子的叶，但比较窄小，正面有细纹脉，边缘有锯齿，颜色深绿；又像桔梗叶，略尖长，味苦。

救饥：采集叶煤熟，用水浸泡，淘去苦味后，加入油、盐调拌食用。

159. 羊 角 苗 [1]

又名羊奶科，亦名合钵儿，俗名婆婆针扎儿，又名纽丝藤，一名过路黄。生田野下湿地中。拖藤蔓而生，茎色青白。叶似马兜零叶而长大；又似山药[2]叶，亦长大，面青背颇白，皆两叶相对生，茎叶折之，俱有白汁出。叶间出穗，开五瓣小白花。结角似羊角状，中有白穰[3]。其叶味甘，微苦。

救饥：采嫩叶煤熟，换水浸去苦味邪气，淘净，油盐调食。

【注释】

〔1〕羊角苗：似萝藦科鹅绒藤属鹅绒藤 *Cynanchum chinense* R. Br.。有学者认为是萝藦属的萝藦 *Metaplexis japonica* (Thunb.) Makino，备为一说。

〔2〕山药：见本书第414山药条。

〔3〕白穰：此处指种毛为白色的绢毛。穰，通"瓤"。

【译文】

羊角苗，又叫羊奶科、合钵儿，俗名叫婆婆针扎儿，又叫纽丝藤、过路黄。生长在田野中地势低下潮湿的地方。藤蔓蔓延生长，茎绿白色。叶像马兜零叶，但长大；又像山药叶，也较长大。叶正面绿色，背面略带白色，都是两叶对生。茎和叶折断后都会流出白色汁液。叶中间抽出花穗，开小白花，花瓣五枚。结的果实像羊角的形状，里面有白穰。叶味甘，微苦。

救饥：采集嫩叶煤熟，换水浸去苦味和不好的气味，淘洗干净后，加入油、盐调拌食用。

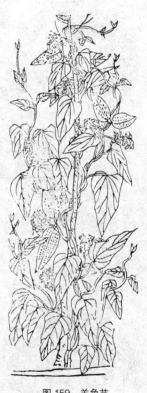

图159　羊角苗

160. 耧 斗 菜 [1]

生辉县太行山山野中。小科苗就地丛生，苗高一尺许，茎梗细弱。叶似牡丹叶而小，其头[2]颇团，味甜。

救饥：采叶煤熟，水浸，淘净，油盐调食。

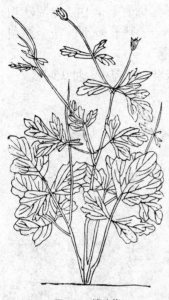

图 160 楼斗菜

【注释】

〔1〕楼斗菜：毛茛科楼斗菜属植物，似华北楼斗菜 Aquilegia yabeana Kitag.。《中国植物志》和《新华本草纲要》鉴定为楼斗菜 A. viridiflora Pall.，据《河南植物志》，该种河南无野生分布。

〔2〕其头：此处指叶片的顶端。

【译文】

楼斗菜，生长在辉县太行山的山地和原野中。幼苗铺地丛生。植株高一尺左右。茎和叶梗都细弱。叶像牡丹叶，但较小，顶端很圆。味甜。

救饥：采集叶煠熟，用水浸泡，淘洗干净后，加入油、盐调拌食用。

161. 瓯 菜[1]

生辉县山野中。就地作小科苗，生茎叉[2]。叶似山苋[3]菜叶而有锯齿；又似山小菜叶，其锯齿比之却小，味甜。

救饥：采嫩苗叶煠熟，水浸，淘净，油盐调食。

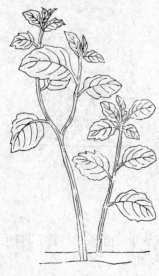

图 161 瓯 菜

【注释】

〔1〕瓯(ōu)菜：茄科 Solanaceae 植物，疑似茄属龙葵 Solanum nigrum L. 或酸浆属 Physalis 植物，待考。

〔2〕叉：底本讹作"友"，据《四库》本改。

〔3〕苋：底本讹作"见"，据《四库》本改。

【译文】

　　瓯菜，生长在辉县的山地和原野中。（嫩苗）贴近地面生长，（后）生出枝杈。叶像山苋菜叶，但边缘有锯齿；又像山小菜叶，但山小菜的锯齿较小，味甜。

　　救饥：采集嫩苗和叶煠熟，用水浸泡，淘洗干净后，加入油、盐调拌食用。

162. 变 豆 菜[1]

　　生辉县太行山山野中。其苗叶初作地摊音滩科生。叶似地牡丹叶极大，五花叉，锯齿尖。其后叶中分生茎叉，梢叶颇小，上开白花。其叶味甘。

　　救饥：采叶煠熟，作成黄色，换水淘净，油盐调食。

【注释】

　　〔1〕变豆菜：伞形科变豆菜属变豆菜 *Sanicula chinensis* Bunge。

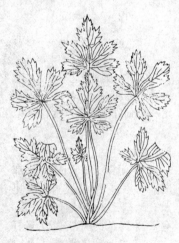

【译文】

　　变豆菜，生长在辉县太行山的山地和原野中。它的幼苗贴近地面生长。叶像地牡丹叶，但极大，五深裂，边缘具尖的锯齿。之后叶中心抽出茎叉（花葶），顶部的叶子很小，开白色的花。叶子味甜。

　　救饥：采集叶煠熟，直到（把叶子）变成黄色，换水淘洗干净后，加入油、盐调拌食用。

图 162　变豆菜

163. 和 尚 菜[1]

　　田野处处有之。初生搨地布叶。叶似野天茄儿[2]叶而大，背微红紫色。后撺苗[3]高二三尺，叶似莙荙[4]叶，短小而尖；又似红落藜[5]叶而色不红。结子如灰菜子[6]。叶味辛、酸，微咸。

救饥：采嫩叶煤熟，换水浸去邪味，淘净，油盐调食。或晒干煤食亦可。或云不可多食久食，令人面肿[7]。

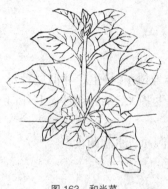

图 163 和尚菜

【注释】

〔1〕和尚菜：似藜科 Chenopodiaceae 植物。王作宾为滨藜属西伯利亚滨藜 *Atriplex sibirica* L.，但据《河南植物志》，该属植物河南不产。有学者释为菊科和尚菜属和尚菜 *Adenocaulon himalaicum* Edgew.，因此有"和尚菜"这一中文属名。这一意见被《中国植物志》等采用，但与绘图所示植物"叶为对生"及"结子如灰菜子"等性状明显不相符。

〔2〕野天茄儿：见本书第 217 天茄儿苗条。

〔3〕撺苗：方言，指植株迅速生长。

〔4〕莙荙：见本书第 374 莙荙菜条。

〔5〕红落藜：见本书第 345 舜芒谷条。

〔6〕灰菜子：见本书第 412 灰菜条。

〔7〕面肿：证名。指面部作肿，与面浮属虚者相对。《素问·平人气象论》："面肿曰风。"因食后冒风，或风热相搏上攻头面所致。

【译文】

和尚菜，田野中到处都有分布。初生植株的叶平铺在地面上生长。叶似野天茄儿叶，但比较大，叶背微红紫色。后来植株迅速生长，高二三尺，叶像莙荙菜叶，比较短小尖瘦；又像红落藜叶，但颜色不红。结的籽实像灰菜籽。叶味辛、酸，微咸。

救饥：采集嫩叶煤熟，换水浸去异味，淘洗干净后，加入油、盐调拌食用。或者晒干煤后食用也可以。又有人说，不能食用太多，也不能长期食用，否则会令人脸浮肿。

根 可 食

《本草》原有

164. 萎 蕤 [1]

　　本草一名女萎，一名荧，一名地节，一名玉竹，一名马薰。生太山山谷，及舒州[2]、滁州、均州[3]，今南阳府马鞍山亦有。苗高一二尺。茎班[4]。叶似竹叶，阔短而肥厚，叶尖处有黄点；又似百合[5]叶，却颇窄小。叶下结青子，如椒[6]粒大。其根[7]似黄精[8]而小异，节上有须[9]，味甘，性平，无毒。

　　救饥：采根，换水煮极熟，食之。

　　治病：文具《本草·草部》条下。

【注释】

　　〔1〕萎蕤：百合科黄精属植物，据图，叶互生，应为玉竹 *Polygonatum odoratum* (Mill.) Druce 或多花黄精 *P. cyrtonema* Hua，它们在河南都作野菜食用。但绘图没有描绘出黄精根状茎的形态，叶脉也不符，我们怀疑该版绘图与原版或有出入。

　　〔2〕舒州：古代州名，见《图经本草》。唐武德四年（621）改同安郡置。治所在怀宁县（今安徽潜山县），辖境相当于今安徽安庆，怀宁、潜山、岳西、宿松、太湖、望江、桐城、枞阳等市县。

　　〔3〕均州：古代州名，见萧炳（唐）《四声本草》："萎蕤，补中益气，出均州。"此处应指隋开皇五年（585）改丰州置的均州，治所在武当县，今湖北丹江口市西北关门岩北。后废，唐武德复置，治所指今古关门岩东旧均县城。

　　〔4〕班：通"斑"。

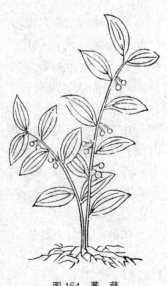

图164 萎 蕤

〔5〕百合：见本书第 165 百合条。

〔6〕椒：见本书第 252 椒树条。

〔7〕根：实为葳蕤的根状茎。

〔8〕黄精：见本书第 220 黄精条。

〔9〕须：此处指根。

【译文】

葳蕤，本草名叫女萎、荧、地节、玉竹、马薰。生长在太山的山谷中，以及舒州、滁州和均州，如今南阳府的马鞍山也有分布。植株高一二尺。茎上有斑点。叶像竹叶，但比竹叶宽短、肥厚，叶尖处有黄色斑点；又像百合叶却很窄小。叶腋处结绿色的果实，像椒粒大小。它的根状茎像黄精的根状茎，但略有差别，（差别是它的）节上有根，味甘，性平，无毒。

救饥：采集葳蕤的根状茎，换水煮到非常熟，食用。

治病：内容记载在《本草·草部》条下。

165. 百 合[1]

一名重箱，一名摩罗，一名中逢花，一名强瞿。生荆州山谷，今处处有之。苗高数尺，干粗如箭，四面有叶如鸡距[2]；又似大柳叶而宽，青色稀疏。叶近茎微紫，茎端碧白。开淡黄白花，如石榴觜[3]而大，四垂向下覆长蕊，花心有檀色，每一枝颠[4]，须五六花。子[5]色紫[6]圆如梧桐[7]子，生于枝叶间，每叶一子，不在花中，此又异也。[8]根色白，形如松子壳[9]，四向攒生，中间出苗；又如葫蒜[10]，重叠生二三十瓣，味甘，性平，无毒。一云有小毒。又有一种开红花，名山丹[11]，不堪用。

救饥：采根煮熟，食之甚益人气[12]。又云蒸过，与蜜食之。或为粉，尤佳。

治病：文具《本草·草部》条下。

【注释】

〔1〕百合：绘图所示为百合科百合属百合变种 *Lilium brownii* F. E. Brown

ex Miellez var. *viridulum* Baker。本条首句所引名称引自多部本草著作，所指究竟为何种，待考。

〔2〕鸡距：鸡腿后面接近鸡爪部分突出的像脚趾样的东西叫鸡距。也有观点认为是斗鸡时加于鸡腿上的距铁。

〔3〕石榴觜："觜"原指鸟嘴，后引申为形状像鸟嘴的东西，此处指石榴花萼筒的裂片。石榴，见本书第360石榴条。

〔4〕枝颠：此处指花序。

〔5〕子：此处指珠芽，古代曾被误以为种子。

〔6〕色紫：底本无"紫"字，据《政和本草》加。

〔7〕梧桐：梧桐科梧桐属梧桐 *Firmiana simplex* (L.) W. Wight。《政和本草》无"桐"字。

〔8〕"子色紫"句：实际描述的是百合属卷丹 *Lilium tigrinum* Ker Gawl.，这里的"每叶一子"，指生于每叶叶腋的珠芽。

〔9〕松子壳：指松树的球果。

〔10〕葫蒜：即胡蒜，百合科葱属蒜 *Allium sativum* L.。

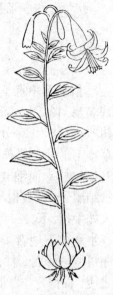

图165　百　合

〔11〕山丹：即百合属渥丹 *L. concolor* Salisb.。

〔12〕人气：指人体阳气。

【译文】

百合，又叫重箱、摩罗、中逢花、强瞿。生长在荆州的山谷中，如今处处都有分布。植株高数尺，茎杆像箭那么粗。叶四面散生，像鸡距；又像大柳叶，但宽，绿色、稀疏。叶片靠近叶柄处微紫色，茎顶端绿白色。开花淡黄白色，像石榴嘴，但比石榴嘴大，花向下四垂遮住长蕊，花心浅红色，每一个花序上有五六朵花。种子紫色，圆形，像梧桐子，长在叶腋里，每一叶的叶腋都长一枚种子，（种子）却不长在花中，这又是奇怪的事。鳞茎白色，形状像松树的球果，从四个方向（向中间）聚集生长，中间发出苗；又像葫蒜，重叠生长，有二三十瓣，味甘，性平，无毒。一说它有小毒。又有一种开红花的百合，名叫山丹，不能用。

救饥：采集鳞茎煮熟，食用百合很能补阳气。又一说鳞茎蒸过后，与蜜一起食用。或者磨成粉，尤其好。

治病：内容记载在《本草·草部》条下。

166. 天 门 冬[1]

俗名万岁藤，又名婆罗树，《本草》一名颠勒，或名地门冬，或名筵门冬，或名巅棘，或名淫羊食，或名管松。生奉高山谷及建州[2]、汉州[3]，今处处有之。春生藤蔓，大如钗股，长至丈余，延附草木上。叶如茴香，极尖细而疏滑，有逆刺，亦有涩而无刺者。其叶如丝杉[4]而细散，皆名天门冬。夏生白花，亦有黄花及紫花者。秋结黑子，在其根枝傍。入伏后无花，暗结子。其根白，或黄紫色，大如手指，长二三寸，大者为胜。其生高地，根短味甜，气香者上。其生水侧下地者，叶细似蕴[5]而微黄，根长而味多苦，气臭者下，亦可服。味苦、甘，性平、大寒，无毒。垣衣[6]、地黄[7]及贝母为之使，畏曾青[8]。服天门冬误食鲤鱼[9]中毒，浮萍[10]解之。

救饥：采根，换水浸去邪味，去心煮食。或晒干煮熟，入蜜食尤佳。

治病：文具《本草·草部》条下。

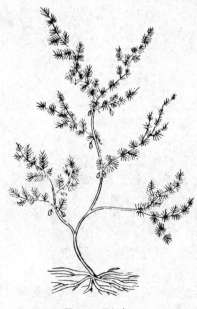

图 166　天门冬

【注释】

〔1〕天门冬：百合科天门冬属 *Asparagus* 植物。据图和文提供的性状，很难鉴定到具体的种。

〔2〕建州：古代州名，见《图经本草》药图"建州天门冬"。唐武德四年（621）置，治所建安县（今福建建瓯市）。北宋辖境仅有今建瓯市以北的建溪流域及寿宁、周宁等县。

〔3〕汉州：古代州名，见《图经本草》药图"汉州天门冬"。唐垂拱二年（686）置，治所在雒县（今四川

广汉市）。辖境相当今四川广汉、德阳、绵竹、什邡、金堂等市县地。

〔4〕丝杉：植物名。据《植物名实图考》："《演繁露》以枞为丝杉。"枞，今作松科冷杉属冷杉 *Abies fabri* (Mast.) Craib.。供读者参考。

〔5〕蕰（wēn）：一种水藻名，疑为金鱼藻科金鱼藻属 *Ceratophyllum* 植物。

〔6〕垣衣：中药名。原植物为真藓科垣衣 *Bryum argenteum* Hedw.。

〔7〕地黄：中药名。见本书第221地黄苗条。

〔8〕曾青：矿物药。原矿物为铜化合物曾青 Azuritum.。

〔9〕鲤鱼：即鲤科鲤鱼 *Cyprinus carpio* L.。

〔10〕浮萍：浮萍科浮萍属浮萍 *Lemna minor* L.。浮，底本作"莍"。

【译文】

　　天门冬，俗名叫万岁藤，又叫娑罗树，《本草》名叫颠勒，或者叫地门冬、筵门冬、巅棘、淫羊食、管松。生长在奉高的山谷中以及建州、汉州，如今到处都有分布。春天生出藤蔓，像钗股那样粗，长达一丈多，攀援依附在植物上。叶子像茴香叶，非常尖细但疏滑，具倒刺，也有叶粗糙但不具刺的类型。它的叶像丝杉叶，但细小而且散生，（这些类型）都叫天门冬。夏天开白色的花，也有开黄色花及紫色花的类型。秋天结黑色的果实，果实长在基部分枝的旁边。入伏后不开花，只暗暗结果实。它的根白色或黄紫色，如手指粗细，长二三寸，其中根大的品质好。那些生长在高地上的，根短味甜，气味芳香的为上品。那些生长在水边地势低下的，叶子细小，像蕰藻叶，但略呈黄色，根长而且味多苦，气味臭的为下品，也可以服用。味苦、甘，性平、大寒，无毒。垣衣、地黄及贝母是它的使药，畏曾青。如果服天门冬误食鲤鱼而中毒，可以用浮萍来解毒。

　　救饥：采集根，换水浸去异味，去掉心，煮熟后食用。或者晒干后煮熟，加蜜食用尤其好。

　　治病：内容记载在《本草·草部》条下。

167. 章 柳 根

　　本草一名商陆〔1〕，一名蒻_{音汤}根，一名夜呼，一名白昌，一名当陆，一名章陆，《尔雅〔2〕》谓之蒩蒻_{音逐汤}，《广雅》〔3〕谓之马尾，《易》〔4〕谓之苋陆。生咸阳〔5〕川谷，今处处有之。苗高三四尺。干粗似鸡冠花[6]干，微有线楞，色微紫赤。叶青如牛舌，微阔而长。根如人形者有神，亦有赤白二种，花赤根亦赤，花白根亦白。赤者不堪服食，伤人，乃至痢血[7]不已，白者堪服食。又有一种名赤昌[8]，苗叶绝相类，不可用，须细辨之。商陆味辛、酸。一云味苦，性平，有毒。一云性冷，得大蒜[9]良。

救饥：取白色根切作片子，煠熟，换水浸洗净，淡食，得大蒜良。凡制，薄切，以东流水浸二宿，捞出，与豆[10]叶隔间入甑[11]蒸，从午至亥[12]。如无叶，用豆依法蒸之亦可。花白者年多，仙人采之作脯，可为下酒[13]。

治病：文具《本草·草部》商陆条下。

【注释】

〔1〕商陆：商陆科商陆属商陆 Phytolacca acinosa Roxb.，根的颜色有红、白之分，古代以白根而肥大者为佳，红根有大毒，仅可外用。在中国古代，商陆是服食家所谓的"仙药"。

〔2〕雅：底本两处"雅"字皆讹作"邪"，据《四库》本改。

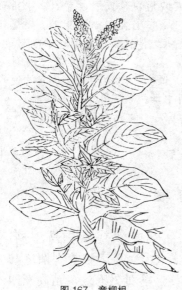

图 167　章柳根

〔3〕《广雅》：三国魏人张揖仿《尔雅》体例编纂的一部训诂书。原书分为上中下 3 卷，篇目分为 19 类。取名《广雅》，就是增广《尔雅》的意思。隋代为避隋炀帝杨广讳，改称《博雅》，后复用原名。张揖，字稚让，清河（今河北临清县）人，魏明帝太和年间（227—232）任博士。

〔4〕《易》：周代的卜筮之书，有《连山》、《归藏》、《周易》三种，合称三易，今仅存《周易》，即平常所说的《易经》。

〔5〕咸阳：古都邑名，见《名医别录》。在今陕西咸阳市东北二十里窑店镇一带。

〔6〕鸡冠花：即鸡冠菜。见本书第 53 条鸡冠菜。

〔7〕痢血：病名。痢疾便中多血或下纯血。亦称赤痢。由热毒乘血所致。

〔8〕赤昌：商陆属 *Phytolacca* 植物。

〔9〕大蒜：百合科葱属蒜 *Allium sativum* L.。

〔10〕豆：豆科大豆属大豆 *Glycine max* (L.) Merr.。

〔11〕甑（zèng）：古代炊具，底部有许多透蒸汽的小孔，可以用来放在鬲上蒸煮食物。

〔12〕从午至亥：从午时到亥时。午时，中国古代计时从上午十一点至下午一点。亥时，指晚上九点至晚上十一点。

〔13〕"花白者年多"句：查《政和本草》作："章陆花白，年多后，仙人采用作脯，可下酒也。"

【译文】

　　章柳根，本草名叫商陆，又叫葛根、夜呼、白昌、当陆、章陆，《尔雅》叫它蓫薚，《广雅》叫它马尾，《易》叫它苋陆。长在咸阳有流水的山谷中，如今到处都有分布。植株高三四尺，茎干粗，像鸡冠花的茎干，上面略有线楞，呈淡淡的紫红色。叶子绿色，像牛舌草，略宽而长。根像人形的很神灵，根也有红、白两种颜色。花红的根也红，花白的根也白，根红色的不能服食，会伤人，甚至会导致痢血不止，根白色的适合服食。又有一种叫赤昌的，苗和叶与上种非常相似，但不能服食，必须仔细辨认。商陆味辛、酸。一说味苦，性平，有毒。一说性冷，配大蒜服用较好。

　　救饥：挖取白色的根，切成片，煠熟，换水浸泡，洗干净，不加盐食用，配大蒜吃较好。凡是制作章柳根，都要切薄片，用东逝的流水浸泡两夜，捞出，与豆叶间隔开放入甑中蒸，从午时蒸到亥时，如果没有豆叶，用豆子依照上述方法蒸也可以。开白花的章柳根生长多年后，仙人就会采它做成脯，可用来作下酒菜。

　　治病：内容记载在《本草·草部》商陆条下。

168. 沙　参〔1〕

　　一名知母，一名苦心，一名志取，一名虎须，一名白参，一名识美，一名文希。生河内川谷及冤句、般阳〔2〕续山〔3〕，并淄、齐、潞、随、归州〔4〕，而江淮、荆、湖〔5〕州郡皆有，今辉县太行山边亦有之。苗长一二尺，丛生崖坡间。叶似枸杞〔6〕叶，微长而有叉牙锯齿。开紫花。根如葵根，赤黄色，中正白实者佳。味微苦，性微寒，无毒。恶防己[7]，反[8]藜芦。又有杏叶沙参[9]及细叶沙参[10]，气味与此相类，但《图经》内不曾记[11]载此二种叶苗形容，未[12]敢并入本条，今皆另条开载。

救饥：掘根，浸洗极净，换水煮去苦味，再以水煮极熟，食之。

治病：文具《本草·草部》条下。

【注释】

〔1〕沙参：桔梗科沙参属沙参 *Adenophora stricta* Miq.。

〔2〕般阳：般阳县，出《名医别录》。西汉置，属济南郡。治所在今山东淄博市西南淄川城。

〔3〕续山：山名，出《名医别录》。在般阳县境内。

〔4〕归州：古代州名，出《图经本草》药图"归州沙参"。唐武德二年置，治所在秭归县（即今湖北秭归县西北归州镇）。辖境相当今湖北秭归、巴东、兴山三县地。

〔5〕湖：古代州名，出《图经本草》。隋仁寿二年（602）置，治所在乌程县（今浙江湖州市城区）。辖境相当今浙江湖州市、长兴、安吉二县及德清县东部地。

〔6〕枸杞：中药名。见本书第307枸杞条。

〔7〕防己：中药名。原植物为防己科千金藤属粉防己 *Stephania tetrandra* S. Moore，根入药。

〔8〕反：即相反，中药学术语。出《神农本草经》。为中药的配伍原则之一，指两种药物合用后，能产生毒副作用。

〔9〕杏叶沙参：见本书第224杏叶沙参条。

〔10〕细叶沙参：见本书第180细叶沙参条。

〔11〕记：底本讹作"该"，据文义改。

〔12〕未：底本讹作"木"，据本书第180细叶沙参条中文字改。

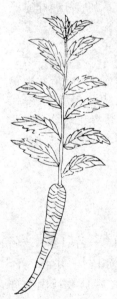

图168 沙 参

【译文】

沙参，又叫知母、苦心、志取、虎须、白参、识美、文希。生长在河内郡有流水的山谷中及冤句、般阳的续山，淄、齐、潞、随、归州以及江淮、荆、湖州郡都有分布，如今辉县太行山的山边也有生长。植株高一二尺，在山崖和山坡上丛生。叶子像枸杞叶，但比枸杞叶略长而且具叉齿状锯齿。开紫花。根像葵根，赤黄色，中心纯白色而且坚实的药效好。味微苦，性微寒，无毒。恶防己，反藜芦。又有杏叶沙参和细叶沙参，气味与沙参相似，但《图经本草》没有记载这两种植物叶和苗的形态，我们不敢把它们并入沙参条，今日都分别另立一条收载。

救饥：掘取根，浸泡、清洗得很干净后，换水煮，去除苦味，再用水煮到非常熟，食用。

治病：内容记载在《本草·草部》条下。

169. 麦门冬[1]

《本草》云：秦名羊韭，齐名爱韭，楚名马韭，越名羊蓍，一名禹葭音加，一名禹余粮。生随州、陆州[2]及函谷[3]堤坂肥土石间，久废处有之，今辉县山野中亦有。叶似韭[4]叶而长，冬夏长生。根如穬音矿麦[5]而白色，出江宁者小润，出新安[6]者大白。其大者苗如鹿葱[7]，小者如韭。味甘，性平、微寒，无毒。地黄[8]、车前为之使。恶款冬、苦瓠[9]、苦芙[10]。畏木耳[11]、苦参[12]、青蘘[13]乌老切。

救饥：采根，换水浸去邪味，淘洗净，蒸熟，去心食。

治病：文具《本草·草部》条下。

【注释】
〔1〕麦门冬：根据图文很难判断是百合科山麦冬属 Liriope 还是沿阶草属 Ophiopogon 植物，但我们调查发现，在河南辉县，以"麦门冬"入药的原植物是麦冬（麦门冬）Ophiopogon japonicus (L. f.) Ker Gawl.。
〔2〕陆州：古代州名，见《救荒本草》。疑为唐上元二年（675）改玉山州置的陆州，治所在乌雷县（今广西钦州市东南乌雷村）。辖境相当今广西钦州市东南部、合浦县、防城港市及越南芒街地。768 年移治宁海县（今越南芒街东南玉山）。
〔3〕函谷：见《名医别录》。古代历史上有新旧函谷。旧函谷关，战国秦置，在今河南灵宝市东北三十里；新函谷关在今河南新安县东一里，汉武帝自

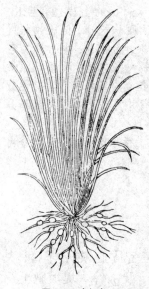

图 169　麦门冬

灵武县移至此。本书疑指后者。

〔4〕韭：百合科葱属韭 *Allium tuberosum* Rottler ex Spreng.。

〔5〕穬麦：禾本科大麦属大麦 *Hordeum vulgare* L. 的一个栽培变种。

〔6〕新安：古代地名，见《本草拾遗》。历史上新安多处，此处疑指新安郡，隋大业三年（607）年改歙州置，治所在休宁县（今安徽休宁县东万安），后移治歙县（今安徽歙县），辖境相当今安徽省南部新安江上游流域及祁门县、江西婺源县地。唐初复改为歙州。天宝元年（742）改为新安郡，乾元元年（758）又改为歙州。后世因以新安为歙州、徽州所辖地之别称。

〔7〕鹿葱：石蒜科石蒜属鹿葱 *Lycoris squamigera* Maxim.。

〔8〕地黄：中药名。见本书第 221 地黄苗条。

〔9〕苦瓠：中药名。原植物为葫芦科葫芦属小葫芦 *Lagenaria siceraria* (Molina) Standl. var. *microcarpa* (Naud.) Hara，干燥果皮入药。

〔10〕苦芙：疑为"苦芺"，中药名。原植物为菊科莴苣属蒙山莴苣（乳苣）*Lactuca tatarica* (L.) C. A. Mey.。

〔11〕木耳：中药名。原植物为黑木耳科黑木耳属黑木耳 *Auricularia auricula* (L. ex Hook) Underw，子实体入药。

〔12〕苦参：中药名。原植物为豆科槐属苦参 *Sophora flavescens* Ait.，根入药。

〔13〕青蘘（xiāng）：中药名。原植物是胡麻科胡麻属芝麻 *Sesamum indicum* L.，叶入药。

【译文】

麦门冬，《本草》记载：秦地叫它羊韭，齐地叫它爱韭，楚地叫它马韭，越地叫它羊蓍，又叫禹葭、禹余粮。生长在随州、陆州及函谷的堤岸、山坡上肥沃的土石间，长期废弃的地方多生长，如今辉县的山间荒野中也有生长。叶像韭叶，但长，冬天和夏天都生长。根像穬麦根，但呈白色，江宁产的小而润泽，新安产的大而白。植株大的像鹿葱，植株小的像韭菜。味甘，性平、微寒，无毒。地黄、车前为它的使药。恶款冬、苦瓠、苦芙。畏木耳、苦参、青囊。

救饥：采集根，换水浸去异味，淘洗干净，蒸熟，去掉中间的心之后食用。

治病：内容记载在《本草·草部》条下。

170. 苎　根^{〔1〕}

旧云闽、蜀、江浙多有之，今许州人家田园中亦有种者。皮可绩布。苗高七八尺，一科十数茎。叶如楮^{〔2〕}叶而不花叉，面青背白，上有短毛；又似苏子叶。其叶间出细穗，花如白杨^{〔3〕}而长，每一朵凡十数穗^{〔4〕}，花青白色。子熟茶褐色。其根黄白色，如手指粗，宿根地中至春自生，不须藏种。荆扬^{〔5〕}间一岁二三刈，剥其皮，以竹刀刮其表，厚处自脱，得里如筋者煮之，用缉。以苎近蚕^{〔6〕}种之，则蚕不生。根味甘，性寒。

救饥：采根，刮洗去皮，煮极熟，食之甜美。

治病：文具《本草·草部》条下。

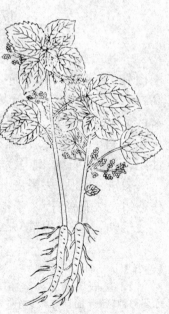

图 170　苎　根

【注释】

〔1〕苎根：荨麻科苎麻属苎麻 *Boehmeria nivea* (L.) Gaudich.。

〔2〕楮：见本书第310楮桃树条。

〔3〕白杨：见本书第249白杨树条。

〔4〕"凡十数穗"句：古人将苎麻的圆锥花序当成一朵花，花序有数条分枝，被理解为"花如白杨而长，每一朵凡十数穗"。

〔5〕扬：底本讹作"杨"，据《四库》本改。

〔6〕蚕：蚕蛾科蚕蛾属家蚕蛾 *Bombyx mori* L.。

【译文】

苎根，古代记载苎麻多产在福建、四川、江浙，如今许州普通人家的田园中也有栽种。苎麻的皮可以用来织布。植株高七八尺，一棵有十多根茎杆。叶子像构树叶但不裂，叶面绿色，叶背白色，叶上具短毛；又像苏子叶。叶中间发出细穗，开"花"像白杨的花，但比较长，每一朵"花"共有十多个穗，"花"绿白色。籽实成熟后呈茶褐色。它的根黄白色，像手指粗，宿根在地下，到了春天自己就会发芽生长，不需要收藏种子。荆州、扬州一带一年可以收割两三次，剥下苎麻的皮，用竹刀刮掉表皮，厚的地方自己就会脱落，得到里面像筋一样的麻，这些麻用水煮过后，可以用来搓捻成线。如果在养蚕的周围栽种苎麻，蚕就会不生长。它的根味甘，性寒。

救饥：采集根，刮洗去皮，煮到极熟之后，吃起来味道甜美。

治病：内容记载在《本草·草部》条下。

171. 苍 术[1]

一名山蓟，一名山姜，一名山连，一名山精。生郑山[2]、汉中山谷，今近郡[3]山谷亦有，嵩山[4]、茅山[5]者佳。苗淡青色，高二三尺，茎作蒿簳。叶抪茎而生，梢叶似棠[6]叶，脚叶有三五叉，皆有锯齿小刺。开花紫碧色，亦似刺蓟花，或有黄白花者。根长如指大而肥实，皮黑茶褐色。味苦[7]、甘。一云味甘、辛，性温，无毒。防风，地榆为之使。

救饥：采根，去黑皮，薄切，浸二三宿，去苦味，煮熟食。亦作煎饵。久服轻身[8]，延年不饥。

治病：文具《本草·草部》条下。

【注释】

〔1〕苍术：该条文字出自旧《本草》，文字所记为菊科苍术属多种植物。苍术属分种较细，而且有不少分类学问题没有解决，我们暂时处理如下：其中"开花紫碧色"为苍术 *Atractylodes lancea* (Thunb.) DC.；"或有黄白者"为近缘的

白术 A. macrocephala Koidz.。绘图似
前一种。

〔2〕郑山：古代地名，见《名医别
录》。指陕西汉中，春秋时称为郑、南
郑、郑山，战国时称为汉中。古代本草
产区，古代以不同地名记载。

〔3〕近郡：离京城较近的州郡。

〔4〕嵩山：山名，见《图经本草》。
今河南嵩山。

〔5〕茅山：山名，见《本草经集
注》。即句曲山，在今江苏句容市，道
教圣地之一。

〔6〕棠：植物名，待考。

〔7〕苦：底本讹作"若"，据《农政
全书》改。

〔8〕轻身：道家认为不食五谷，并
辅之服药、导引之术，可以使身轻举而
飞升。中国魏晋之后药书中的"药"没
有严格区分治病救人的药和服食家为

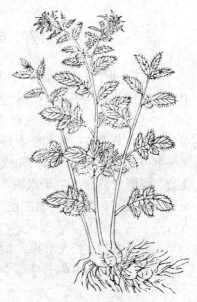

图 171　苍　术

成仙而服用的"仙药"，因此之后中国本草中的这类"仙药"也用来治病救人，
描述时难免带有服食家故弄玄虚的成分，这实为中医药的糟粕。苍术即是这种
"仙药"之一。

【译文】

苍术，又叫山蓟、山姜、山连、山精。生长在郑山、汉中的山谷
中，如今离京城较近州郡的山谷中也有分布，嵩山、茅山产的品质
好。植株淡绿色，高二三尺，茎像蒿杆一样。叶子沿茎生长，枝条
上的叶像棠叶，基生叶三到五裂，边缘都具锯齿和小刺。开花深紫
蓝色，也像刺蓟花，偶尔有见开黄白色花的类型。根长，像手指大
小，但比较肥厚结实，根皮黑茶褐色，味苦、甘。一说味甘、辛，性
温，无毒。防风、地榆做它的使药。

救饥：采集根，去掉根上的黑皮，切成薄片，浸泡两三夜，去掉
苦味，煮熟后食用。也可以做成饵药服食。久服可以令身体轻盈，
寿命延长，不饥饿。

治病：内容记载在《本草·草部》条下。

172. 菖 蒲[1]

一名尧韭，一名昌阳。生上洛[2]池泽及蜀郡严道[3]，戎[4]、卫[5]、衡州并嵩岳石碛上，今池泽处处有之。叶似蒲[6]而扁，有脊[7]，一如剑刃。其根盘屈有节，状如马鞭鞤，大根傍引三四小根，一寸九节者良，节尤密者佳，亦有十二节者，露根者不可用。又一种名兰荪，又谓溪荪，根形气色极似石上菖蒲，叶正如蒲，无脊，俗谓之菖蒲。生于水次[8]，失水则枯。其菖蒲味辛，性温，无毒。秦皮[9]、秦艽[10]为之使，恶地胆[11]、麻黄。不可犯铁，令人吐逆。

救饥：采根，肥大节稀，水浸去邪味，制造作果食之[12]。

治病：文具《本草·草部》条下。

【注释】

〔1〕菖蒲：天南星科菖蒲属 *Acorus* 多种植物。本条涉及三个种：图为菖蒲 *Acorus calamus* L.，其叶有明显的中肋，描述为"有脊，一如剑刃。""又一种名兰荪……失水则枯"描述的是石菖蒲 *A. tatarinowii* Schott（该名称在 *FOC* 被处理为 *A. gramineus* 的异名），多生于沼泽或浅水域中；而"石上菖蒲"则为金钱蒲 *A. gramineus* Soland，多生于湿地或石上。

〔2〕上洛：古代地名，见《名医别录》。亦作上雒。春秋时晋邑。即今陕西商州市。西汉置上雒县。

〔3〕严道：古代县名，见《名医别录》。秦置，属蜀郡，治所在今四川荥经县西五里古城坪。一说即今荥经县。十六国成汉后废。

〔4〕戎：古代州名，见《图经本草》药图"戎州菖蒲"。疑指南朝梁大同十年（544）置，治所在僰道县（今四川宜宾市，一说在今宜宾县西安边镇），隋大业三

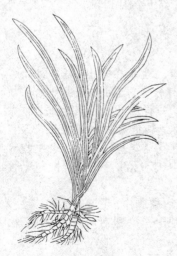

图 172 菖 蒲

年（607）改为犍为郡。唐武德元年（618）改为戎州，移治南溪县（今宜宾市东六十里李庄镇）。贞观四年（630）置都督府，州复移治焚道县。天宝元年（742）改为南溪郡，乾元元年（758）复改戎州。辖境相当近四川宜宾、南溪、雷波、金阳等市县以南，直至云南东川、宜良个旧，以及贵州威信、水城、普安、兴义一带。后又两次移治。北宋政和四年（1114）改为叙州。

〔5〕卫：古代州名，见《图经本草》药图"卫州菖蒲"。北周宣政元年（578）置，治所在汲郡（今河南浚县西南淇门渡）。隋开皇初郡废，大业初改为汲郡。唐武德元年（618）复置涧洲。贞观元年（627）移置汲县（今卫辉市）。天宝元年（742）改为汲郡，乾元元年（758）复为卫州。辖境相当今河南新乡、卫辉、辉县、浚县、淇县、滑县等市县地。

〔6〕蒲：指香蒲科香蒲属（东方香蒲）香蒲 *Typha orientalis* Presl.。

〔7〕脊：指菖蒲叶子的中肋突起，像剑脊一样。

〔8〕水次：交兑漕粮的沿河码头，此处可能指水边。

〔9〕秦皮：中药名。原植物为木犀科白蜡树属白蜡树 *Fraxinus chinensis* Roxb.，树皮入药。

〔10〕秦艽：中药名。原植物为龙胆科龙胆属秦艽 *Gentiana macrophylla* Pall.、粗茎秦艽 *G. crassicaulis* Duthie ex Burk. 和达乌里秦艽 *G. dahurica* Fisch. 等，根入药。

〔11〕地胆：中药名。原动物为芫青科昆虫地胆 *Meloe coarctatus* Motsch.，全虫入药。

〔12〕制造作果食之：按《政和本草》原文作："其池泽所生，肥大节疏粗慢，恐不可入药，唯可作果盘，盖气味不烈而和淡尔。"

【译文】

菖蒲，又叫尧韭、昌阳。生长在上洛的池塘湖泽及蜀郡严道、戎、卫、衡州和嵩岳的石碛上，如今的池塘湖泽中到处都有生长。叶像蒲叶，但扁，有中脉，看起来像剑刃。根缠绕弯曲而且有节，形状像马鞭的杆子，大根旁边伸出三四条小根，一寸有九节的根好。节密集的根尤其好，也有十二节的，暴露在外面的根不能用。又有一种菖蒲叫兰荪，又叫溪荪，它的根的形状和颜色都极像石上菖蒲，叶也极似蒲，没有突出的中肋，俗名菖蒲。生长在水边，离开水就会枯萎。菖蒲味辛，性温，无毒。秦皮、秦艽可以作它的使药，恶地胆、麻黄。不可与铁器接触，否则食用后会令人呕吐反胃。

救饥：采集根，挑选那些肥大而节稀疏的，用水浸泡，去掉异味，做成果子食用。

治病：内容记载在《本草·草部》条下。

新 增

173. 蕏 子 根^[1]

俗名打碗花，一名兔儿苗，一名狗儿秧，幽蓟^[2]间谓之燕蕏
根，千叶者呼为缠枝牡丹^[3]，亦名穰花。生平泽中，今处处有之。
延蔓而生。叶似山药^[4]叶而狭小。开花状似牵牛花，微短而圆，粉
红色。其根甚多，大者如小箸^[5]粗，长一二尺，色白，味甘，性温。

救饥：采根，洗净蒸食之。或晒干杵碎，炊饭食亦好。或磨
作面，作烧饼蒸食皆可。久食则头晕、破腹，间食则宜。

【注释】

〔1〕蕏子根：旋花科打碗花属 *Calystegia* 植物，似打碗花 *Calystegia
hederacea* Wall.，河南密县俗称狗儿秧，
嫩茎叶可作野菜。也有学者鉴定为藤长
苗 *Calystegia sepium* (L.) R. Br.，该种也具
白色的根，与 *C. hederacea* 相似，备为一
说。两种植物的根都富含淀粉，可供酿酒、
制糖，尤以冬季出产的为佳。

〔2〕幽蓟：明代地名，见《救荒本
草》。幽，即幽州。蓟，即冀州，唐开元
十八年（730）置，治所在渔阳县（今天津
市蓟县）。

〔3〕缠枝牡丹：*FOC* 将其处理成柔
毛打碗花 *Calystegia pubescens* Lindl.。

〔4〕山药：见本书第414山药条。

〔5〕箸：筷子。

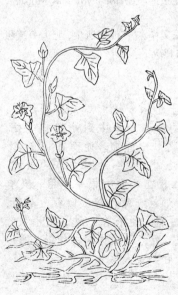

图 173 蕏子根

【译文】

蕏子根，俗名叫打碗花，又叫
兔儿苗、狗儿秧，幽蓟一带叫它燕

菖根，重瓣的叫缠枝牡丹，也叫穰花。生长在平坦而水草丛杂的湿
地中，如今到处都有分布。（藤本）蔓延生长。叶像山药叶，但比较
狭小。花的形状类似牵牛花，但略短、圆，粉红色。它的根很多，大
的像小筷子那么粗，长一二尺，白色，味甘，性温。

　　救饥：采集根，洗净蒸熟食用。或晒干捣碎，做成饭食用也好。
或磨成面，做成烧饼蒸熟食用都可以。食用时间久了，会令人头晕、
腹泻，间隔食用就可以了。

174. 菽薚 音冒嫂根[1]

　　俗名面碌碡[2]音禄轴。生水边下湿地。其叶就地丛生，叶似
蒲叶而肥短，叶背如剑脊样[3]。叶丛中间撺葶，上开淡粉红花，
俱皆六瓣，花头攒开如伞盖状[4]。结子如韭花菁葵[5]音骨突。其
根如鹰爪黄连[6]样，色似墐泥[7]色，味甘。

　　救饥：采根，揩去皴[8]音逡毛，用水淘净，蒸熟食。或晒干，
炒熟食。或磨作面蒸食皆可。

【注释】

　　〔1〕菽薚根：花蔺科花蔺属花蔺 *Butomus*
umbellatus L.。

　　〔2〕碌碡：一种农具，用石头做成，用来
轧脱谷粒或轧平场地。

　　〔3〕叶背如剑脊样：指菽薚叶中脉隆起，
其横切面甚至呈扁三棱状。

　　〔4〕花头攒开如伞盖状：菽薚具伞形
花序。

　　〔5〕菁葵：菽薚的果为菁葵果，韭的果实
为蒴果。

　　〔6〕鹰爪黄连：中药名。原植物为毛茛科
黄连属黄连 *Coptis chinensis* Franch. 。根状茎
入药。

　　〔7〕墐泥：用来涂抹塞住门缝的泥。古代
北方大多用树枝编柴门，到了冬天须要涂泥塞

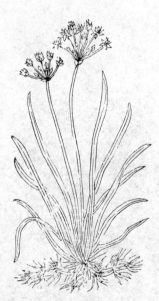

图174　菽薚根

住缝隙，以御寒风。墐：用泥涂抹塞住。

〔8〕皴（cūn）：这里指物体表面粗糙，有皱褶。

【译文】

莪蒻根，俗名叫面碌碡。生长在水边地势低下的湿地中。它的叶近地面丛生。叶像蒲叶，但肥厚短小，叶背面像剑脊的形状。叶丛中抽出花葶，花葶上开淡粉红色的花，六枚花瓣，花头聚集在一起开放，像伞盖的形状。结的果实类似韭花的菁葵果。根像鹰爪黄连的样子，颜色像塞门缝用的泥巴色，味甘。

救饥：采集根，擦去皴毛，用水淘净后，蒸熟食用。或者晒干，炒熟食用。或者磨成面，蒸熟食用都可以。

175. 野胡萝卜^{〔1〕}

生荒野中。苗叶似家胡萝卜，俱细小。叶间撺生茎叉，梢头开小白花，众花攒开如伞盖状，比蛇床子花头^{〔2〕}又大。结子比蛇床子亦大。其根比家胡萝卜尤细小。味甘。

救饥：采根，洗净蒸食，生食亦可。

【注释】

〔1〕野胡萝卜：伞形科胡萝卜属野胡萝卜 *Daucus carota* L. var. *carota*。中国的野胡萝卜可能是由胡萝卜逸生而来。

〔2〕花头：指一个伞形花序。

【译文】

野胡萝卜，生长在荒野中。苗和叶像家胡萝卜，但都细小。叶中间抽出花茎叉，枝条顶端开小白花，所有的花聚集在一起开放，像伞盖的形状，（整个花头）比蛇床子的花头大。结

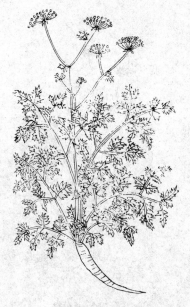

图 175 野胡萝卜

的籽实也比蛇床子的籽实大。它的根比家胡萝卜的根更加细小，味甘。

　　救饥：采集根，洗净蒸熟后食用，生吃也可以。

176. 绵 枣 儿 [1]

　　一名石枣儿。出密县山谷中，生石间。苗高三五寸，叶似韭叶而阔，瓦陇样。叶中撺葶出穗，似鸡冠苋 [2] 穗而细小，开淡粉红花，微带紫色。结小蒴儿，其子似大蓝子而小，黑色。根 [3] 类独颗蒜 [4]；又似枣 [5] 形而白，味甜，性寒。

　　救饥：采取根，添水久煮极熟，食之。不换水煮，食后腹中鸣，有下气。

【注释】

　　〔1〕绵枣儿：百合科绵枣儿属绵枣儿 *Barnardia japonica* (Thunb.) Schult. et Schult. f. 鳞茎富含淀粉，可蒸食或酿酒。河南北部农民常用它的鳞茎与红糖共煮食用，味甜美。

　　〔2〕鸡冠苋：即鸡冠花。见本书第53鸡冠菜条。

　　〔3〕根：此处指百合科植物的鳞茎。

　　〔4〕独颗蒜：即大蒜。见本书第167商陆条下注。

　　〔5〕枣：见本书第362枣树条。

【译文】

　　绵枣儿，又叫石枣儿。产于密县的山谷里，长在石头间的泥土中。植株高三五寸。叶像韭叶，但宽，呈瓦楞的样子。叶中间撺出花葶，抽出花穗，像鸡冠苋的花穗，但比较细小。开花淡粉红色，略带紫色。结小蒴果，它的种子像大蓝的种子，但小，黑色。根（鳞茎）像独颗蒜；形状又像大枣，但颜色是白色

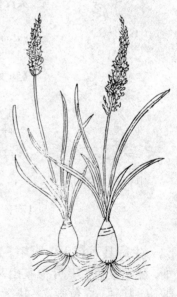

图176　绵枣儿

的。味甜,性寒。

救饥:采挖根(鳞茎),加水长时间煮,煮到熟透的时候才食用。如果煮时不换水,食用后腹中会胀鸣,有下行的气体。

177. 土 圞 儿[1]

一名地栗子。出新郑山野中。细茎延蔓而生。叶[2]似绿豆叶,微尖艄,每三叶攒生一处[3]。根似土瓜儿[4]根,微团,味甜。

救饥:采根,煮熟食之。

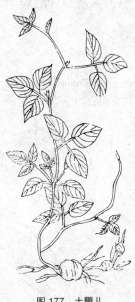

图 177 土圞儿

【注释】

〔1〕土圞儿:豆科土圞儿属土圞儿 *Apios fortunei* Maxim.。块根富含淀粉及糖,可供食用及代替面粉做糕点。

〔2〕叶:这里指复叶上的小叶。

〔3〕三叶攒生一处:此处指三小叶复叶,古人没有复叶概念,认为是三片叶子攒生在一起。

〔4〕土瓜儿:葫芦科栝楼属王瓜 *Trichosanthes cucumeroides* (Ser.) Maxim.。

【译文】

土圞儿,又叫地栗子。产新郑的山地和荒野中。藤蔓细小,蔓延生长。叶像绿豆叶,略微尖,每三小叶攒生在一起。根像土瓜儿根,微圆,味甜。

救饥:采挖根,把根煮熟后食用。

178. 野 山 药[1]

生辉县太行山山野中。妥他果切藤而生。其藤似葡萄[2]条稍细,藤颇紫色。其叶似家山药[3]叶而大,微尖。根[4]比家山药极细瘦,甚硬,皮色微赤,味微甜,性温、平,无毒。

救饥：采根，煮熟食之。

治病：今人与《本草·草部》下薯蓣同用。

【注释】

〔1〕野山药：薯蓣科薯蓣属薯蓣 Dioscorea polystachya Turcz. 的野生类型。

〔2〕葡萄：见本书第 350 葡萄条。

〔3〕家山药：即栽培的山药。见本书第 414 山药条。

〔4〕根：指野山药的块茎（tuber）。

【译文】

野山药，生长在辉县太行山的山地和原野中。藤蔓蔓延生长。它的藤蔓像葡萄藤，但比葡萄藤略细，颜色非常紫。它的叶像家山药叶，但比较大，略尖。根比家山药根还细瘦，很硬，皮的颜色微红，味略甜，性温、平，无毒。

救饥：采挖根，煮熟后食用。

治病：现在的人们利用野山药，与《本草·草部》条下的薯蓣用法相同。

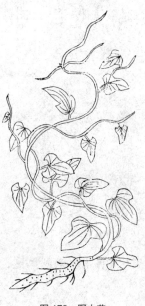

图 178　野山药

179. 金 瓜 儿[1]

生郑州田野中。苗似初生小葫芦[2]叶而极小，又似赤雹儿[3]叶。茎方。茎叶俱有毛刺。每叶间出一细藤[4]，延蔓而生。开五瓣尖碗子黄花。结子如马㼎[5]音雹大，生青熟红。根形如鸡弹[6]，微小，其皮土黄色，内则青白色，味微苦，性寒，与酒相反。

救饥：掘取根，换水煮，浸去苦味，再以水煮极熟，食之。

【注释】

〔1〕金瓜儿：葫芦科赤瓟属赤瓟 Thladiantha dubia Bunge。

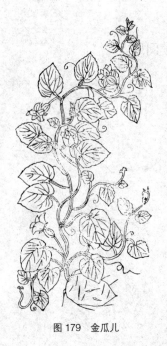

图179 金瓜儿

〔2〕葫芦：葫芦科葫芦属葫芦 Lagenaria siceraria (Molina) Standl.。

〔3〕赤雹儿：即本条金瓜儿，现作"赤瓟"。

〔4〕细藤：此处指葫芦科植物的卷须。

〔5〕马庭：见本书第202马庭儿条。

〔6〕鸡弹：即鸡蛋。

【译文】

金瓜儿，生长在郑州的田野中。植株像初生的小葫芦苗，但叶非常小；又像赤瓟儿叶。茎方形。茎和叶上都长有毛刺。从每片叶的中间伸出卷须，蔓延生长。开黄花，尖碗形，花瓣五枚。结的果实像马庭儿那么大，生时绿色，熟后变成红色。根的形状像鸡蛋，比鸡蛋略小，它的皮呈土黄色，内部则是青白色，味微苦，性寒，与酒相反。

救饥：挖取根，换水煮，浸泡，去掉苦味，再用水煮到熟透，才能食用。

180. 细叶沙参〔1〕

生辉县太行山山冲〔2〕间。苗高一二尺，茎似蒿䅘音秆。叶似石竹子叶而细长；又似水荽与莎同，音梭衣叶，亦细长。梢间开紫花。根似葵根而粗，如拇音母指大，皮色灰，中间白色，味甜，性微寒。本草有沙参，苗叶茎状，所说与此不同，未敢并入条下，今另为一条，开载于此。

救饥：掘取根，洗净，煮熟食之。

治病：与《本草·草部》沙参同用。

【注释】

〔1〕细叶沙参：桔梗科沙参属细叶沙参 Adenophora paniculata Nannf.，现 FOC 将其处理为 A. capillaris Hemsl. subsp. paniculata (Nannf.) D. Y. Hong et S. Ge。

〔2〕山冲: 指太行山的山间平地。

【译文】

  细叶沙参,生长在辉县太行山的山间平地中。植株高一二尺。茎像蒿杆。叶像石竹子的叶,但较细长;又像水蓑衣的叶,也比水蓑衣的叶细长。枝条中间开紫色花。根像葵根,但较粗,拇指大小,外皮灰色,里面白色,味甜,性微寒。本草中有沙参,所描述的苗、叶和茎的形态与本种不同。我们不敢将它们并入沙参条下,因此另立一条,记载于此。

  救饥: 挖取根,洗干净,煮熟后食用。

  治病: 效用与《本草·草部》沙参相同。

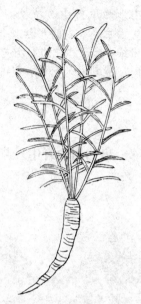

图 180 细叶沙参

181. 鸡腿儿[1]

  一名翻白草。出钧州山野中。苗高七八寸,细长。锯齿叶硬^{玉净切}厚,背白,其叶似地榆叶而细长。开黄花。根如指大,长三寸许,皮赤内白,两头尖艄,味甜。

  救饥: 采根煮熟食,生吃亦可。

【注释】

  〔1〕鸡腿儿: 蔷薇科委陵菜属翻白草 *Potentilla discolor* Bunge。其根肥厚,常呈纺锤状,富含淀粉,可供食用。

【译文】

  鸡腿儿,又叫翻白草。产自钧州的

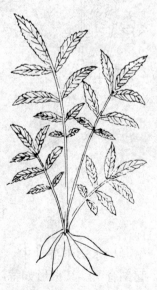

图 181 鸡腿儿

山地和原野中。植株高七八寸，细长。叶硬而厚，边缘有锯齿，叶背面白色，它的形状像地榆叶，但比较细长。开黄色花。根像手指粗细，长三寸左右，外皮红色，里面白色，两头尖而狭，味甜。

救饥：采挖根，煮熟食用，生吃也可以。

182. 山蔓菁[1]

出钧州山野中。苗高一二尺。茎叶皆莴苣色。叶似桔梗叶，颇长艄而不对生；又似山小菜叶，微窄。根形类沙参，如手指粗，其皮灰色，中间白色，味甜。

救饥：采根煮熟食，生亦可食。

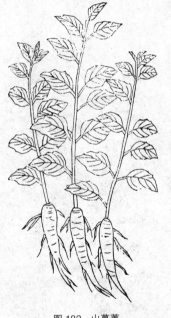

图182 山蔓菁

【注释】

〔1〕山蔓菁：桔梗科沙参属荠苨 *Adenophora trachelioides* Maxim.。

【译文】

山蔓菁，产自钧州的山地和原野中。植株高一二尺。茎、叶都像莴苣的颜色。叶子像桔梗叶，相当尖长，但不对生；又像山小菜叶，略窄。根的形状像沙参，如手指那么粗，外皮灰色，里面白色，味甜。

救饥：采挖根，煮熟后食用，生的也可以食用。

183. 老鸦蒜[1]

生水边下湿地中。其叶直生，出土四垂。叶状似蒲而短，背起剑脊[2]。其根形如蒜瓣，味甜。

救饥：采根煠熟，水浸，淘净，油盐调食。

【注释】

〔1〕老鸦蒜: 待考。本条文字描述的植物形态疑似石蒜科石蒜属石蒜 *Lycoris radiata* (L'Hér.) Herb. 河南北部又有俗名叫"老鸹蒜","老鸦"、"老鸹" 都是乌鸦的俗名。该种鳞茎有毒, 河南、山东一带农民多次浸泡处理后作野菜食用, 味美。但文中对老鸦蒜鳞茎是否有毒没有特别交待, 而且石蒜磷茎近球形, 直径只有 1—3 厘米, 与绘图所示形态明显不同。绘图所示磷茎形态似百合科百合属野百合 *Lilium brownii* F. E. Brown ex Miellez var. *viridulum* Baker。野百合磷茎可供药用或食用。以上两种备考。

〔2〕背起剑脊: 指石蒜的叶子背面有突出的中脉, 像剑脊一样。

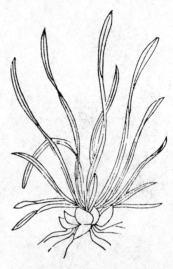

图 183　老鸦蒜

【译文】

老鸦蒜, 生长在水边地势低下的湿地里。(萌发时) 叶直立生长, 出土长大后即向各方垂下。叶子的形状像蒲草, 但比蒲草叶短, 叶背面有隆起的剑脊。根 (鳞茎) 像蒜瓣, 味甜。

救饥: 采挖根 (鳞茎) 煤熟, 用水浸泡, 淘洗干净后, 加入油、盐调拌食用。

184. 山萝卜[1]

生山谷间, 田野中亦有之。苗高五七寸, 四散分生茎叶[2]。其叶似菊[3]叶而阔大, 微有艾香, 每茎五七叶排生如一大叶[4]。稍间开紫花。根似野胡萝卜根而黵白色, 味苦。

救饥: 采根煤熟, 水浸淘去苦味, 油盐调食。

【注释】

〔1〕山萝卜: 川续断科蓝盆花属日本蓝盆花 *Scabiosa comosa* Fisch. ex Roem. et Schult.,《中国植物志》据此将 *Scabiosa* 的中文属名定为蓝盆花属。

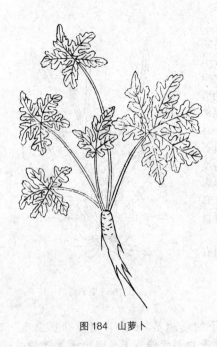

图 184 山萝卜

〔2〕茎叶：从图上看，此处的茎当指叶柄。

〔3〕菊：见本书第 238 菊花条。

〔4〕"每茎五七叶"句：根据图中描绘，这句描述的是：叶片深裂，裂片 5—7。

【译文】

　　山萝卜，生长在山谷中，田野中也有。植株高五到七寸。茎（叶柄）和叶向四面散生。它的叶像菊叶，但比较宽大，略微有艾草的香味，每一茎（叶柄）上五到七枚叶（五到七深裂）排列成一片大叶。枝条中间开紫花。根像野胡萝卜的根，但为暗白色，味苦。

　　救饥：采挖根煠熟，用水浸泡，淘洗，去掉苦味后，加入油、盐调拌食用。

185. 地　参[1]

　　又名山蔓菁。生郑州沙岗间。苗高一二尺。叶似初生桑科[2]小叶，微短；又似桔梗叶，微长。开花似铃铎[3]样，淡红紫色。根如拇[4]指大，皮色苍，肉黪白色，味甜。

　　救饥：采根煮食。

【注释】

　　〔1〕地参：桔梗科沙参属荠苨 *Adenophora trachelioides* Maxim.。该种与本书第 182 山蔓菁条文字描述相似，附图相近，也有名山蔓菁，似为同种植物。

　　〔2〕桑科：不是指现代意义上的桑科 Moraceae 植物，而是指桑树的枝条。桑，见本书第 323 桑椹树条。科，通棵。

　　〔3〕铃铎：古代乐器名，一种大铃，宣布教令或有战事时使用。

〔4〕拇：底本讹作"母"，据《四库》
本改。

【译文】

地参，又叫山蔓菁。生长在
郑州的沙岗间。植株高一二尺。
叶像初生桑枝上的小叶子，略短；
又像桔梗叶，略长。开花像铃铎的
形状，淡红紫色。根像拇指粗细，
皮灰白色，肉为暗白色，味甜。

救饥：采挖根，煮熟后食用。

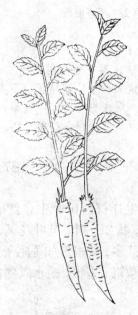

图185　地 参

186. 獐 牙 菜[1]

生水边。苗初揭地生。叶
似龙须菜叶而长窄，叶头颇团而
不尖，其叶嫩薄；又似牛尾菜叶，
亦长窄。其根如茅根[2]而嫩，皮
色灰黑，味甜。

救饥：掘根，洗净煮熟，油
盐调食。

【注释】

〔1〕獐牙菜：泽泻科泽泻属泽泻
Alisma plantago-aquatica L. 或东方泽
泻 *Alisma orientale* (Sam.) Juz. 的早春幼
苗。外国学者鉴定为龙胆科獐牙菜属獐
牙菜 *Swertia bimaculata* (Sieb. et. Zucc.)
Hook. f. et. Thoms. ex C. B. Clarke，殊误，
《中国植物志》也沿用这个结果。

〔2〕茅根：《农政全书》作"芽根"，
《植物名实图考》作"牙根"，疑各个版
本均为"茅芽根"之漏刻。茅芽根，见

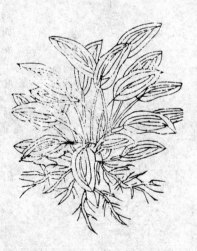

图186　獐牙菜

本书第 233 茅芽根条。

【译文】

獐牙菜，生长在水边。幼苗最初铺地生长。叶像龙须菜叶，但比较狭长，叶顶端略圆，不尖，它的叶嫩而薄；又像牛尾菜叶，但较狭长。根像白茅根，但较嫩，皮灰黑色，味甜。

救饥：挖根，洗净煮熟，加入油、盐调拌食用。

187. 鸡儿头苗[1]

生祥符西田野中。就地妥_{他果切}秧生。叶甚稀疏，每五叶攒生[2]，状如一叶，其叶花叉，有小锯齿。叶间生蔓，开五瓣黄花。根叉甚多，其根形如香附子[3]而须长，皮黑肉白，味甜。

救饥：采根，换水煮熟食。

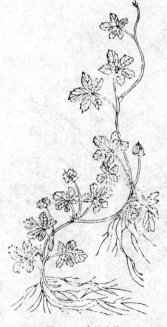

图 187 鸡儿头苗

【注释】

〔1〕鸡儿头苗：蔷薇科委陵菜属绢毛匍匐委陵菜 *Potentilla reptans* var. *sericophylla* Franch.。该植物具 3 小叶，小叶边缘有缺刻状锯齿，侧生的两片叶子再 2 深裂，犹如 5 枚小叶。有学者鉴定为匍枝委陵菜 *P. flagellaris* Willd.，但该种河南罕见，欠妥。

〔2〕五叶攒生：此处应为五出掌状复叶。叶，指小叶。

〔3〕香附子：中药名。原植物为莎草科莎草属香附子 *Cyperus rotundus* L.，块茎入药。

【译文】

鸡儿头苗，生长在祥符西部的田野中。植株铺地生长。叶很稀疏，五叶簇生，形状似一枚叶，叶上有分裂，边缘有小锯齿。叶中间生出藤蔓。开黄色的花，花瓣五枚。根分枝很多，根的外形像香附子，但须很长，根皮黑色，肉白色，味甜。

救饥：采挖根，换水煮熟后食用。

实 可 食

《本草》原有

188. 雀　麦[1]

本草一名燕麦，一名蘥音药。生于荒野林下，今处处有之。苗似燕麦[2]而又细弱。结穗[3]像麦[4]穗而极细小，每穗又分作小叉穗[5]十数个，子[6]甚细小。味甘，性平，无毒。

救饥：采子，舂去皮，捣作面蒸食。作饼食亦可。

治病：文具《本草·草部》条下。

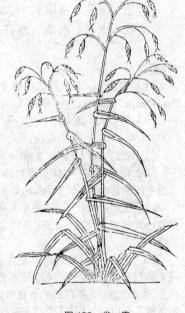

图 188 雀　麦

【注释】

〔1〕雀麦：禾本科雀麦属雀麦 *Bromus japonicus* Thunb.。

〔2〕燕麦：见本书第 198 燕麦条。

〔3〕穗：可能指雀麦圆锥花序的小穗。

〔4〕麦：禾本科小麦属 *Triticum* 或大麦属 *Hordeum* 植物。

〔5〕叉穗：若按照本节注释〔3〕，"穗"指的是小穗，那么这里的叉穗只能理解为"小花"。

〔6〕子：应为颖果。

【译文】

雀麦，本草一名叫燕麦，一名叫蕎。生于荒野中的树林下，如今处处都有分布。植株似燕麦，但比较细弱。结小穗像麦穗，但又很细小，每穗又分出十多个小叉穗，籽实很细小。味甘，性平，无毒。

救饥：采集籽实，舂去皮，捣成面，蒸熟后食用。也可以做饼食用。

治病：内容记载在《本草·草部》条下。

189. 回 回 米[1]

本草名薏苡人[2]，一名解蠡音离，一名屋菼音毯，一名起实，一名蘈音绁[3]，俗名草珠儿，又呼为西番蜀秫[4]音蜀述。生真定平泽及田野。交趾[5]生者[6]子最大，彼土人呼为簳珠，今处处有之。苗高三四尺。叶似黍叶而稍大。开红白花[7]，作穗子，结实[8]青白色，形如珠而稍长，故名薏珠子。味甘，微寒，无毒。今人俗亦呼为菩提子。

救饥：采实，舂取其中人煮粥食。取叶煮饮亦香。

治病：文具《本草·草部》薏苡人条下。

【注释】

〔1〕回回米：禾本科薏苡属薏苡 *Coix lacryma-jobi* L. var. *ma-yuen* (Rom. Caill) Stapf，其总苞较软（草质），为栽培类型，出米如糯米。

〔2〕薏苡人：底本及《农政全书》、《四库》本两处"薏苡"皆作"苡薏"，《政和本草》作"薏苡"，据改；"人"，宋以前本草"仁"多作"人"。

〔3〕音绁：底本讹作"音缙"，据《四库全书考证》改。

〔4〕西番蜀秫：可能指源自西番的蜀秫。西番：即吐蕃的别称，宋以后，史籍中泛称甘、青一带各少数民族为西番（蕃）。

〔5〕交趾：古代郡名，见《本草经集注》。公元前111年，汉武帝灭南越，在越南北部设立交趾、九真、日南三郡。交趾郡治所在龙编县（今越南河北省仙游东）。

〔6〕交趾生者：传说薏苡是马援从交趾引种回来的。马援从中南半岛引种回来的只是薏苡的一个变种，见本书第194川谷条。

〔7〕红白花：薏苡属的小穗单性，雌花的花柱红色，雄花的花药和花丝分别是黄色和白色，古代人误以为开红白花。

〔8〕实：指包住总状花序基部、着生雌
小穗的总苞。

【译文】

　　回回米，本草名叫薏苡仁，又叫
解蠡、屋菼、起实、藕，俗名叫草珠
儿，又叫西番蜀秫。生长在真定平坦
而水草丛杂的湿地中及田野里。交趾
产的种子最大，那里的农民叫它为藕
珠，如今处处都有栽培。植株高三四
尺。叶像黍叶，但略大。开红白色花，
结穗子，结的籽实是绿白色，形状像
珠子，但略长，因此叫薏珠子。味甘，
微寒，无毒。现在的人也习惯叫它菩
提子。

　　救饥：采集实，春取其中的薏苡仁
煮粥食用。取叶煮水饮用也香。

　　治病：内容记载在《本草·草部》薏苡仁条下。

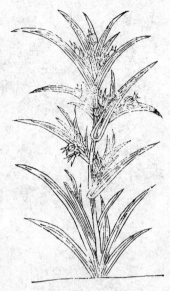

图189　回回米

190. 蒺 藜 子 [1]

　　本草一名旁通，一名屈人，一名止行，一名犲 音柴 羽，一名升
推，一名即藜，一名茨。生冯翊 [2] 平泽或道傍，今处处有之。布
地蔓生。细叶，开小黄花，结子有三角刺人是也。性苦，辛，性
温，微寒，无毒。乌头 [3] 为之使。又有一种白蒺藜 [4]，出同州沙
苑。开黄紫花，作荚子，结子状如腰子样，小如黍粒，补肾药多
用，味甘，有小毒。

　　救饥：收子炒微黄，捣去刺，磨面作烧饼，或蒸食皆可。

　　治病：文具《本草·草部》条下。

【注释】

〔1〕蒺藜子：蒺藜科蒺藜属蒺藜 *Tribulus terrestris* L.。

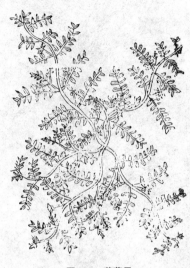

图190 蒺藜子

〔2〕冯翊: 古代郡名, 见《名医别录》。三国魏改左冯翊置, 治所在临晋县（今陕西大荔县）, 辖境相当今陕西韩城市、洛川县以南, 宜君、浦城二县以东, 渭河以北地区。

〔3〕乌头: 中药名。原植物为毛茛科乌头属乌头 *Aconitum carmichaeli* Debx. 和北乌头 *A. kusnezoffii* Reichb.。

〔4〕白蒺藜: 豆科膨果豆属背扁膨果豆 *Phyllolobium chinense* Fisch., 中药上称为"沙苑蒺藜"或"沙苑子"。

【译文】

蒺藜子, 本草又叫旁通、屈人、止行、犲羽、升推, 即藜、茨。生长在冯翊平坦而水草丛杂的湿地或道边, 如今到处都有分布。植株铺在地上蔓延生长。叶细小, 开黄色的小花, 籽实上有三角刺人的就是这种植物。性苦、辛, 性温、微寒, 无毒。乌头做它的使药。又有一种白蒺藜, 产自同州沙苑。开黄紫色花, 结豆荚, 结的种子像肾形, 大小像黍粒, 补肾药多用它, 味甘, 有小毒。

救饥: 收集籽实, 炒至微黄, 捣去刺, 磨成面做烧饼, 或者蒸熟后食用。

治病: 内容记载在《本草·草部》条下。

191. 苘 子[1]

本草名苘[2]与檾[3]同实。处处有之。北人种以打绳索。苗高五六尺。叶似芋[4]叶而短薄, 微有毛涩。开金黄花, 结实壳, 似蜀葵实壳[5]而圆大, 俗呼为苘馒头。子黑色如蓏豆大, 味苦, 性平, 无毒。

救饥: 采嫩苘馒头, 取子生食。子坚实时收取子, 浸去苦味, 晒干磨面食。

治病：文具《本草·草部》茼实条下。

【注释】

〔1〕苘（qǐng）子：锦葵科苘麻属的苘麻 *Abutilon theophrasti* Medicus。中国古代主要采用其纤维作纺织材料。现在有些地方也把它的种子作"冬葵子"入药。

〔2〕茼（qǐng）：苘的异体字，见《集韵》。

〔3〕檾（qǐng）：底本讹作"荣"。

〔4〕芋：见本书第365芋苗条。

〔5〕壳：指宿存的蒴果。

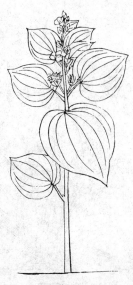

图191 苘 子

【译文】

苘子，本草名叫苘实。处处都有分布。北方人栽种苘子用来编织绳索。植株高五六尺。叶像芋叶，但比较短薄，略粗糙。开金黄色的花。果实有壳，类似蜀葵果实的壳，但比较圆大，俗称苘馒头。种子黑色，像䝇豆大，味苦，性平，无毒。

救饥：采集嫩的苘馒头，取出种子可以生食。种子坚实后收取，浸去苦味，晒干磨面食用。

治病：内容出自《本草·草部》苘实条下。

新 增

192. 稗 子〔1〕

有二种，水稗生水田边，旱稗生田野中。今皆处处有之。苗叶似穄子〔2〕，叶色深绿，脚叶颇带紫色。梢头出扁穗〔3〕，结子〔4〕如黍粒大，茶褐色，味微苦，性微温。

救饥：采子，捣米煮粥食，蒸食尤佳，或磨作面食皆可。

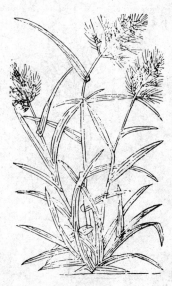

图 192 稗子

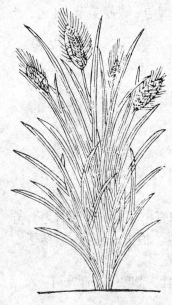

图 193 穄子

【注释】

〔1〕稗子: 禾本科稗属稗 Echinochloa crus-galli (L.) Beauv.。该种广布于全世界温暖地区, 变异甚多, 即使是专门研究禾草分类的学者也感觉有困难。某些禾草书中即使有一些变种, 也难以找到明显的形态界线, 无法分清。有现代学者还认为水生者为水稗 E. crus-galli (L.) Beauv., 旱生者为旱稗 E. hispidula (Retz.) Nees, 根据 FOC, 现旱稗归并入稗 E. crus-galli。

〔2〕穄子: 见本书第 193 穄子条。

〔3〕扁穗: 此处指稗子圆锥花序的分枝。

〔4〕子: 此处指稗子的颖果。

【译文】

稗子, 有两种, 水稗生在水田边, 旱稗生在田野中。如今处处都有。上部的叶像穄子叶, 叶色深绿, 下部的叶略带紫色。梢头生出扁穗, 结的籽实像黍粒那样大小, 茶褐色, 味微苦, 性微温。

救饥: 采集籽实, 捣米煮粥食用, 蒸后食用尤其好, 或者磨成面后食用都可以。

193. 穄 子[1]

生水田中及下湿地内。苗叶似稻[2], 但差短。梢头结穗[3], 仿佛稗子穗。其子[4]如黍粒大, 茶褐色, 味甘。

救饥: 采子, 捣米煮粥, 或磨作面蒸食亦可。

【注释】

〔1〕穆子：禾本科稗属稗 *Echinochloa crus-galli* (L.) Beauv.。绘图所示花序的总梗似应更伸展，与原植物有出入。

〔2〕稻：禾本科稻属稻 *Oryza sativa* L.。

〔3〕穗：此处指穆子圆锥花序的分枝。

〔4〕子：此处指穆子的颖果。

【译文】

穆子，生长在水田中及低下的湿地里。叶像稻，但比稻叶略短。梢头结穗，仿佛稗子的穗。它的籽实像黍粒大，茶褐色，味甘。

救饥：采集籽实，捣出米煮粥，或者磨成面蒸熟食用也可以。

194. 川　谷^{〔1〕}

生汜水县^{〔2〕}田野中。苗高三四尺。叶似初生蜀秫（音蜀述）叶微小。叶间丛开小黄白花，结子似草珠儿^{〔3〕}微小，味甘。

救饥：采子捣为米，生用冷水淘净后，以滚水汤^{〔4〕}三五次，去水下锅，或作粥，或作炊饭食皆可。亦^{〔5〕}堪造酒。

【注释】

〔1〕川谷：禾本科薏苡属薏苡 *Coix lacryma-jobi* L.。

〔2〕汜水县：见《救荒本草》。治所在今河南荥阳市西北汜水镇。

〔3〕草珠儿：回回米的别名。

〔4〕滚水汤：农村处理野菜的方法，即用开水浇烫野菜，用以快速去除异味或有毒物质。

〔5〕亦：底本作"以"，《四库》本作

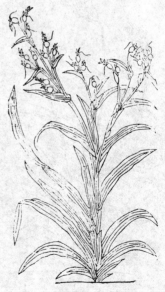

图194　川　谷

"并"，据《农政全书》及《植物名实图考》改。

【译文】

川谷，生长在氾水县的田野中。植株高三四尺。叶像初生的蜀秫叶，但略小。叶中间聚集着黄白色的小花，结的果实像草珠儿，但比草珠儿略小，味甘。

救饥：采集籽实捣成米，生时用冷水淘洗干净后，用滚水烫三五次。去掉水后下锅，或者做成粥，或者做炊饭食用都可以。也能用来酿酒。

195. 莠音有 草 子[1]

生田野中。苗叶似谷[2]而叶微瘦。梢间结茸音戎细毛穗[3]。其子[4]比[5]谷细小，春米[6]类析米[7]，熟时即收，不收即落。味微苦，性温。

救饥：采莠穗，揉音柔取子捣米，作粥或作水饭，皆可食。

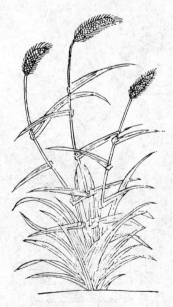

图 195　莠草子

【注释】

〔1〕莠草子：北方禾本科狗尾草属的粟（俗称小米、谷）*Setaria italica* (L.) Beauv. 收割后，田中还留有其伴生的小草，老百姓一般称其为"谷莠子"，这种"谷莠子"和路旁草地上野生的禾本科狗尾草属狗尾草 *Setaria viridis* (L.) Beauv.，在形态上很难区别。据西方学者研究，后者可能是前者的祖先。

〔2〕谷：即狗尾草属粱 *Setaria italica* (L.) Beauv.。

〔3〕穗：此处指紧缩成圆柱状的圆锥花序。

〔4〕子：此处指莠草子的颖果。

〔5〕比：底本讹作"北"，据《四库》本改。

〔6〕米：此处指莠草子的果实连同其颖片和秤片。

〔7〕析米：即现在所说的"西米"，为棕榈科 Palmae 多种植物茎干中心髓中提取出来的淀粉制成的产品，一般作米粒大小。析，底本讹作"折"，据文义改。

【译文】

莠草子，生长在田野中。苗和叶像谷，但叶略微瘦。梢头生穗，具茸细毛。它结的籽实比谷细小，舂米后，米粒像析米大小。成熟时要立即收获，如果不收，籽实就会脱落。味微苦，性温。

救饥：采集莠草子的穗，揉搓出籽实，捣成米，做粥或者做饭，都可以食用。

196. 野　黍 [1]

生荒野中。科苗皆类家黍 [2]，而茎叶细弱。穗甚瘦小，黍粒亦极细小，味甜，性微温。

救饥：采子，舂 音冲 去粗糠，或捣或磨面，蒸糕食，甚甜。

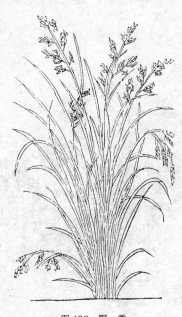

图196　野　黍

【注释】

〔1〕野黍：似禾本科黍属稷 Panicum miliaceum L. 的逸生者。松村任三和 Read 等人鉴定为野黍属野黍 Eriochloa villosa (Thunb.) Kunth，但花序形态明显不合。

〔2〕家黍：即稷 P. miliaceum L.，在我国西北、华北、东北、西南、华南及华东等地山区有栽培，供食用或酿酒。

【译文】

野黍，生长在荒野中。植株像家黍，但秆和叶比较细、弱。穗很瘦小，黍粒也非常细小，味甜，性微温。

救饥：采集籽实，舂去粗糠，或

者捣或者磨成面粉，蒸成糕食用，很甜。

197. 鸡 眼 草[1]

又名掐[2]音恰不齐，以其叶用指甲掐[2]之，作劐音霍不齐，故[3]名。生荒野中，揭地生。叶如鸡眼大，似三叶酸浆[4]叶而圆；又似小虫儿卧单叶而大。结子小如粟粒，黑茶褐色，味微苦[5]，气味与槐[6]相类，性温。

救饥：采子，捣取米，其米青色。先用冷水淘净，却以滚水汤三五次，去水下锅，或煮粥，或作炊饭食之，或磨面作饼食亦可。

【注释】

〔1〕鸡眼草：豆科鸡眼草属鸡眼草 *Kummerowia striata* (Thunb.) Schindl.。

〔2〕掐：底本及《四库》本两处"掐"字皆讹作"掐"，与注音不符。《植物名实图考》作"掐"，我们在河南野外调查发现该种当地发音为"qiā 不齐"，因改。

〔3〕故：底本讹作"救"，据《四库》本改。

〔4〕三叶酸浆：即酢浆草，见本书第19酸浆草条。

〔5〕苦：底本讹作"若"，据《四库》本改。

〔6〕槐：见本书第320槐树芽条。

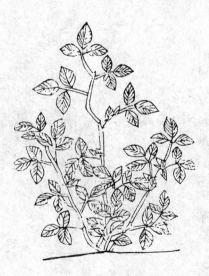

图197　鸡眼草

【译文】

鸡眼草，又叫掐不齐，因为它的叶子用指甲掐，掐出的劐口不整齐，所以得名。生长在荒野中，贴地生长。叶像鸡眼大小，像三叶酸浆叶，但比较圆；又像小虫儿卧单叶，但比较大。结的籽粒像粟粒大小，黑茶褐色，味微苦，气味与槐相似，性温。

救饥：采集籽粒，捣出米，

它的米绿色，先用冷水淘净，然后用滚水烫三五次，去掉水，下锅，或者煮粥，或者做炊饭食用，或者磨成面粉做饼食用也可以。

198. 燕　麦^[1]

田野处处有之。其苗似麦撺_{七官切}葶，但细弱，叶亦瘦细，拂_{音布}茎而生。结细长穗^[2]，其麦粒极细小。味甘。

救饥：采子^[3]，春去皮^[4]，捣磨为面食。

【注释】

〔1〕燕麦：禾本科披碱草属 *Elymus* 植物，似柯孟披碱草 *Elymus kamoji* (Ohwi) S. L. Chen（即《中国植物志》记载的鹅观草 *Roegneria kamoji* Ohwi）。有学者释作禾本科雀麦属雀麦 *Bromus japonicus* Thunb.，《中国植物志》鉴定为燕麦属燕麦 *Avena sativa* L.，皆欠妥。

〔2〕穗：此处指小穗。

〔3〕子：此处指燕麦的颖果及它的外稃和内稃。

〔4〕皮：此处指燕麦的外稃和内稃。

【译文】

燕麦，田野中到处都有。它的苗像麦苗一样抽葶，但葶秆比较细弱，叶也瘦细，叶散生于葶秆上。结细长穗，它的麦粒非常细小，味甘。

救饥：采集籽实，春去皮，捣磨成面粉后食用。

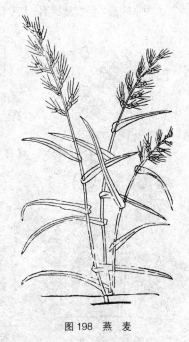

图 198　燕　麦

199. 泼　盘^[1]

一名托盘。生汝南荒野中，陈蔡^[2]间多有之。苗高五七寸。

茎叶有小刺。其叶仿佛似艾叶，稍团，叶背亦白，每三叶攒生一处。结子作穗，如半柿^[3]大，类小盘堆石榴颗状^[4]，下有蒂承，如柿蒂形，味甘酸，性温。

救饥：以泼盘颗粒红熟时采食之，彼土人取以当果。

【注释】

〔1〕泼盘：蔷薇科悬钩子属茅莓 *Rubus parvifolius* L.。有学者鉴定为同属的蓬蘽 *R. hirsutus* Thunb.，该种的花单生于小枝顶端，与绘图有出入。茅莓成熟的果实鲜红色，酸甜多汁，味道鲜美；全株还可作药用。现在河南、山东等地方言仍作"泼盘"。

〔2〕陈蔡：明代地区名，见《救荒本草》。陈，西周封国，今河南淮阳县；蔡，西周封国，今河南上蔡县西南。此处指这两个古国所在的区域。

〔3〕柿：见本书第348柿树条。

〔4〕类小盘堆石榴颗状：指蔷薇科悬钩子属植物的聚合果，像许多石榴子堆积在小盘上。石榴，见本书第360石榴条。

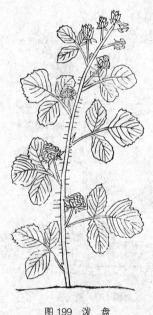

图199 泼盘

【译文】

泼盘，又叫杷盘。生长在汝南的荒野中，陈、蔡一带多见。植株高五到七寸。茎和叶上有小刺。它的叶像艾叶，略圆，叶背面也呈白色，每三枚小叶聚生在一起（成一复叶）。结的果实呈穗状排列，（果实）有半个柿子那样大，就像在小盘子上面堆积了许多石榴籽，盘下面有蒂承接，像柿蒂的形状，味甘酸，性温。

救饥：等到泼盘籽粒变成红色、成熟时采来食用，当地人采来当水果食用。

200. 丝 瓜 苗^[1]

人家园篱边多种之。延蔓而生。叶似栝楼^[2]叶而花叉大，每

叶间出一丝藤[3]，缠附草木上。茎叶间开五瓣大黄花。结瓜，形
如黄瓜[4]而大，色青，嫩时可食，老则去皮，内有丝缕，可以擦洗
油腻器皿，味微甜。

　　救饥：采嫩瓜，切碎煠熟，水浸，淘净，油盐调食。

【注释】

　　〔1〕丝瓜苗：葫芦科丝瓜属丝瓜 *Luffa
aegyptiaca* Mill.。

　　〔2〕栝楼：见本书第 236 瓜楼根条。

　　〔3〕丝藤：指卷须，葫芦科卷须在叶柄
基部侧生。

　　〔4〕黄瓜：葫芦科黄瓜属黄瓜 *Cucumis
sativus* L.。

【译文】

　　丝瓜苗，人家庭院篱笆边多栽培。
爬蔓生长。叶像栝楼叶，但分裂较深，
每叶中间生出一根细丝样的藤，缠附在
草木上。茎叶中间开五瓣的黄色大花。
结瓜，形状像黄瓜，但比较大，颜色青
绿，嫩时可以食用，老了就去掉外皮，里
面有丝络，可以用来擦洗有油腻的器皿，
味微甜。

　　救饥：采集嫩瓜，切碎煠熟，用水
浸，淘干净后，加入油、盐调拌食用。

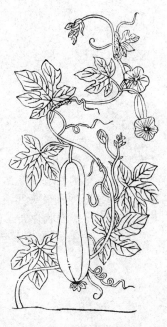

图 200　丝瓜苗

201. 地角儿苗[1]

　　一名地牛儿苗。生田野中。搨地生，一根就分数十茎[2]，其
茎甚稠。叶似胡豆[3]叶微小，叶生茎面，每攒四叶对生作一处。
茎傍另又生莛，梢头开淡紫花。结角[4]似连翘角[5]而小，中有子，
状似菉豆[6]颗，味甘。

救饥：采嫩角生食，硬角煮熟食豆。

【注释】

〔1〕地角儿苗：豆科棘豆属地角儿苗 *Oxytropis bicolor* Bunge。

〔2〕一根就分数十茎：此句描述的是具十多枚小叶的羽状复叶。

〔3〕胡豆：见本书第 330 胡豆条。

〔4〕角：此处指荚果。

〔5〕连翘角：此处指连翘的蒴果。

〔6〕豌豆：见本书第 327 豌豆条。

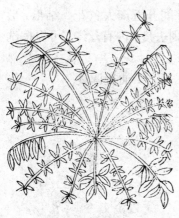

图 201　地角儿苗

【译文】

地角儿苗，又叫地牛儿苗。生长在田野中。植株铺地生长，一条根上生出数十枝茎（羽状复叶），茎很稠密。叶像胡豆叶，但略小，着生在茎的正面，每四枚叶聚集着生在一起。茎的旁边另外又生出花葶，花葶的梢头开淡紫色的花。荚果像连翘的蒴果，但较小，荚果中有种子，形状像豌豆的种子，味甘。

救饥：采集嫩豆荚生吃，成熟变硬的荚果煮熟后再食用里面的豆子。

202. 马 皎音雹 儿〔1〕

生田野中。就地拖秧而生。叶似甜瓜〔2〕叶极小，茎蔓亦细。开黄花。结实比鸡弹微小，味微酸。

救饥：摘取马皎熟者食之。

【注释】

〔1〕马皎儿：葫芦科马皎儿属马皎儿 *Zehneria japonica* (Thunb.) H. Y. Liu。果实可以食用。

〔2〕甜瓜：葫芦科黄瓜属甜瓜 *Cucumis melo* L.。

【译文】

马𤓰儿,生长在田野中。铺地爬蔓生长。叶像甜瓜叶,但非常小,茎蔓也细。开黄色的花。果实比鸡蛋略小,味微酸。

救饥:摘取成熟了的马𤓰(果实)食用。

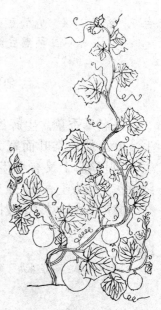

图 202　马𤓰儿

203. 山䔏豆[1]

一名山豌豆。生密县山野中。苗高尺许。其茎窊面剑脊[2]。叶[3]似竹叶而齐短,两两对生。开淡紫花。结小角儿[4]。其豆扁如豍豆[5],味甜。

救饥:采取角儿煮食,或打取豆食皆可。

【注释】

〔1〕山䔏豆:豆科山黧豆属山黧豆 *Lathyrus quinquenervius* (Miq.) Litv.。据《新华本草纲要》该种种子有毒,可能遇到灾荒年不得已时才食用。

〔2〕茎窊面剑脊:指山黧豆的茎和分枝凹面有棱,像剑脊。

〔3〕叶:指羽状复叶上的小叶。

〔4〕小角儿:指山黧豆的荚果。

〔5〕豍豆:见本书第327豍豆条。

【译文】

山䔏豆,又叫山豌豆。生长在密县的山地和原野中。植株高一尺左右。它的茎凹面有棱像剑脊。叶像竹叶,但较短且叶梢平,两两相对而生。开淡紫

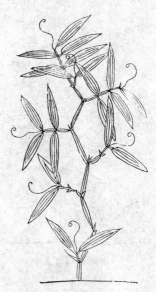

图 203　山䔏豆

色花。结小荚果。它的豆子像蹄豆那样扁，味甜。

救饥：采取豆荚煮后食用，或打取其中的豆子食用都可以。

204. 龙 芽 草 [1]

一名瓜香草。生辉县鸦子口山野间。苗高一尺余。茎多涩毛。叶形如地棠叶而宽大，叶头齐团，每五叶或七叶作一茎排生 [2]，叶茎脚上又有小芽叶 [3]，两两对生。梢间出穗，开五瓣小圆黄花。结青毛膏葵 [4]，有子大如黍粒，味甜。

救饥：收取其子，或捣或磨作面食之。

【注释】

〔1〕龙芽草：蔷薇科龙牙草属龙芽草 *Agrimonia pilosa* Lébed.。

〔2〕每五叶或七叶作一茎排生：该种叶为间断奇数羽状复叶。

〔3〕芽叶：此处指托叶。

〔4〕毛膏葵：龙芽草的瘦果包藏于萼筒内，萼筒外面有毛，故称毛膏葵。

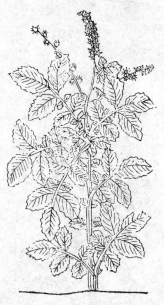

图204 龙芽草

【译文】

龙芽草，一名瓜香草。生长在辉县鸦子口的山地和原野中。植株高一尺多。茎上多粗糙的毛。叶形像地棠叶，但比较宽大，叶顶端平齐、圆，每五枚小叶或七枚小叶排列着生在一叶轴上，叶轴基部又有小托叶，两两对生。枝条中间抽出穗，开五瓣小圆黄花。结绿色的毛膏葵，种子像黍粒那样大，味甜。

救饥：收取种子，捣成面或者磨成面食用。

205. 地稍瓜[1]

生田野中。苗长尺许，作地摊科生。叶似独扫叶而细窄尖[2]硬；又似沙蓬叶亦硬，周围攒茎而生。茎叶间开小白花。结角[3]长大如莲子[4]，两头尖艄音哨；又似鸦嘴形，名地稍瓜，味甘。

救饥：其角嫩时，摘取煠食角。若皮硬，剥取角中嫩穣[5]生食。

【注释】

〔1〕地稍瓜：萝藦科鹅绒藤属地梢瓜 *Cynanchum thesioides* (Freyn) K. Schum.。果实幼时有甜味，可以食用。

〔2〕尖：底本讹作"光"，据《四库》本改。

〔3〕角：指膏葖果。

〔4〕莲子：见本书第367莲藕条。

〔5〕穣：指种子及其顶端的白色绢毛。

【译文】

地稍瓜，生长在田野中。植株长一尺左右，近地开展生长。叶像独扫叶，但比较细窄、尖硬；又像沙蓬叶，也比较硬，叶子聚集在茎周围生长。茎叶中开白色的小花。膏葖果像莲子大小，两头尖；又像鸦嘴，叫地稍瓜，味甘。

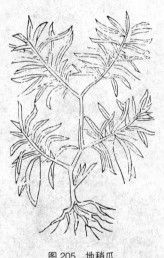

图 205　地稍瓜

救饥：在它的膏葖果幼嫩时，摘取煠后食用，如果它的果皮已变硬，剥取其中的嫩穣生吃。

206. 锦荔枝[1]

又名癞葡萄。人家园篱边多种之。苗引藤蔓，延附草木生。茎长七八尺，茎有毛涩。叶似野葡萄[2]叶，而花叉多。叶间生细丝蔓[3]。开五瓣黄碗子花。结实如鸡子[4]大，尖觜纹皱，状似荔枝[5]而大，生青熟黄，内有红瓤[6]，味甜。

救饥：采荔枝黄熟者，食瓤。

【注释】

〔1〕锦荔枝：葫芦科苦瓜属苦瓜 *Momordica charantia* L.。古今食用部位发生变化，古代食用成熟果实的瓤，而现代食用其未熟透的绿色果实。用途也由食用果实改为蔬菜。

〔2〕野葡萄：见本书第357野葡萄条。

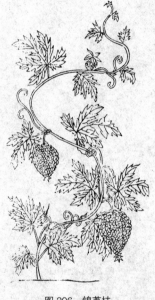

图206 锦荔枝

〔3〕细丝蔓：此处指卷须。

〔4〕鸡子：鸡蛋。

〔5〕荔枝：无患子科荔枝属荔枝 *Litchi chinensis* Sonn.。

〔6〕红瓤：锦荔枝种子外面具红色的假种皮，可以食用，味甜。

【译文】

锦荔枝，又叫癞葡萄。普通人家庭院的篱笆边多栽种。植株为藤本，蔓延依附在草木上生长。茎长七八尺，茎粗糙。叶像野葡萄叶，但花叉（裂片）较多，叶中间生卷须。开黄色花，五枚花瓣，碗状。果实如鸡蛋大小，尖瘦，皮上有纹皱，形状像荔枝，但比荔枝大，生时青绿色，成熟后变成黄色，里面有红瓤，味甜。

救饥：采集黄色变成熟的果实，吃瓤。

207. 鸡 冠 果[1]

一名野杨梅。生密县山谷中。苗高五七寸。叶似泼盘叶而小；又似鸡儿头叶微团。开五瓣黄花。结实似红小杨梅[2]状，味甜酸。

救饥：采取其果红熟者食之。

【注释】

〔1〕鸡冠果：蔷薇科蛇莓属蛇莓 *Duchesnea indica* (Andr.) Focke。

〔2〕杨梅：杨梅科杨梅属杨梅 *Myrica rubra* (Lour.) Sieb. et Zucc.。

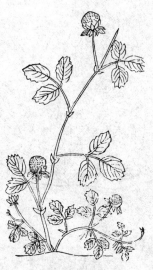

【译文】

鸡冠果，又叫野杨梅。生长在密县的山谷中。植株高五到七寸。叶像泼盘叶，但较小，又似鸡儿头叶，但略圆。开黄色花，花瓣五枚。果实像红色的小杨梅，味甜酸。

救饥：采摘红色成熟的果实食用。

图 207　鸡冠果

叶及实皆可食

《本草》原有

208. 羊 蹄 苗〔1〕

一名东方宿，一名连虫陆，一名鬼目，一名蓄，俗呼猪耳朵。生陈留〔2〕川泽，今所在有之。苗初搨地生，后攒生茎叉，高二尺余。其叶狭长，颇似莴苣而色深青；又似大蓝叶微阔，茎节间紫赤色。其花青白成穗〔3〕。其子三棱。根似牛旁〔4〕而坚实。味苦，性寒，无毒。

救饥：采嫩苗叶煤熟，水浸淘净苦味，油盐调食。其子熟时，打子捣为米，以滚水汤三五次，淘净下锅，作水饭食，微破腹。

治病：文具《本草·草部》条下。

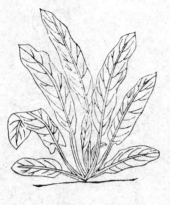

图 208　羊蹄苗

【注释】

〔1〕羊蹄苗：蓼科酸模属植物，似巴天酸模 *Rumex patientia* L. 或皱叶酸模 *R. crispus* L.。

〔2〕陈留：古代郡名，见《名医别录》。西汉元狩元年（前122）置，治所在陈留县（今河南开封县东南陈留镇），辖境相当今河南开封市级尉氏县以东，宁县以西，延津、长垣县以南，杞县、睢县以北地。西晋改为陈留国。

〔3〕穗：此处指圆锥花序的分枝。

〔4〕牛旁：见本书第222牛旁条。

【译文】

　　羊蹄苗，又叫东方宿、连虫陆、鬼目、蓄，俗称猪耳朵。生长在陈留郡有流水的湖泊沼泽旁，如今处处都有分布。幼苗平铺在地面上生长，后来抽出茎叉，高二尺多。它的叶狭长，很像莴苣叶，但颜色为深绿色；又像大蓝叶，但比大蓝叶略宽，茎上的节间为紫红色。它的花绿白色，聚集成穗状。它的果实三棱。根像牛蒡的根，但比较坚实。味苦，性寒，无毒。

　　救饥：采集嫩苗和叶煠熟，用水浸泡，淘净苦味，加入油、盐调拌食用。它的果实熟后，收取果实，捣成米，用滚水烫三五遍，淘净后下锅，做成水饭食用，令人略微腹泻。

　　治病：内容记载在《本草·草部》条下。

209. 苍　耳[1]

　　本草名菓音徙耳，俗名道人头，又名喝起草，一名胡菓，一名地葵，一名蔪音诗，一名常思，一名羊负来，《诗》谓之卷耳，《尔雅》谓之苓耳。生安陆[2]川谷及六安[3]田野，今处处有之。叶青白，类粘糊菜[4]叶。茎叶梢间结实[5]，比桑椹[6]短小而多刺。其实味苦、甘，性温。叶味苦、辛，性微寒，有小毒。又云无毒。

　　救饥：采嫩苗叶煠熟，换水浸去苦味，淘净，油盐调食。其

子炒微黄，捣去皮，磨为面，作烧
饼，蒸食亦可。或用子熬油点灯。

　　治病：文具《本草·草部》菓
耳条下。

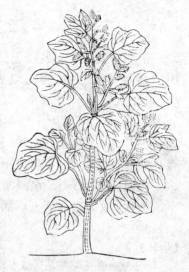

图209　苍　耳

【注释】

　　〔1〕苍耳：菊科苍耳属苍耳 *Xanthium strumarium* L.。苍耳与《诗经》中的"卷耳"、《尔雅》的"苓耳"是否为同一种植物，有待进一步研究。

　　〔2〕安陆：古代县名，见《名医别录》。秦置，属南郡。治所在今湖北安陆市西北五十三里。西汉属江夏郡。西晋为江夏郡治，东晋末徙治今湖北安陆市。

　　〔3〕六安：古代县名，见《名医别录》。三国魏改六安侯国置，治所在今安徽六安市北十里北城乡。

　　〔4〕粘糊菜：豨莶的别名。见本书第39豨莶条。

　　〔5〕实：此处指苍耳的总苞包着两个瘦果。

　　〔6〕桑椹：此处指桑的果实。见本书第323桑椹树条。

【译文】

　　苍耳，本草名菓耳，俗名道人头，又叫喝起草、胡菜、地葵、葹、常思、羊负来，《诗经》称它为卷耳，《尔雅》称它为苓耳。生长在安陆有流水的山谷中及六安的田野中，如今处处都有分布。叶绿白色，像粘糊菜叶。茎、叶和枝条间结果实，比桑椹的果实短小而且多刺。它的果实味苦、甘，性温。叶味苦、辛，性微寒，有小毒。一说无毒。

　　救饥：采集嫩苗和叶煠熟，多次换水，浸去苦味，淘洗干净，加入油、盐调拌食用。把它的籽实炒至微黄，捣去皮，磨成粉，做成烧饼，也可以蒸熟后食用。或者用籽实熬出油点灯。

　　治病：内容记载在《本草·草部》菓耳条下。

210. 姑 娘 菜[1]

俗名灯笼儿，又名挂金灯，本草名酸浆，一名醋浆。生荆楚川泽及人家田园中，今处处有之。苗高一尺余。苗似水茄[2]而小，叶似天茄儿[3]叶窄小；又似人苋叶颇大而尖。开白花。结房如囊[4]，似野西瓜蘋[5]，形如撮口布袋；又类灯笼样。囊中有实，如樱桃[6]大，赤黄色，味酸，性平、寒，无毒。叶味微苦。别条又有一种三叶酸浆草[7]，与此不同，治证亦别。

救饥：采叶煠熟，水浸淘去苦味，油盐调食。子熟摘取食之。

治病：文具《本草·草部》酸浆条下。

【注释】

〔1〕姑娘菜：茄科酸浆属酸浆 *Physalis alkekengi* L.。果实可供食用和药用。

〔2〕水茄：茄子 *Solanum melongena* L. 的地方品种名。茄，底本讹作"莨"，据《政和本草》改。

〔3〕天茄儿：见本书第 217 天茄儿苗条。

〔4〕结房如囊：姑娘菜的果实为浆果，果期花萼增大，果萼完全包围浆果，囊状。

〔5〕野西瓜蘋：即野西瓜苗的蘋果，见本书第 152 野西瓜苗条。

〔6〕樱桃：见本书第 346 樱桃树条。

〔7〕三叶酸浆草：即酸浆草。见本书第 19 酸浆草条。

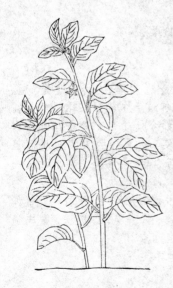

图 210　姑娘菜

【译文】

姑娘菜，俗名灯笼儿，又叫挂金灯，本草名叫酸浆，又叫醋浆。生长在荆、楚有流水的湖泊沼泽旁及普通人家的田园里，如今处处都有分布。植株高一尺多。苗像水茄苗，但比较小。叶像天茄儿叶，但较窄、小；又像人苋叶，但略大、尖。开白色花。果实囊状，犹如野西瓜的蘋果，形状像撮起口的布袋子;又像灯笼的形状。囊中有果实,像樱桃大小,红黄色。味酸,性平、寒,无毒。叶味微苦。别条又有一种三叶酸浆草,与这种不同,治疗的病症也不同。

救饥:采集叶煠熟,用水浸淘,去苦味后,加入油、盐调拌食用。果实熟后,摘取食用。

治病:内容记载在《本草·草部》酸浆条下。

211. 土 茜 苗 [1]

本草根名茜根,一名地血,一名茹藘音闾,一名茅蒐音搜,一名蒨与茜同。生乔山川谷,徐州[2]人谓之牛蔓,西土出者佳,今北土处处有之,名土茜根,可以染红。叶似枣[3]叶形,头尖下阔,纹脉竖直。茎方,茎叶俱涩,四五叶对生节间,茎蔓延附草木。开五瓣淡银褐花。结子小如绿豆粒,生青熟红。根紫赤色,味苦,性寒,无毒。一云味甘,一云味酸。畏鼠姑[4]。叶味微酸。

救饥:采叶煠熟,水浸作成黄色,淘净,油盐调食。其子红熟摘食。

治病:文具《本草·草部》茜根条下。

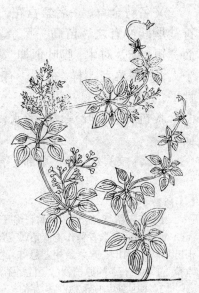

图 211 土茜苗

【注释】

〔1〕土茜苗:茜草科茜草属茜草 *Rubia cordifolia* L.,根入药,也可提取红色染料。

〔2〕徐州:古代州名,见《图经本草》。西汉武帝所置十三刺史部之一,辖境相当今山东东南部和江苏长江以北地区。东汉治所在郯城(今山东郯城县)。三国魏时移至彭城县(今江苏徐州市)。

〔3〕枣：见本书第362枣树条。

〔4〕鼠姑：牡丹的别名。牡丹，见本书第7石竹子条下注。

【译文】

茜草，做本草它的根叫茜根，又叫地血、茹藘、茅蒐、蒨。生长在乔山有流水的山谷中，徐州人叫它牛蔓，西方出产的最好，如今北方到处都有，叫土茜根，可用来染红色。叶像枣叶的形状，先端尖，基部宽，纹脉竖直。茎方形，茎和叶都粗糙，四五枚叶在节间轮生，茎蔓依附、攀爬在草木上。开浅的银褐色的花，具五枚花瓣。果实像绿豆粒大小，生时绿色，熟时红色。根紫红色，味苦，性寒，无毒。一说味甘，另一说味酸，畏鼠姑。叶味微酸。

救饥：采集叶煠熟，用水浸泡成黄色，淘洗干净后，加入油、盐调拌食用。它的果实变红成熟后可摘来食用。

治病：内容记载在《本草·草部》茜根条下。

212. 王不留行 [1]

又名剪金草，一名禁宫花，一名剪金花。生太山山谷，今祥符沙堈间亦有之。苗高一尺余。其茎对节生叉。叶似石竹子叶而宽短，抪茎对生，脚叶似槐 [2] 叶而狭长。开粉红花。结蒴如松子大，似罂粟壳 [3] 样，极小。有子如葶苈子大而黑色，味苦、甘，性平，无毒。

救饥：采嫩叶煠熟，换水淘去苦味，油盐调食。子可捣为面食。

治病：文具《本草·草部》条下。

【注释】

〔1〕王不留行：绘图为石竹科绳子草属女娄菜 *Silene aprica* Turcz. ex Fisch. et C. A. Mey.。有学者释作麦蓝菜属麦蓝菜 *Vaccaria hispanica* (Mill.) Rauschert，但叶形与第118麦蓝菜条相差悬殊，恐欠妥。我们怀疑在《图经本草》时期，本草"王不留行"的原植物已经混淆不清，所指并非一种。

〔2〕槐：见本书第320槐树芽条。

〔3〕罂粟壳：罂粟的果壳。罂粟，即御米
花的本草名。见本书第334御米花条。

【译文】

王不留行，又叫剪金草、禁宫花、剪
金花。生长在太山的山谷中，如今祥符
的沙岗间也有分布。植株高一尺多。茎
上分枝对生。叶像石竹子叶，但比较宽
短，在茎上对生，基生叶像槐叶，但比较
狭长。开粉红色花。结的果实像松子大
小，形状像罂粟壳，但很小。种子像葶苈
子大小，黑色，味苦、甘、性平、无毒。

救饥：采集嫩叶煤熟，换水淘去苦
味，加入油、盐调拌食用。种子可捣碎成
面食用。

治病：内容记载在《本草·草部》
条下。

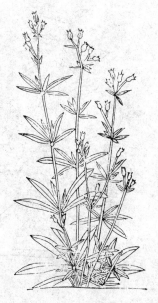

图212　王不留行

213. 白　薇 [1]

一名白幕，一名薇草，一名春草，一名骨美。生平原川谷并
陕西诸郡及滁州，今钧州密县山野中亦有之。苗高一二尺。茎叶
俱青，颇类柳叶而阔短；又似女娄脚叶而长硬毛涩。开花红色，
又云紫花。结角 [2] 似地稍瓜而大，中有白瓤 [3]。根状如牛膝根而
短，黄白色，味苦、咸，性平、大寒，无毒。恶黄耆、大黄 [4]、大
戟、干姜、干漆 [5]、山茱萸 [6]、大枣 [7]。

救饥：采嫩叶煤熟，水浸，淘净，油盐调食。并取嫩角煤熟，
亦可食。

治病：文具《本草·草部》条下。

【注释】

〔1〕白薇：中药白薇的原植物为萝藦科鹅绒藤属白薇 *Cynanchum atratum*

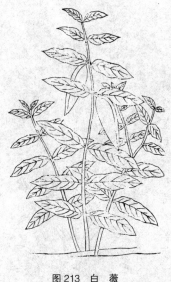

图 213　白　薇

Bunge，图文描述符合，但现在该种在河南北部少见，常见的是变色白前 *C. versicolor* Bunge。

〔2〕角：指白薇的蓇葖果。

〔3〕白瓤：指白薇的种子上有白色绢毛。

〔4〕大黄：中药名。本草原植物为蓼科大黄属 *Rheum* 多种植物，如掌叶大黄 *Rheum palmatum* L.、药用大黄 *R. officinale* Baill. 和鸡爪大黄 *R. tanguticum* (Maxim. ex Regel) Maxim. ex Balf.，根及根状茎入药。

〔5〕干漆：中药名。原植物为漆树科漆属漆 *Toxicodendron vernicifluum* (Stokes) F. A. Barkl.，树脂入药。

〔6〕山茱萸：实枣儿的本草名。见本书第 291 实枣儿树条。

〔7〕大枣：中药名。见本书第 362 枣树条。

【译文】

白薇，又叫白幕、薇草、春草、骨美。生长在平原及有流水的山谷中，陕西各郡和滁州都分布，如今钧州密县的山地和原野中也有生长。植株高一二尺。茎和叶都为绿色，很像柳叶，但比较宽短；又像女娄的基生叶，但比较长、硬且粗糙。开红色花，一说开紫花。蓇葖果像地稍瓜，但比较大，里面有白瓤。根的形状像牛膝的根，但比较短，黄白色。味苦、咸，性平、大寒，无毒。恶黄耆、大黄、大戟、干姜、干漆、山茱萸、大枣。

救饥：采集嫩叶煠熟，用水浸泡，淘洗干净后，加入油、盐调拌食用。一并摘取它的嫩果煠熟，也可以食用。

治病：内容记载在《本草·草部》条下。

新　增

214. 蓬 子 菜 [1]

生田野中，所在处处有之。其苗嫩时，茎有红紫线楞。叶似碱音减蓬叶微细。苗老结子，叶则生出叉刺。其子如独扫子大。苗叶味甜。

救饥：采嫩苗叶煠熟，水浸，淘净，油盐调食，晒干煠食尤佳。及采子，捣米青色，或煮粥，或磨面作饼蒸食皆可。

【注释】

〔1〕蓬子菜：茜草科拉拉藤属蓬子菜 *Galium verum* L.。

【译文】

蓬子菜，生长在田野中，在它所分布的区域中到处都有。植株嫩时茎上有红紫色的线楞。叶像碱蓬叶略细。植株老的时候结籽实，叶上长出叉刺。果实像独扫子的果实大小。苗和叶味甜。

救饥：采集嫩苗叶煠熟，用水浸泡，淘净，加入油、盐调拌食用，晒干煠后食用尤其好。也可以采集果实，捣成米，青绿色，或者用来煮粥，或者磨面做成饼蒸熟后食用都可以。

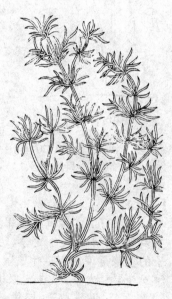

图 214　蓬子菜

215. 胡 枝 子 [1]

俗亦名随军茶。生平泽中。有二种，叶形有大小。大叶者类黑豆叶；小叶者茎类蓍草 [2]，叶似苜蓿 [3] 叶而长大。花色有紫

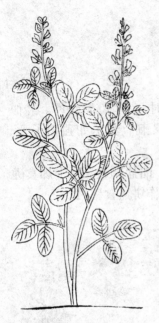

图 215 胡枝子

白[4]。结子如粟粒大，气味与槐[5]相类，性温。

救饥：采子，微春即成米，先用冷水淘净，复以滚水汤三五次，去水下锅，或作粥，或作炊饭皆可，食加野绿豆[6]，味尤佳。及采嫩叶蒸晒为茶，煮饮亦可。

【注释】

〔1〕胡枝子："大叶者"为豆科胡枝子属胡枝子 *Lespedeza bicolor* Tricz，幼叶可代茶饮，绘图即该种。"小叶者"疑为同属兴安胡枝子 *L. davrica* (Laxm.) Schindl.。

〔2〕蓍草：菊科蓍草属蓍 *Achillea millefolium* L.。

〔3〕苜蓿：见本书第 379 苜蓿条。

〔4〕紫白：胡枝子原变种的花冠紫红色，也有白色的变种，少见。

〔5〕槐：见本书第 320 槐树芽条。

〔6〕野绿豆：疑为山绿豆。见本书第 332 山绿豆条。

【译文】

胡枝子，俗名也叫随军茶。生长在平坦而水草丛杂的湿地中。有两种，叶形有大小之分。大叶胡枝子的叶类似黑豆叶，小叶胡枝子的茎像蓍草的茎，叶像苜蓿叶，但比较长大。花分紫色和白色。种子如粟粒大小，气味类似槐，性温。

救饥：采集种子，略微一春就成米，先用冷水淘净，再用滚水烫三五次，去掉水后下锅，或者做成粥，或者做炊饭都可以。食用时加上野绿豆，味道尤其好。采集嫩叶蒸后晒干做成茶，直接煮水饮用也可以。

216. 米 布 袋[1]

生田野中。苗搨地生。叶似泽漆[2]叶而窄，其叶顺茎排生[3]。梢头攒结[4]三四角[5]，中有子，如黍粒大，微扁，味甜。

救饥：采角取子，水淘洗净，下锅煮食。其嫩苗叶煤熟，油盐调食亦可。

【注释】

〔1〕米布袋：似豆科米口袋属米口袋 *Gueldenstaedtia verna* (Georgi) Boriss.。

〔2〕泽漆：见本书第18泽漆条。

〔3〕其叶顺茎排生：此处描述小叶在复叶叶轴上的排列方式。叶：指小叶。茎：指叶轴。

〔4〕攒结：指荚果簇生在果序轴的顶端。

〔5〕角：指米布袋的荚果，角状。

【译文】

米布袋，生长在田野中。植株贴地生长。叶像泽漆叶，但较窄，它的小叶顺着叶轴排列生长。花葶梢头簇生三四个荚果，里面有种子，种子像黍粒大小，微扁，味甜。

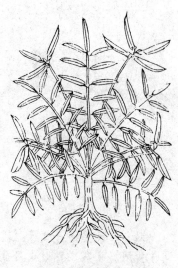

图216　米布袋

救饥：采集荚果，取出种子，用水淘洗干净，下锅煮熟食用。把它的嫩苗和叶煤熟后，加入油、盐调拌食用也可以。

217. 天茄儿苗[1]

生田野中。苗高二尺许。茎有线楞。叶似姑娘草[2]叶而大；又似和尚菜叶却小。开五瓣小白花。结子似野葡萄[3]大，紫黑色，味甜。

救饥：采嫩叶煤熟，水浸去邪味，淘净，油盐调食。其子熟时亦可摘食。

治病：今人传说，采叶傅贴肿毒金疮[4]，拔毒。

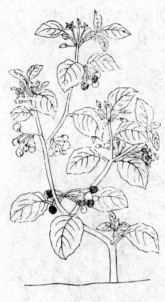

图 217 天茄儿苗

【注释】

〔1〕天茄儿苗：茄科茄属龙葵 *Solanum nigrum* L.，现在河南新乡地区俗称为"黑天茄儿"，浆果成熟时变黑，可供食用或提取染料，全株可供药用。

〔2〕姑娘草：即姑娘菜。见本书第210姑娘菜条。

〔3〕野葡萄：见本书第357野葡萄条。

〔4〕金疮：病名，见《金匮要略》。即金创，指金属利器造成的创伤，并包括因创伤而化脓溃烂的疮。

【译文】

天茄儿苗，生长在田野中。植株高二尺左右。茎上有线楞。叶像姑娘草叶，但较大；又像和尚菜叶，但较小。开五瓣的白色小花。结的果实像野葡萄大小，紫黑色，味甜。

救饥：采集嫩叶煤熟，用水浸去异味，淘洗干净后，加入油、盐调拌食用。果实成熟时也可摘来食用。

治病：现在的人传说，采集叶来敷贴肿毒金疮，可以拔毒。

218. 苦 马 豆[1]

俗名羊尿胞。生延津县[2]郊野中，在处亦有之。苗高二尺许。茎似黄耆苗，茎上有细毛。叶似胡豆[3]叶微小；又似蒺藜叶却大。枝叶间开红紫花。结壳如拇指顶大，中间多虚[4]，俗呼为羊尿胞，内有子如荋音顷子大，茶褐色。子叶俱味苦。

救饥：采叶煤熟，换水浸去苦味，淘净，油盐调食。及取子水浸淘去苦味，晒干，或磨或捣为面，作烧饼、蒸食皆可。

【注释】

〔1〕苦马豆：豆科苦马豆属苦马豆 *Sphaerophysa salsula* (Pall.) DC.。

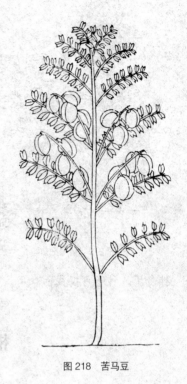

〔2〕延津县：见《救荒本草》,今河南省
延津县,明属开封府。

〔3〕胡豆：见本书第330胡豆条。

〔4〕中间多虚：该种荚果膨胀,荚果里
面空,因此称"中间多虚"。

【译文】

苦马豆,俗名叫羊尿胞。生长在
延津县郊外的山地和原野中,它所分
布的地方到处都有。植株高二尺左右。
茎像黄耆苗,茎上有细毛。叶像胡豆
叶,但略小；又像蒺藜叶,但较大。枝
叶中间开红紫色花。结的荚果像拇指
顶那样大,果实里面虚空,俗名叫羊
尿胞,里面有种子像苘麻子大小,茶
褐色。种子和叶都味苦。

救饥：采集叶煤熟,换水浸去苦
味,淘洗干净后,加入油、盐调拌食
用。也可采集种子用水浸泡、淘洗去
掉苦味,晒干,磨面或者捣成面,做烧
饼、蒸熟食用都可以。

图218　苦马豆

219. 猪尾把苗〔1〕

一名狗脚菜。生荒野中。苗长尺余。叶似甘露儿〔2〕叶而甚
短小,其头颇齐,茎叶皆有细毛。每叶间顺条开小白花。结小蒴
儿,中有子,小如粟粒,黑色。苗叶味甜。

救饥：采嫩叶煤熟,换水浸淘净,油盐调食。子可捣为面食。

【注释】

〔1〕猪尾把苗：待考。从绘图看,该植物花冠筒长,单生于叶腋,疑似报
春花科珍珠菜属 *Lysimachia* 植物或柳叶菜科柳叶菜属 *Epilobium* 植物,倪根金
等认为是珍珠菜属金爪儿 *L. grammica* Hance,但该种花为黄色,仅供读者参考。

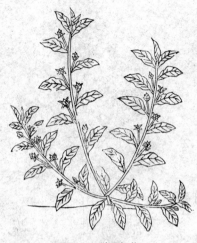

图 219　猪尾把苗

〔2〕甘露儿：见本书第 402 甘露儿条。

【译文】

猪尾把苗，又叫狗脚菜。生长在荒野中。植株一尺多高。叶像甘露儿叶，但很短小，叶顶端相当整齐，茎和叶上都被细毛。每片叶子的叶腋间向上开出白色的小花。结小蒴（果），里面有种子，像粟粒大小，黑色。苗和叶味甜。

救饥：采集嫩叶煤熟，换水浸泡，淘洗干净后，加入油、盐调拌食用。种子可捣成面食用。

根叶可食

《本草》原有

220. 黄 精 苗〔1〕

俗名笔管菜，一名重楼，一名菟竹，一名鸡格，一名救穷，一名鹿竹，一名萎蕤，一名仙人余粮，一名垂珠，一名马箭，一名白及。生山谷，南北皆有之，嵩山、茅山者佳。根生肥地者大如拳，薄地者犹如拇指。叶似竹叶，或两叶，或三叶，或四五叶，俱皆对节而生。味甘，性平，无毒。又云茎光滑者谓之太阳之草，名曰黄精，食之可以长生。其叶不对节，茎叶毛钩子者，谓之太阴之草，名曰钩吻〔2〕，食之入口立死。又云茎不紫、花不黄为异。

救饥：采嫩叶煤熟，换水浸去苦味，淘洗净，油盐调食。山中人采根，九蒸九暴，食甚甘美。其蒸暴用瓮去底，安釜[3]上，装置黄精令满，密盖蒸之，令气溜，即暴之。如此九蒸九暴，令极熟，若不熟，则刺人喉咽。久食长生辟谷[4]。其生者，若初服只可一寸半，渐渐增之，十日不食他食。能长服之，止三[5]尺，服三百日后，尽见鬼神，饵必升天。又云花实极可食，罕得见，至难得。

治病：文具《本草·草部》条下。

【注释】

〔1〕黄精苗：文字糅合了百合科黄精属 *Polygonatum* 多种植物，绘图即黄精 *Polygonatum sibiricum* Redouté。汉代以来追求神仙方药的服食家为迎合某些需求为这种植物"杜撰"了许多神奇故事，多为不经之谈。

〔2〕钩吻：现代植物分类学工具书将其处理为马钱科钩吻属钩吻 *Gelsemium elegans* (Gardn. et Champ) Benth.。钩吻最早见张华《博物志》，但该书中提到钩吻只是与黄精做比较而已，后人将其演绎，甚至以讹传讹，认为是黄精之"有毛钩子者"。

〔3〕釜：古代的一种炊具，相当于现代的锅。

〔4〕辟谷：古代服食家为追求轻身、长生，服食某些药物后，不再食用粮食，叫"辟谷"。

〔5〕止三：《格致丛书》本作"中一"。

【译文】

黄精苗，俗名笔管菜、重楼、菟竹、鸡格、救穷、鹿竹、萎蕤、仙人余粮、垂珠、马箭和白及。生长在山谷中，南北都有，嵩山、茅山产的品质好。生长在肥沃土地里的根状茎像拳头大小，瘠薄土地里生长的犹如拇指大小。叶像竹叶，或者两叶，或者三叶，或者四五叶，都对节生长（对生或者轮生）。味甘，性平，无毒。一说，

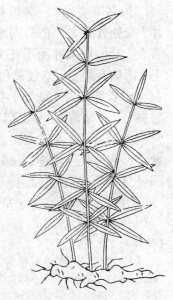

图 220　黄精苗

茎光滑的是太阳之草,名叫黄精,食用后可以使人长生不老。那些叶不对生、茎叶上有毛钩子的,是太阴之草,名叫钩吻,食用这种植物时,刚一入口人就会死亡。又说茎不紫、花不黄的是不同的种。

救饥:采集嫩叶煠熟,换水浸去苦味,淘洗干净后,加入油、盐调拌食用。山里人采挖根状茎,九蒸九晒后,食用起来味道很甜美。它的蒸晒方法是用瓮,去掉瓮底,安在釜上,装入黄精,把瓮装满,然后盖紧,生火蒸,使蒸汽滞留,再暴晒。这样九蒸九晒,使黄精很熟,如果不熟,服用时,就会刺人的喉咽。久食黄精可以使人长生、可辟谷。服用生黄精,如果初次服用,只可服用一寸半,渐渐增加,可以十天内不吃其他食物。如果能长期服用黄精,三尺,服三百天后,可以看见鬼神,服食(黄精)必定升天。又说,花和果实非常适合食用,只是很难见,更难得到。

治病:内容记载在《本草·草部》条下。

221. 地 黄 苗[1]

俗名婆婆奶,一名地髓,一名苄音户,一名芑音杞。生咸阳川泽,今处处有之。苗初搨地生,叶如山白菜[2]叶而毛涩,叶面深青色;又似芥菜叶而不花叉,比芥菜叶颇厚。叶中撺茎,上有细毛,茎梢开筒子花,红黄色,北人谓之牛奶子花。结实如小麦[3]粒。根长四五寸,细如手指,皮赤黄色,味甘、苦,性寒,无毒。恶贝母,畏芜荑[4],得麦门冬、清酒良。忌铁器。

救饥:采叶煮羹食。或捣绞根汁,搜[5]面作饼饦[6],及冷淘食之。或取根浸洗净,九蒸九暴,任意服食。或煎以为煎食。久服轻身不老,变白[7]延年。

治病:文具《本草·草部》条下。

【注释】

〔1〕地黄苗:玄参科地黄属地黄 Rehmannia glutinosa (Gaert.) Libosch. ex Fisch et Mey.,河南俗名婆婆奶、蜜蜜罐等。河南西北部博爱县即为中药地黄的重要产区。最近,分子系统学的研究结果将地黄属置于列当科 Orobanchaceae。

〔2〕山白菜:见本书第 392 山白菜条。

〔3〕小麦：禾本科小麦属普通小麦 *Triticum aestivum* L.。

〔4〕芜荑：中药名。榆科榆属大果榆 *Ulmus macrocarpa* Hance，果实入药。

〔5〕搜：方言。河南民间发音shōu，指和面及揉面。

〔6〕怀饦（bó tuō）：一种面粉或米粉制成的食品。

〔7〕变白：使人皮肤变白。魏晋时期，士族、服食家和神仙家以皮肤白为时尚。

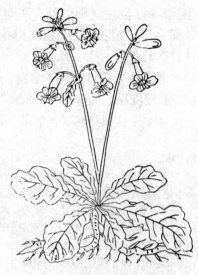

图 221　地黄苗

【译文】

地黄苗，俗名婆婆奶，又叫地髓、芐、芑。生长在咸阳的湖泊沼泽旁，如今处处都有。植株初生时平铺在地面上生长，叶像山白菜叶，但比较粗糙，叶面深绿色；又像芥菜叶，但不分裂，比芥菜叶略厚。叶中抽出花葶，茎上被细毛，顶端开筒子形的花，花红黄色，北方人叫它牛奶子花。结的种子像小麦粒。根长四五寸，像手指般粗细，根皮红黄色。味甘、苦，性寒，无毒。恶贝母，畏芜荑，与麦门冬、清酒相配更好。忌铁器。

救饥：采集叶煮成羹食用。或者捣碎绞烂根，取出根里的汁，用汁揉面作成怀饦食用，及冷水淘洗后食用。或者采取根浸泡，洗干净，九蒸九晒，任意服食。或煎，做成煎食食用。久服可以使人轻身不老，使人皮肤变白、延年益寿。

治病：内容记载在《本草·草部》条下。

222. 牛 旁 子〔1〕

本草名恶实，未去萼〔2〕名鼠粘子，俗名夜叉头，根谓之牛菜。生鲁山〔3〕平泽，今处处有之。苗高二三尺。叶如芋〔4〕叶，长大而涩。花〔5〕淡紫色。实〔6〕似葡萄〔7〕而褐色，外壳如栗球〔8〕而小，多刺，鼠过之则缀惹[9]不可脱，故名。壳中有子[10]，如半麦粒而扁小。根长尺余，粗如拇指，其色灰黲。味辛，性平。一云味甘，无毒。

救饥：采苗叶煠熟，水浸去邪气，淘洗净，油盐调食。及取根，水浸洗净，煮熟食之。久食甚益人，身轻耐老。

治病：文具《本草·草部》恶实条下。

【注释】

〔1〕牛旁子：菊科牛蒡属牛蒡 Arctium lappa L.。可供食用及药用。现在，多个地区栽培牛蒡，牛蒡根已经逐渐发展为蔬菜。

〔2〕萼：此处指总苞片。

〔3〕鲁山：山名，见《名医别录》。历史上鲁山有三处：1. 在今山东沂源县西北，与淄博市交界处。2. 一名露山，在今河南鲁山县东十八里。3. 一名大别山、翼际山，即今湖北武汉市汉阳城区东北龟山。疑即河南的鲁山。

〔4〕芋：见本书第 365 芋苗条。

〔5〕花：此处指头状花序上的筒状花。

〔6〕实：此处指牛旁子的瘦果。

〔7〕葡萄：见本书第 350 葡萄条。

〔8〕栗棵：此处指壳斗科栗属栗 Castanea mollissima Blume 的壳斗。

〔9〕缀惹：意为粘住。

〔10〕子：多指种子，此处指牛旁子的瘦果。

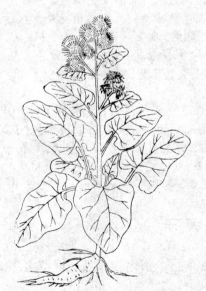

图 222　牛旁子

【译文】

牛旁子，本草名叫恶实，没有去萼（总苞片）的叫鼠粘子，俗名叫夜叉头，根叫牛菜。生长在鲁山平坦的湿地中，如今处处都有分布。植株高二三尺。叶像芋叶，长大而粗糙。花淡紫色，果实像葡萄，但呈褐色，外壳像栗棵，但较小，多刺。老鼠经过时就会被粘住，挣脱不了，因此得名鼠粘子。壳中有瘦果，有半个麦粒大，但比较扁小。根有一尺多长，像拇指粗，颜色灰暗。味辛，性平。一说味甘，无毒。

救饥：采集苗和叶煠熟，用水浸泡，去掉邪气，淘洗干净后，加入油、盐调拌食用。或者取根，用水浸泡，洗干净后，煮熟食用。长期食用对人非常有益，可以令人身轻、耐老。

治病：内容记载在《本草·草部》恶实条下。

223. 远　志[1]

一名棘菀，一名葽音腰绕，一名细草。生太山及菟句川谷，河、陕、商、齐、泗州[2]亦有，俗传夷门[3]远志最佳，今密县梁家冲山谷间多有之。苗名小草，叶似石竹子叶，又极细。开小紫花，亦有开红白花者。根黄色，形如蒿根，长及一尺许，亦有根黑色者。根叶俱味苦，性温，无毒。得茯苓[4]、冬葵子[5]、龙骨[6]良，杀天雄[7]、附子毒，畏珍珠[8]、藜芦、蜚蠊[9]、齐蛤[10]、蛴螬[11]。

救饥：采嫩苗叶煠熟，换水浸去苦味，淘净，油盐调食。及掘取根，换水煮，浸淘去苦味，去心，再换水煮极熟，食之。不去心，令人心闷[12]。

治病：文具《本草·草部》条下。

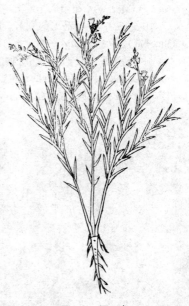

图223　远　志

【注释】

〔1〕远志：远志科远志属西伯利亚远志 *Polygala sibirica* L.，绘图所示花序为假顶生，这是西伯利亚远志的一个重要特征，我们在野外调查发现密县的确广泛分布该种。远志属植物花部龙骨瓣顶端撕裂成条，如鸡冠状，这一特征在图上表现得细致。现在中药远志的原植物多用远志科远志属远志 *P. tenuifolia*

Willd.，许多学者也将此条释作该种，欠妥。

〔2〕泗州：古代州名，见《图经本草》药图"泗州远志"。北周大象二年（580）改安州置，治所在宿预县（今江苏泗阳县西北郑楼乡古城）。唐开元二十三年（735）徙治临淮县（今江苏盱眙县西北），辖境相当今江苏宿迁、邳州、睢宁、泗阳、涟水、灌南、泗洪及安徽泗县等市地。

〔3〕夷门：古代开封的别称，见《图经本草》"夷门远志"。因夷门为战国魏大梁城东门而得名。东门故址在今河南开封市城内东北隅。

〔4〕茯苓：真菌，多孔菌科卧孔属茯苓 Poria cocos (Schw.) Wolf. 的菌核。

〔5〕冬葵子：中药名。见本书第 377 冬葵菜条。

〔6〕龙骨：中药名。即哺乳动物象类、犀类、三趾马、牛类、鹿类等的骨骼化石。由磷灰石 Apatite、方解石 Calcite 和少量黏土矿物组成。

〔7〕天雄：中药名。原植物为毛茛科乌头属乌头 Aconitum carmichaeli Debx.，块根入药。

〔8〕珍珠：中药名。为珍珠贝科动物合浦珠母贝 Pinctada martensii (Dunker)、珠母贝 P. margaritifera (Linnaeus) 和大珠母贝 P. maxima (Jameson) 等多种以及蚌科动物三角帆蚌 Hyriopsis cumingii (Lea) 等多种贝类动物贝壳中的外套膜受刺激而形成的珍珠。

〔9〕蜚蠊：中药名。原动物疑为步行虫科虎斑步（虫甲）Pheropsophus jessoensis (Moraw).，全虫入药。

〔10〕齐蛤：中药马刀的别名。原动物为蚌科巨首楔蚌 Cuneopsis capitata (Heude) 或短褐矛蚌 Lanceolaria grayana (Lea) 及其近缘种，贝壳入药。

〔11〕蛴螬：中药名。原动物为鳃金龟科东北大黑鳃金龟 Holotrichia diomphalia Bates 及其近缘种的幼虫，全虫入药。

〔12〕心闷：愁闷引起的心口不舒服。

【译文】

远志，又叫棘菀、葽绕、细草。生长在太山及冤句有流水的山谷中，河、陕、商、齐、泗州也有分布，传说夷门生产的远志最佳，现在密县梁家冲的山谷中有很多。植株的名字叫小草，叶像石竹子叶，很细。开紫色的小花，也有开红白色花的。根黄色，形状像蒿根，长一尺左右，也有根为黑色的。根和叶都味苦，性温，无毒。得茯苓、冬葵子、龙骨良，杀天雄、附子毒，畏珍珠、藜芦、蜚蠊、齐蛤、蛴螬。

救饥：采集嫩苗和叶煠熟，换水浸泡，去除苦味，淘洗干净后，加入油盐调食。也可以掘取根，换水煮，浸泡、淘洗去掉苦味，去除心，再换水煮，煮到熟透的时候食用。如果不去心食用，会令人心冈。

治病：内容记载在《本草·草部》条下。

新　增

224. 杏叶沙参[1]

一名白面根。生密县山野中。苗高一二尺，茎色青白。叶似杏[2]叶而小，边有叉牙；又似山小菜叶，微尖而背白。梢间开五瓣白碗子花。根形如野胡萝卜，颇肥，皮色灰黪，中间白色。味甜，性微寒。本草有沙参，苗叶根茎，其说与此形状皆不同，未敢并入条下，乃另开于此。其杏叶沙参又有开碧色花者。

救饥：采苗叶煠熟，水浸，淘净，油盐调食。掘根，换水煮食亦佳。

治病：与《本草·草部》下沙参同用。

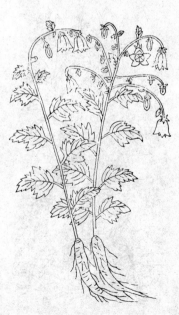

图 224　杏叶沙参

【注释】

〔1〕杏叶沙参：桔梗科沙参属杏叶沙参 Adenophora petiolata Pax et K. Hoffm. subsp. *hunanensis* (Nannf.) D. Y. Hong et S. Ge。松村任三和王作宾等鉴定为 *Adenophora latifolia* Fisch.〔现被处理为长白沙参 A. *pereskiifolia* (Fisch. ex Schult.) Fisch. ex G. Don 的异名〕，钟补求先生认为"然未确切，A. *latifolia* Fisch. 之叶，常作轮生，间有互生，然极罕见，而图内俱为互生叶，且显俱叶柄，甚似 A. *petiolata* 之叶也"。也有学者认为是裂叶沙参 A. *lobophylla* D. Y. Hong，但该种特产四川西北部，河南没有记载。

〔2〕杏：见本书第 361 杏树条。

【译文】

杏叶沙参，又叫白面根。生长在密县的山间旷野中。植株高一二尺，茎绿白色。叶像杏叶，但比较小，边缘有锯齿；又像山小菜叶，略尖而且叶背面白色。枝条中间开白花，五枚花瓣，碗形。根的形状像野胡萝卜，很肥厚，皮的颜色灰暗，根里面白色。味甜，性微寒。古代本草中记载了沙参，但对苗、叶、根、茎的描述与本种的形状不同，因此我们不敢将它并入沙参条下，于是另辟一条在这里。这种杏叶沙参又有开碧色花的。

救饥：采集苗和叶煠熟，用水浸泡，淘洗干净后，加入油、盐调拌食用。挖掘根，换水煮熟后食用也味美。

治病：与《本草·草部》下沙参相同作用。

225. 藤长苗[1]

又名旋菜。生密县山坡中。拖蔓而生，苗长三四尺余。茎有细毛。叶似滴滴金[2]叶而窄小，头颇齐。开五瓣粉红大花。根似打碗花[3]根。根叶皆味甜。

救饥：采嫩苗叶煠熟，水淘净，油盐调食。掘根，换水煮熟亦可食。

【注释】

〔1〕藤长苗：旋花科打碗花属藤长苗 *Calystegia pellita* (Ledeb.) G. Don。常见野菜。

〔2〕滴滴金：旋花科马蹄金属马蹄金 *Dichondra micrantha* Urban。

〔3〕打碗花：即葍子根的别名，见本书第 173 葍子根条。

【译文】

藤长苗，又叫旋菜。生长在密县的山坡上。（植株为藤本，）拖蔓

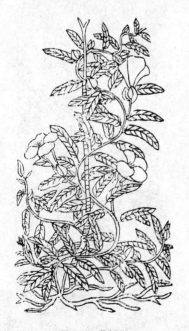

图 225 藤长苗

生长，植株长三四尺多。茎上有细毛。叶似滴滴金叶但比较窄小，叶顶端相当整齐（不分叉）。开粉红色的大花，花瓣五枚。根像打碗花的根。根和叶味都甜。

救饥：采集嫩苗和叶煠熟，用水淘净后，加入油、盐调拌食用。采挖根，换水煮熟后也可以食用。

226. 牛 皮 消[1]

生密县山野中。拖蔓而生，藤蔓长四五尺。叶似马兜零叶，宽大而薄；又似何首乌[2]叶，亦宽大。开白花，结小角儿[3]。根类葛根[4]而细小，皮黑肉白，味苦。

救饥：采叶煠熟，水浸去苦味，油盐调食。及取根，去黑皮，切作片，换水煮去苦味，淘洗净，再以水煮极熟食之。

【注释】

〔1〕牛皮消：萝藦科鹅绒藤属牛皮消 *Cynanchum auriculatum* Royle ex Wight。

〔2〕何首乌：见本书第235何首乌条。

〔3〕小角儿：指牛皮消的蓇葖果，披针形，像小角儿。

〔4〕葛根：见本书第234葛根条。

【译文】

牛皮消，生长在密县的山地和原野中。爬蔓生长，藤蔓长四五尺。叶像马兜零叶，较马兜零叶宽大，但薄；又像何首乌叶，也宽大。开白花。结的果实像小角儿。根像葛根，但比较细小，皮黑肉白，味苦。

救饥：采集叶煠熟，用水浸去苦味，加入油、盐调拌食用。或者取根，去掉黑皮，切成片，换水煮去苦味，淘洗干净，再用水煮到很熟后食用。

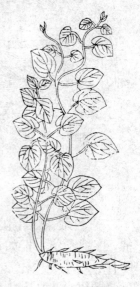

图226 牛皮消

227. 菹_{上音鲊}草^{〔1〕}

即水藻也。生陂塘及水泊中。茎如粗线，长三四尺。叶形似柳叶而狭长，故名柳叶菹，又有叶似蓬子叶者^{〔2〕}。根粗如钗股而^{〔3〕}色白，味微咸，性微寒。

救饥：捞取茎叶连嫩根，拣择洗淘洁净，剉碎，煠熟，油盐调食。或加少米煮粥食，尤佳。

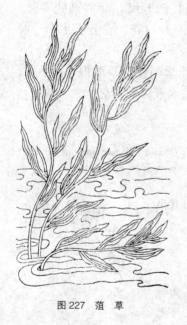

图 227 菹 草

【注释】

〔1〕菹草：眼子菜科眼子菜属菹草 *Potamogeton crispus* L.。吴征镒先生认为《诗经》中记载的荇菜应为此属植物。

〔2〕又有叶似蓬子者：即水豆儿。见本书第 228 水豆儿条。

〔3〕而：底本讹作"面"，据《四库》本改。

【译文】

菹草，就是水藻。生长在池塘及水泊中。茎像粗线，长三四尺。叶形像柳叶，但比较狭长，因此叫柳叶菹，又有一种叶像蓬子叶的。根像钗股那样粗，颜色白，味微咸，性微寒。

救饥：捞取叶连同嫩根，拣择、洗淘洁净后，剉碎，煠熟，加入油、盐调拌食用。或者加少量米煮粥食用，更好吃。

228. 水 豆 儿^{〔1〕}

一名葳菜。生陂塘水泽中。其茎叶比菹草又细，状类细线，连绵不绝。根如钗股而色白，根下有豆^{〔2〕}，如退皮绿豆瓣，味甘。

救饥：采秧及根豆，择洗洁净，煮食。生腌食亦可。

【注释】

〔1〕水豆儿: 狸藻科狸藻属狸藻 *Utricularia vulgaris* L.。

〔2〕根下有豆: 水豆儿为水生食虫草本，茎枝变态成匍匐枝、假根和叶器，生在假根上的捕虫囊形状像豆子，古人认为是"豆"。

【译文】

水豆儿，又叫蕨菜。生长在池塘水泽中。它的茎、叶比菹草细，形状像细线，连绵不断。根像钗股，但颜色白，根下有豆，如脱去种皮的绿豆瓣，味甜。

救饥: 采植株和根豆，择洗干净后，煮熟食用。也可以生时腌渍后食用。

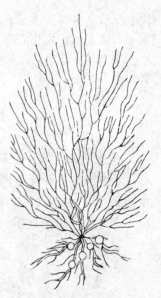

图 228　水豆儿

229. 草 三 奈[1]

生密县梁家冲山谷中。苗高一尺许。叶似蘘草[2]而狭长。开小淡红花。根似鸡爪形而粗，亦香，其味甘、微辛。

救饥: 采根[3]，换水煮食。近根嫩白袴叶亦可煠食。

【注释】

〔1〕草三奈: 鸢尾科射干属射干 *Belamcanda chinensis* (L.) Redouté。

〔2〕蘘草: 植物名，疑为"蘘草"。蘘草，指姜科姜属蘘荷 *Zingiber mioga* (Thunb.) Rosc.。

〔3〕根: 此处应指根状茎。

【译文】

草三奈，生长在密县梁家冲的山谷

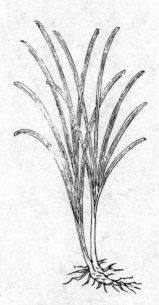

图 229　草三奈

中。植株高一尺左右。叶像蓑草,但比较狭长。开淡红色小花。根像鸡爪的形状,但比较粗,也香。其味甘、微辛。

救饥:采挖根,换水煮后食用。近根处嫩白的迭生叶也可煠熟食用。

230. 水 葱[1]

生水边及浅水中。科苗仿佛类家葱[2],而极细长。梢头结菁葵[3],仿佛类葱菁葵[4]而小,开黔白花。其根类葱根,皮色紫黑。根苗俱味甘、微咸。

救饥:采嫩苗连根,拣择洗净,煠熟,水浸淘净,油盐调食。

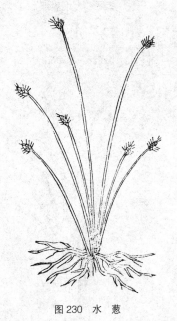

图 230 水 葱

【注释】

〔1〕水葱:莎草科荸荠属 Eleocharis 植物,具体种待考。据《河南植物志》Eleocharis 属植物河南分布有6种,农人统称为水葱。有学者鉴定为藨草属的水葱 Scirpus validus Vahl。〔FOC 将该学名处理为 Schoenoplectus tabernaemontani (C. C. Gmel.) Palla〕,欠妥。

〔2〕家葱:即葱,百合科葱属葱 Allium fistulosum L.。

〔3〕菁葵:此处指小穗,内含多个小坚果。

〔4〕葱菁葵:此处指葱的伞形花序。

【译文】

水葱,生长在水边及浅水中。植株很像家葱,但很细长。梢头结小穗,很像葱菁葵,但比较小,开暗白色的花。它的根像葱根,皮色紫黑。根和植株都味甘、微咸。

救饥:采集连根的嫩植株,拣择洗净,煠熟,用水浸泡,淘洗干净,加入油、盐调拌食用。

根笋可食

《本草》原有

231. 蒲　笋[1]

　　《本草》名其苗为香蒲，即甘蒲也。一名睢，一名醮，俚俗名此蒲为香蒲，谓菖蒲为臭蒲。其香蒲，水边处处有之，根[2]比菖蒲根极肥大而少节。其叶初未出水时，叶茎[3]红白色，采以为笋。后撺梗于丛叶中，花[4]抱梗端，如武士棒杵，故俚俗谓蒲棒。蒲黄即花中蕊屑[5]也，细若金粉。当欲开时，有便取之。市廛[6]间亦采之，以蜜搜作果食货卖，甚益小儿。味甘，性平，无毒。

　　救饥：采近根白笋，拣剥洗净，煠熟，油盐调食。蒸食亦可。或采根，刮去粗皱七伦切，晒干磨面，打饼蒸食皆可。

　　治病：文具《本草·草部》香蒲及蒲黄条下。

【注释】
　　〔1〕蒲笋：香蒲科香蒲属香蒲 *Typha orientalis* Presl.，本种花粉称蒲黄，入药，幼叶基部和根状茎先端可作野菜。该属的多种植物在河南被统称为香蒲、蒲草或水蜡烛，用途与香蒲相同。
　　〔2〕根：此处指香蒲的根状茎。
　　〔3〕叶茎：此处指香蒲的叶鞘，抱茎。
　　〔4〕花：此处指香蒲的雄、雌花序，形态学上为穗状花序，呈圆柱状。
　　〔5〕蕊屑：此处指香蒲雄花的花药。
　　〔6〕市廛：商肆集中的地方。

【译文】
　　蒲笋，《本草》命名它的植株为香蒲，即甘蒲，还叫睢、醮，俚俗名叫这种

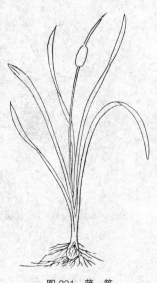

图 231　蒲　笋

蒲为香蒲，叫菖蒲为臭蒲。这种香蒲，水边到处都有，它的根（根状茎）比菖蒲的根肥大得多而且少节。它的叶刚萌发还没有出水时，叶柄为红白色，可以当作笋来采。之后叶丛中抽出葶，花在葶的顶端抱葶生长，像武士的棒杆，因此俚语叫它棒棒。蒲黄即花中花蕊上的花药，像金粉那样细。当花要开的时候，如果有花药产生，就取下来。市井小贩也采蒲黄，用蜜调拌，做成果子售卖，（食用这种果子）对儿童身体非常有益。味甘，性平，无毒。

救饥：采集近根处的白笋，拣、剥、清洗干净后，煠熟，加入油、盐调拌食用。蒸吃也可以。或者采挖根，刮去粗皮，晒干磨成面，做饼蒸熟食用。

治病：内容记载在《本草·草部》香蒲及蒲黄条下。

232. 芦 笋[1]

其苗名苇子草，本草有芦根，《尔雅》谓之葭華[2]上音佳，下是棰切。生下湿陂泽中。其状都似竹，但差小，而叶抱茎生，无枝叉。花白[3]，作穗[4]如茅[5]花。根如竹根，亦差小而节疏。露出浮水者不堪用。味甘，一云甘、辛，性寒。

救饥：采嫩笋煠熟，油盐调食。其根甘甜，亦可生啖[6]食之。

治病：文具《本草·草部》芦根条下。

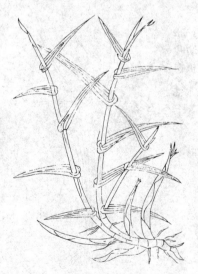

图 232 芦 笋

【注释】

〔1〕芦笋：禾本科芦苇属芦苇 *Phragmites australis* (Cav.) Trin. ex Steud.。芦苇形态变异很大，有学者曾分出 74 个变种。

〔2〕葭華：《尔雅》及《政和本草》引《图经》皆作"葭華"。

〔3〕花白：指小穗的外稃基盘上长

的白色丝状毛。

　　〔4〕作穗：指圆锥花序大而密集，具多数分枝。

　　〔5〕茅：见本书第233茅芽根条。

　　〔6〕咂：吮吸。

【译文】

　　芦笋，它的植株叫苇子草，本草有芦根，《尔雅》叫它葭葦。生长在地势低下的湿地里或池塘湖泽中。芦笋（各个部分的）形状都像竹子，但比较小，而且芦笋的叶是抱茎生长，没有枝叉。花白色，排列成穗，像茅花。根像竹根也比较小而且节较稀疏。露出水面或者浮在水中的不能用。味甘，一说味甘、辛，性寒。

　　救饥：采集幼嫩的芦芽煤熟，加入油、盐调拌食用。它的根甘甜，也可以生时吮吸食用。

　　治病：内容记载在《本草·草部》芦根条下。

233. 茅 芽 根[1]

　　本草名茅根，一名兰根，一名茹根，一名地菅音奸，一名地筋，一名兼杜，又名白茅菅。其芽[2]一名茅针。生楚地山谷，今田野处处有之。春初生苗，布地如针。夏生白花[3]，茸茸然，至秋而枯。其根[4]至洁白，亦甚甘美。根性寒，茅针性平，花性温，俱味甘、无毒。

　　救饥：采嫩芽，剥取嫩穰食，甚益小儿。及取根咂食甜味。久服利人，服食此可断谷。

　　治病：文具《本草·草部》茅根条下。

【注释】

　　〔1〕茅芽根：禾本科白茅属白茅 *Imperata cylindrica*（L.）Beauv.。其根状茎含糖，味甜可食，冬春季尤佳，也可供药用。农家孩童常采来咀嚼吮咂。

　　〔2〕芽：此处指未成熟的花序。

　　〔3〕白花：白茅具紧缩的圆锥花序，穗状，其小穗的基部具白色丝状柔毛。

　　〔4〕根：此处指白茅的根状茎。

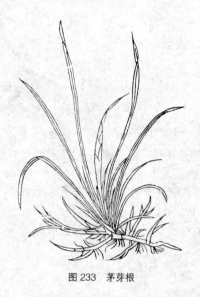

图 233　茅芽根

【译文】

　　本草名叫茅根，又叫兰根、茹根、地菅、地筋、兼杜、白茅菅。它的芽又叫茅针。生长在楚地的山谷中，如今田野中处处都有分布。初春生苗，幼苗平铺在地面上像针芒。夏季生出白花，细密的样子。到了秋天植株枯萎。它的根非常洁白，也很甜美。根性寒，茅针性平，花性温，都味甘、无毒。

　　救饥：采集嫩芽，剥取嫩穰食用，小孩食用非常有益。或者挖根，咂吸其中的甜味。长久服用对人有好处，服食茅根可以让人不食用粮食。

治病：内容记载在《本草·草部》茅根条下。

根及花皆可食

《本草》原有

234. 葛　根[1]

　　一名鸡齐根，一名鹿藿，一名黄斤。生汶山[2]川谷，及成州、海州、浙江并澧[3]鼎[4]之间，今处处有之。苗引藤蔓，长二三丈，茎淡紫色。叶颇似楸[5]叶而小，色青。开花似豌豆花，粉紫色。结实如皂荚[6]而小。根形如手臂，味甘，性平，无毒。一云性冷。杀野葛[7]、巴豆[8]百药毒。

　　救饥：掘取根入土深者，水浸洗净，蒸食之。或以水中揉出粉[9]，澄滤成块，蒸煮皆可食。及采花晒干煤食亦可。

治病：文具《本草·草部》条下。

【注释】

〔1〕葛根：豆科葛属葛 *Pueraria montana* (Lour.) Merr.。葛根可供食用及药用，茎皮纤维可供织布，即葛衣，也可制绳索及造纸。

〔2〕汶山：古代郡名，见《名医别录》。西汉元鼎六年（前111）置，治所在汶江县（今四川茂县北）。辖境相当今四川墨水县、邛崃县以东，岷山以南，北川、都江堰市以西地区。

〔3〕澧：古代州名，见《本草衍义》。隋开皇九年（589）改松州置，治所在澧阳县（今湖南澧县东南，唐移今澧县）。以澧水得名。大业初改为澧阳郡，唐武德四年（621）复为澧州。天宝初又改为澧阳郡，乾元初复为澧州。

〔4〕鼎：即鼎州。

〔5〕楸：见本书第317楸树条。

〔6〕皂荚：见本书第309皂荚树条。

〔7〕野葛：中药名。马钱科钩吻属钩吻 *Gelsemium elegans* (Gardn. et Champ) Benth.，该种植物大毒，有断肠草之称。

〔8〕巴豆：中药名。原植物为大戟科巴豆属的巴豆 *Croton tiglium* L.，种子入药。

〔9〕粉：指葛根中的淀粉。

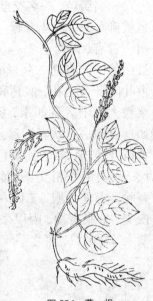

图234　葛　根

【译文】

葛根，又叫鸡齐根、鹿藿、黄斤。生长在汶山有流水的山谷中及成州、海州、浙江以及澧州和鼎州之间，如今处处都有。植株长出藤蔓，长二三丈，茎淡紫色。叶很像楸树叶，但比较小，绿色。开花像豌豆花，粉紫色。结的果实像皂荚，但比较小。根的形状像手臂。味甘，性平，无毒。一说性冷。杀野葛、巴豆等百药毒。

救饥：掘取入土深的根，用水浸泡，洗干净，蒸熟食用。或者在水中揉出粉，澄滤成块，蒸、煮后都可以食用。或者采集花晒干，煠熟后食用也可以。

治病：内容记载在《本草·草部》条下。

235. 何 首 乌 [1]

一名野苗，一名交藤，一名夜合，一名地精，一名陈知白，又名桃柳藤，亦名九真藤。出顺州南河县[2]，其岭外江南诸州及虔州[3]皆有，以西洛[4]、嵩山、归德[5]、柘城县[6]者为胜，今钧州密县山谷中亦有之。蔓延而生，茎蔓紫色。叶似山药[7]叶而不光。嫩叶间开黄白花，似葛勒花。结子有棱，似荞麦[8]而极细小，如粟粒大。根大者如拳，各有五楞瓣，状似甜瓜样，中有花纹，形如鸟兽山岳之状者极珍。有赤白二种，赤者雄，白者雌。又云雄者苗叶黄白，雌者赤黄色。一云雄苗赤，生必相对，远不过三四尺，夜则苗蔓相交，或隐化不见。凡修合药[9]，须雌雄相合服，有验。宜偶日服，二四六八日是也。其药本无名，因何首乌见藤夜交，采服有功，因以采人为名耳。又云其为仙草，五十年者如拳大，号山奴，服之一年，髭发乌黑；一百年如碗大，号山哥，服之一年，颜色红悦；百五十年如盆大，号山伯，服之一年，齿落重生；二百年如斗栲栳大，号山翁，服之一年，颜如童子，行及奔马；三百年如三斗栲栳[10]大，号山精，服之一年，延龄，纯阳之体[11]，久服成地仙。又云其头九数者，服之乃仙。味苦、涩，性微温，无毒。一云味甘。茯苓为之使，酒下最良。忌铁器、猪羊血及猪肉、无鳞鱼。与萝卜相恶，若并食，令人髭鬓早白，肠风[12]多热。

救饥：掘根，洗去泥土，以苦竹[13]刀切作片，米泔[14]浸经宿，

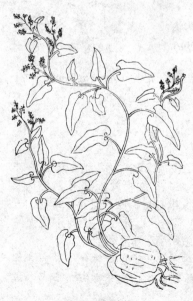

图 235　何首乌

换水煮去苦味，再以水淘洗净，或蒸或煮食之。花亦可作煤食。

治病：文具《本草·草部》条下。

【注释】

〔1〕何首乌：蓼科何首乌属何首乌 *Fallopia multiflora* (Thunb.) Harald. (=*Polygonum multiflorum* Thunb.)。中国古代服食家在这种植物上附会了许多神奇的故事，多是为了衬托它的"仙药"价值。

〔2〕南河县：古代县名，见唐李翱（772—841）《何首乌传》。唐武德四年（621）置，故治在今广西陆川县古城乡。宋开宝五年（972）废入陆川县。

〔3〕虔州：古代州名，见《何首乌传》。隋开皇九年（589）以南康郡改置，治所在赣县（今江西赣州市西南）。唐时辖境相当今江西赣县以南的赣江流域。

〔4〕西洛：古代地名，见《图经本草》"以西洛嵩山及南京柘城县者为胜"，具体所指待考。

〔5〕归德：古代州名，见《救荒本草》。疑指明洪武元年（1368）降归德府置，治所在今商丘县。弘治十六年（1503）徙治商丘县。辖境相当于今河南商丘市和商丘、宁陵、鹿邑、夏邑、永城、虞城等县地。后又升为归德府。

〔6〕柘城县：见《图经本草》。隋开皇十六年（596）置，属宋州，治所在今河南柘城县北。大业初属于梁郡。唐属宋州，贞观元年（627）废。永淳元年（682）复置。北宋属于应天府。

〔7〕山药：见本书第414山药条。

〔8〕荞麦：见本书第333荞麦苗条。

〔9〕修合药：炮制药及配药。

〔10〕栲栳：用柳条或竹子编成的笸箩之类的盛物器具。

〔11〕纯阳之体：方术名词。内丹家认为，通过修炼内丹，可以除尽阴邪，从后天返回先天，使原本错位的乾坤复位，此为纯阳之体。

〔12〕肠风：病名。以便血为主证的疾病。

〔13〕苦竹：疑为禾本科大明竹属苦竹 *Pleioblastus amarus* (Keng) Keng f.。

〔14〕米泔：即淘米水。

【译文】

何首乌，又叫野苗、交藤、夜合、地精、陈知白、桃柳藤、九真藤。产顺州南河县，岭外江南各州及虔州都有，以西洛、嵩山、归德、柘城县出产的较好，如今钧州密县的山谷中也有。爬蔓生长，茎蔓紫色。叶像山药叶，但没有光泽。嫩叶之间开黄白色花，类似葛勒花。结的籽实有棱，像荞麦，但很细小，有粟粒那样大。根大的像拳头大小，各有五个棱瓣，形状像甜瓜的样子，里面有花纹，形状像鸟兽山岳的极其珍贵。有红、白两种，红的为雄株，白的为雌株。一说雄株苗和叶为黄白色，雌株红黄色。又一说雄株苗为红色，雌株和雄株必定相对而生，两者距离不过三四尺，夜晚苗蔓相交，或者隐化不见。凡是炮制药和配药，必须以雌株和雄株配合服用，很灵验。适合偶日服用，就是二四六八日。这种药本来没有名字，因为有个名叫何首乌的采药人看见这种植物藤蔓夜交，采服该药有功，因此用他的名字来命名。又一说何首乌是仙草，生长五十年的像拳头大，名叫山奴，服用一年，可以使人须发乌黑；生长一百年的像碗大，名叫山哥，服用一年，可以使人脸色红悦；生长一百五十年的像盆大，名叫山伯，服用一年，可以使人牙齿脱落后再生牙齿；生长二百年的像一斗的栲栳大，名叫山翁，服用一年，可以使人颜面年轻像孩童，行走像奔马；生长三百年的像三斗的栲栳大，名叫山精，服用一年，可以延长寿命，成为纯阳之体，久服可以成地仙。又一说何首乌的头有九个的类型，服用后可以成仙。味苦、涩，性微温，无毒。一说味甘。茯苓为它的使药，用酒送服最良。忌铁器、猪羊血及猪肉、没有鳞的鱼。与萝卜相恶，如果与萝卜一起服用，令人须发早白，肠风多热。

　　救饥：挖根，洗去泥土，用苦竹刀切成片，用米泔水浸泡一整夜，换水煮去苦味，再用水淘洗干净，或者蒸或者煮后食用。花也可以煠后食用。

　　治病：内容记载在《本草·草部》条下。

根及实皆可食

《本草》原有

236. 瓜 楼 根[1]

　　俗名天花粉，本草名栝楼实，一名地楼，一名果蠃音裸，一名天瓜，一名泽姑，一名黄瓜。生弘农川谷及山阴地，今处处有之。

入土深者良，生卤地[2]者有毒。《诗》所谓果蓏音裸之实[3]是也。根亦名白药，大者细如手臂，皮黄肉白。苗引藤蔓，叶似甜瓜[4]叶而作花叉[5]，有细毛。开花似葫芦花，淡黄色。实在花下[6]，大如拳，生青熟黄。根味苦，性寒，无毒。枸杞[7]为之使，恶干姜，畏牛膝、干漆，反乌头。

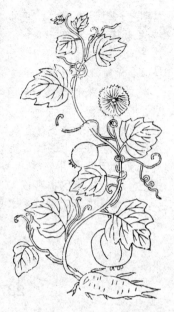

图236　瓜楼根

救饥：采根，削皮至白处，寸切之，水浸，一日一次换水，浸经四五日，取出烂捣研，以绢袋盛之，澄滤令极细如粉。或将根晒干，捣为面，水浸澄滤二十余遍，使极腻如粉。或为烧饼、或作煎饼、切细面皆可食。采栝楼穰煮粥食，极甘。取子炒干捣烂，用水熬油用亦可。

治病：文具《本草·草部》栝楼条下。

【注释】

　〔1〕瓜楼根：葫芦科栝楼属栝楼 *Trichosanthes kirilowii* Maxim.。

　〔2〕卤地：盐碱地。

　〔3〕果蓏之实：见《诗经·豳风·东山》："果蓏之实，亦施于宇。"

　〔4〕瓜：底本讹作"入"，据《农政全书》改。

　〔5〕作花叉：指栝楼叶常 3—5 浅裂至中裂。

　〔6〕实在花下：指栝楼的子房下位，果实在花下面。

　〔7〕枸杞：见本书第 307 枸杞条。

【译文】

　　栝楼根，俗名叫天花粉，本草名叫栝楼实，又叫地楼、果蠃、天瓜、泽姑、黄瓜。生长在弘农有流水的山谷中及山的北面，如今处处都有分布。根入土深的好，生在盐碱地中的有毒。《诗经》所说的

"果蓏之实"就是它。根也叫白药，大的像手臂般粗细，皮黄肉白。植株为藤本，叶像甜瓜叶，但有裂片，上面有细毛。开花像葫芦花，淡黄色。果实在花下面，大如拳头，生时绿色，熟后黄色。根味苦，性寒，无毒。枸杞为它的使药，恶干姜，畏牛膝、干漆，反乌头。

救饥：采挖根，削皮直削到露出白肉的地方，将根切成一寸大小，用水浸泡，每天换一次水，浸泡四五天后，取出捣碎研磨到稀烂，用绢袋盛着，澄滤直到像粉那样细。或者把根晒干，捣成面，用水浸泡、澄滤二十多遍，使它像粉那样极细。或者做烧饼、煎饼、切成细面都可以食用。采栝楼穰煮粥食用，非常甘甜。采取种子炒干捣烂，加水熬油用也可以。

治病：内容记载在《本草·草部》栝楼条下。

新　增

237. 砖 子 苗[1]

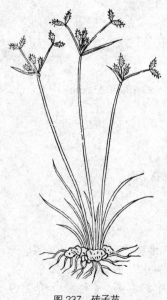

图 237　砖子苗

一名关子苗。生水边。苗似水葱而粗大、内实；又似蒲葶。梢开碎白花[2]。结穗似水莎草[3]穗，紫赤色。其子[4]如黍粒大。根似蒲根而坚实，味甜，子味亦甜。

救饥：采子磨面食。及采根，择洗净，换水煮食，或晒干磨为面食亦可。

【注释】

〔1〕砖子苗：莎草科三棱草属植物，似荆三棱 *Bolboschoenus yagara* (Ohwi) Y. C. Yang et M. Zhan 或扁秆藨草 *B. planiculmis* (F. Schmidt) T. V. Egorova。前人鉴定为砖子苗属 *Mariscus*（现 *FOC* 将其合并入 *Cyperus*），欠妥。

　　〔2〕碎白花：蔍草属植物小穗上小花的花柱伸出鳞片之外，看起来像是细碎的白花。

　　〔3〕水莎草：莎草科莎草属 *Cyperus* 植物。

　　〔4〕子：此处指果实，小坚果。

【译文】

　　砖子苗，又叫关子苗。生长在水边。植株像水葱，但比较粗大，茎内坚实不空；又像蒲草的花葶。花葶梢头开细碎的白花，结穗像水莎草的穗，紫红色。它的果实像黍粒大小。根像蒲根，但比较坚实。味甜，籽实味也甜。

　　救饥：采集籽实磨成面食用。或者采挖根，择洗干净，换水煮后食用，或者晒干磨成面食用也可以。

花叶皆可食

《本草》原有

238. 菊　花〔1〕

　　一名节华，一名日精，一名女节，一名女华，一名女茎，一名更生，一名周盈，一名傅延年，一名阴成。生雍州〔2〕川泽及邓〔3〕、衡、齐州田野，今处处有之。味苦、甘，性平，无毒。术〔4〕、枸杞〔5〕、桑根白皮〔6〕为之使。

　　救饥：取茎紫、气香而味甘者，采叶煠食，或作羹皆可。青茎而大、气味作蒿苦者不堪食，名苦薏〔7〕。其花亦可煠食，或炒茶食。

　　治病：文具《本草·草部》条下。

【注释】

　　〔1〕菊花：菊科菊属菊花 *Chrysanthemum morifolium* Ramat. 和野菊 *C.*

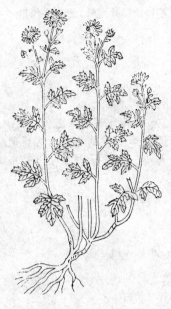

图 238　菊　花

indicum L.。前者为中国著名园艺植物，来源比较复杂，后者是前者一个重要的亲本。据 *FOC, Chrysanthemum morifolium* Ramat. 这一学名本身还有一些问题没有理清，此处暂时采用在东亚地区较多使用的写法。

〔2〕雍州：古代州名，见《名医别录》。东汉兴平元年（194）分凉州河西四郡置，治所在姑臧县（今甘肃武威市），建安十八年（213），移治长安县（今陕西西安市西北）。秦岭以北弘农以西诸郡悉属雍州。三国魏时，辖境相当今陕西关中平原、甘肃东南部、宁夏南部及青海黄河以南的一部分。

〔3〕邓：古代州名，见《图经本草》药图"邓州菊花"。隋开皇七年（587）改荆州置，治所在穰县（今河南邓州市）。大业初改为南阳郡。唐武德二年（619）复改邓州。辖境相当今河南邓州、南阳二市及南阳、新野、内乡、西峡、淅川、镇平、南召等县地。天宝元年（742）改为南阳郡，乾元元年（758）复为邓州。

〔4〕术：菊科苍术属白术 *Atractylodes macrocephala* Koidz. 及其近缘类群。

〔5〕枸杞：见本书第 307 枸杞条。

〔6〕桑根白皮：中药名。见本书第 323 桑椹树条。

〔7〕苦薏：野菊 *Chrysanthemum indicum* L.，即为野生者。

【译文】

菊花，又叫节华、日精、女节、女华、女茎，更生、周盈、傅延年、阴成。它生长在雍州的湖泊沼泽旁及邓、衡、齐州的田野中，如今到处都有分布。味苦、甘，性平，无毒。术、枸杞、桑根白皮可以做它的使药。

救饥：选择那些茎紫色、气味芳香而甘甜的植株，采集叶煠熟食用或者作羹都可以。茎绿色、粗大而且气味像蒿那样苦的不能食用，叫做苦薏。它的花也可煠后食用，或者炒茶食用。

治病：内容记载在《本草·草部》条下。

239. 金银花[1]

本草名忍冬，一名鹭鸶藤，一名左缠藤，一名金钗股，又名
老翁须，亦名忍冬藤。旧不载所出州土，今辉县山野中亦有之。
其藤凌冬不凋[2]，故名忍冬草。附树延蔓而生，茎微紫色。对节
生叶，叶似薜荔[3]叶而青；又似水茶臼[4]叶，头微团而软，背颇
涩；又似黑豆叶而大。开花五出，微香，蒂带红色。花初开白色，
经一二日则色黄，故名金银花。本草中不言善治痈疽发背[5]，近
代名人[6]用之奇效。味甘，性温，无毒。

救饥：采花煠熟，油盐调食。及采嫩叶，换水煮熟，浸去邪
气，淘净，油盐调食。

治病：文具《外科精要》[7]及《本草·草部》忍冬条下。

【注释】

〔1〕金银花：忍冬科忍冬属忍冬 Lonicera japonica Thunb.。

〔2〕凋：底本讹作"周"，据《农政全书》改。

〔3〕薜荔：桑科榕属薜荔 Ficus
pumila L.。

〔4〕水茶臼：见本书第 301 水茶臼条。

〔5〕痈疽发背：即生于脊背部位的
痈疽，统称"发背"。痈，为气血毒邪所
阻滞，壅遏不通而发生的化脓性疾病。
疽：初起在皮肤上即有几粒脓点，继则
灼热、肿胀、疼痛，易向深部及周围扩
散，脓头亦相继增多，溃后状如蜂窝。

〔6〕名人：指名臣高士。

〔7〕《外科精要》：医书，南宋陈自
明撰。

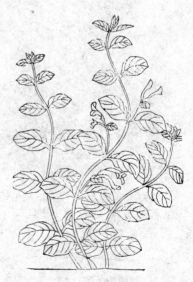

图 239　金银花

【译文】

金银花，本草名叫忍冬，又
叫鹭鸶藤、左缠藤、金钗股、老翁
须，也叫忍冬藤。古代没有记载它

的产地,如今辉县的山地和原野中也有分布。它的藤蔓凌冬不凋,因此得名忍冬草。植株附在树上延蔓生长,茎微紫色。叶对生,像薛荔叶,但比较绿;又像水茶臼叶,但顶端略圆而软,叶背面略粗糙;又像黑豆叶,但比较大。开花五裂,微香,花蒂带红色。花初开时白色,经过一二天就变成黄色,因此叫它金银花。本草中不记载它善治痈疽发背,近代有名望的人用后发现有奇效。味甘,性温,无毒。

救饥:采集花煠熟,加入油、盐调拌食用。或者采集嫩叶,换水煮熟,浸去怪味,淘洗干净后,加入油、盐调拌食用。

治病:内容记载在《外科精要》和《本草·草部》忍冬条下。

新　增

240. 望 江 南[1]

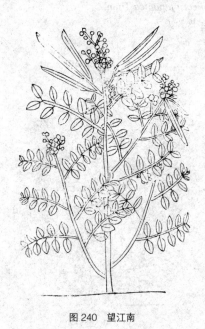

图 240　望江南

其花名茶花儿。人家园圃中多种。苗高贰尺许。茎微淡赤色。叶似槐[2]叶而肥大微尖;又似胡苍耳叶,颇大;及似皂角[3]叶亦大。开五瓣金黄花。结角[4]长三寸许。叶味微苦。

救饥:采嫩苗叶煠熟,水浸淘去苦味,油盐调食。花可炒食,亦可煠食。

治病:今人多将其子作草决明子[5]代用。

【注释】

〔1〕望江南:豆科番泻决明属望江南 *Senna occidentalis* (L.) Link。有学者释为同属决明 *S. tora* (L.) Roxb.,但该

种小叶仅三对，与绘图所示不符。

〔2〕槐：见本书第320槐树芽条。

〔3〕皂角：皂荚的果实，见本书第309皂荚树条。

〔4〕角：此处为荚果。

〔5〕草决明子：中药名。原植物为决明 *S. tora* (L.) Roxb.，种子入药。

【译文】

望江南，它的花叫茶花儿。普通人家的园圃中多有种植。植株高二尺左右。茎略呈淡红色。叶像槐叶，但比较肥大、略尖；又像胡苍耳叶，很大；也像皂角叶，但比皂角叶大。开五瓣金黄色的花。荚果长三寸左右。叶味微苦。

救饥：采集嫩苗和叶煠熟，用水浸泡，淘去苦味后，加入油、盐调拌食用。花可以炒后食用，也可以煠后食用。

治病：现在的人大多把它的种子代草决明子入药。

241. 大 蓼[1]

生密县梁家冲山谷中。拖藤而生。茎有线楞而颇硬，对节分生茎叉，叶亦对生。叶似山蓼叶，微短而拳曲。节间开白花。其叶味苦、微辣。

救饥：采叶煠熟，换水浸去辣味，作成黄色，淘洗净，油盐调食。花亦可煠食。

【注释】

〔1〕大蓼：毛茛科铁线莲属太行铁线莲 *Clematis kirilowii* Maxim.，河南北部常见。绘图为二回羽状三出复叶，叶窄，疑为变种狭裂太行铁线莲 *C. kirilowii* Maxim. var. *chanetii* (H. Lév.) Hand.-Mazz.。谢宗万先生认为是黄花铁线莲 *C. intricata* Bunge，该种太行山北部虽产，但河南少见，且花萼为黄色，恐欠妥。

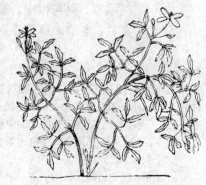

图241 大 蓼

【译文】

大蓼，生长在密县梁家冲的山谷中。延蔓生长。茎很硬，上有线楞，枝杈对生，叶也对生。叶像山蓼叶，但略短而且拳曲，节之间开白色的花。它的叶味苦、微辣。

救饥：采集叶煠熟，换水浸去辣味，直到叶子变成黄色，淘洗干净后，加入油、盐调拌食用。大蓼的花也可煠后食用。

茎 可 食

《本草》原有

242. 黑 三 棱 [1]

旧云河、陕、江淮、荆、襄间皆有之，今郑州贾峪山涧水边亦有。苗高三四尺。叶似菖蒲叶而厚大，背皆三棱剑脊 [2]。叶中擡葶，葶上结实，攒为刺球，状如楮桃 [3] 样而大，颗瓣甚多。其颗瓣 [4] 形似草决明子而大，生则青，熟则红黄色。根 [5] 状如乌梅 [6] 而颇大，有须 [7] 蔓延相连，比京三棱 [8] 体微轻，治疗并同。其葶味甜。根味苦，性平，无毒。

救饥：采嫩葶，剥去粗皮，煠熟，油盐调食。

治病：文具《本草·草部》京三棱条下。

【注释】

〔1〕黑三棱：黑三棱科黑三棱属黑三棱 *Sparganium stoloniferum* (Buch.-Ham. ex Graebn.) Buch.-Ham. ex Juz.，块茎去皮后可供药用。

〔2〕三棱剑脊：指黑三棱叶子的中脉突起，呈三棱状。

〔3〕楮桃：见本书第 310 楮桃树条。

〔4〕颗瓣：此处指果实。

〔5〕根：此处指黑三棱的块茎。

〔6〕乌梅：蔷薇科杏属梅 *Armeniaca mume* Sieb.。

〔7〕须：此处指黑三棱的根状茎。

〔8〕京三棱：中药名。原植物为莎草科三棱草属荆三棱 *Bolboschoenus yagara* (Ohwi) Y. C. Yang et M. Zhan，块茎入药。

【译文】

黑三棱，古代记载河、陕、江淮、荆、襄一带都有分布，现在郑州贾峪的山涧水边也有。植株高三四尺。叶像菖蒲叶，但比较厚大，叶背三棱，像剑脊状。叶中撺葶，葶上结果实，攒成刺球，形状像楮桃，但较大，果实很多。它的果实形状像草决明子，但较大，生时为绿色，成熟后变成红黄色。块茎的形状像乌梅，略大，有根状茎蔓延相连，比京三棱的重量略轻，治病的功效相同。它的花葶味甜。根味苦，性平，无毒。

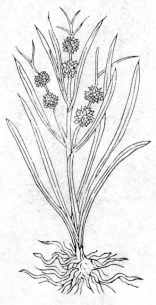

图 242　黑三棱

救饥：采集嫩茎，剥去粗皮，煠熟，加入油、盐调拌食用。

治病：内容记载在《本草·草部》京三棱条下。

新　增

243. 荇 丝 菜[1]

又名金莲儿，一名藕蔬菜。水中拖蔓而生。叶似初生小荷[2]叶，近茎有桠劙[3]音鸦藿，叶浮水上。叶中撺茎[4]，上开金黄花。茎味甜。

救饥：采嫩茎煠熟，油盐调食。

【注释】

〔1〕荇丝菜：龙胆科荇菜菜属荇菜 *Nymphoides peltata* (S. G. Gmelin)

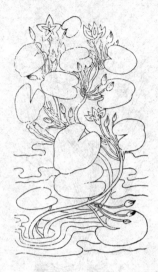

图 243 荇丝菜

Kuntze。《诗经》首篇有"参差荇菜"的记载，吴征镒先生认为《诗经》中的荇菜，应为眼子菜属 *Potamogeton* 植物。

〔2〕荷：见本书第 367 莲藕条。

〔3〕桠劀（huō）：此处指叶子为心形叶，看起来像叶子近茎处缺裂。劀，裂口。

〔4〕茎：指花序梗。

【译文】

荇丝菜，又叫金莲儿、藕蔬菜。植株在水中拖蔓生长。叶像初生的小荷叶，近茎的地方有缺裂（心形叶），叶浮在水面上。叶中间撺出茎，开金黄色的花。茎味甜。

救饥：采集嫩茎煠熟，加入油、盐调拌食用。

244. 水 慈 菰 [1]

俗呼为剪刀草，又名箭搭草。生水中。其茎面窊背方，背有线楞。其叶三角，似剪刀形。叶中撺生茎叉，梢间开三瓣白花，黄心[2]。结青蓇葖[3]，如青楮桃状[4]，颇小。根类葱根而粗大，其味甜。

救饥：采近根嫩笋茎煠熟，油盐调食。

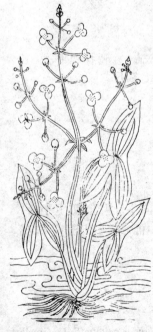

图 244 水慈菰

【注释】

〔1〕水慈菰：泽泻科慈姑属野慈姑 *Sagittaria trifolia* L.，河南有俗名作"剪刀股"。

〔2〕黄心：指黄色雄蕊。

〔3〕蓇葖：指水慈菰的聚合瘦果。

〔4〕青楮桃状：构树未成熟的雌花序，这里用来比拟水慈菰聚合瘦果的形状为球形。楮桃，见本书第310构树条。

【译文】

　　水慈菰，俗名叫剪刀草，又叫箭搭草。生长在水中。它的茎正面凹陷，背面方形，背上有线棱。它的叶三角形，像剪刀的形状。叶中间抽出茎叉（花葶），梢间开三瓣的白色花，雄蕊黄色。结绿色菁葖，像绿色楮桃的形状，很小。根像葱根，但较粗大，根味甜。

　　救饥：采集近根的嫩笋和茎煤熟，加入油、盐调拌食用。

笋及实皆可食

《本草》原有

245. 茭　笋 [1]

　　本草有菰根，又名菰蒋草，江南人呼为茭草，俗又呼为茭白。生江东池泽、水中及岸际，今在处水泽边皆有之。苗高二三尺，叶似蔗 [2] 荻 [3]；又似茅 [4] 叶而长大阔厚。叶间揶葶，开花如苇 [5]，结实 [6] 青子。根 [7] 肥，剥取嫩白笋 [8] 可啖，久根盘厚生菌 [9] 音窨，细嫩，亦可啖，名菰菜。三年已上，心中生葶如藕，白软，中有黑脉 [10]，甚堪啖，名菰首。味甘，性大寒，无毒。

　　救饥：采茭菰笋，煤熟，油盐调食。或采子 [11] 舂为米，合粟煮粥食之，甚济饥。

　　治病：文具《本草·草部》菰根条下。

【注释】

　　〔1〕茭笋：禾本科菰属菰 Zizania latifolia (Griseb.) Turcz. ex Stapf.。古代用菰的颖果作米食用，曾被列入"六谷"之一，叫菰米。由于菰黑粉菌 Ustilago edulis P. Henn 寄生在菰茎基部，使菰茎基部膨大，形成茭白，植株开花结实也

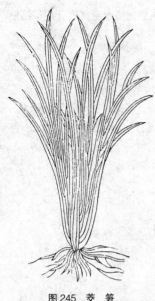

图 245 茭 笋

因此受到抑止。南北朝时期，茭白是上层社会推崇的"佳蔬"。宋元以后，茭白已在我国江南地区普遍栽培，利用菰米做粮食的传统反而逐渐被淡忘了。

〔2〕蔗：疑为禾本科甘蔗属 Saccharum 植物，北方多栽培竹蔗 Saccharum sinense Roxb.。

〔3〕获：禾本科芒属获 Miscanthus sacchariflorus (Maxim.) Hack.。

〔4〕茅：见本书第 233 茅芽根条。

〔5〕苇：即芦苇。见本书第 232 芦笋条。

〔6〕实：指菰的颖果。

〔7〕根：此处指菰的根状茎。

〔8〕白笋：此处指菰根状茎上抽出的嫩茎。

〔9〕菌：此处指菰黑粉菌 Ustilago edulis P. Henn 入侵菰形成的茭白，嫩时可以食用。

〔10〕黑脉：指黑粉菌在菰草膨大的肉质茎内产生了不同程度的厚垣孢子堆，当产生的厚垣孢子堆较少，在茭白的横切面上出现的是黑点，纵切面上出现的即是"黑脉"，这种茭白还可以食用；如果整个茭白内充斥黑色厚垣孢子，形成一包黑灰，茭白就不堪食用了。

〔11〕子：指颖果连同其内外稃。

【译文】

茭笋，本草中有菰根，又名菰蒋草，江南人叫它茭草，俗称茭白。生长在江东的池塘湖泽中、水中及岸边，如今它所分布地区的水泽边都有。植株高二三尺，叶像蔗获；又像茅叶，但比茅叶长、大、宽、厚。叶中间抽葶，开花像芦苇，结绿色的籽实。根肥大，剥取白色嫩茎可当笋食用，（这是由于）根盘绕交错着生长时间久了，菌入侵所致，（这种菜）细嫩，也可以食用，名叫菰菜。三年之后，叶中抽出像藕一样的葶，白而软，中间有黑脉，很适合吃，名叫菰首。味甘，性大寒，无毒。

救饥：采集茭菰的嫩茎，煠熟，加入油、盐调拌食用。或者采集籽实，春出菰米，与小米一起煮粥食用，很能救饥。

治病：内容记载在《本草·草部》菰根条下。

《救荒本草》卷下　下之前

木　部

叶 可 食

《本草》原有

246. 茶　树[1]

本草有茗、苦荼[2]与茶字同。《图经》云生山南汉中山谷，闽、浙、蜀、荆、江湖、淮南山中皆有之。惟建州北苑[3]数处产者，性味独与诸方不同。今密县梁家冲山谷间亦有之。其树大小皆类栀子。春初生芽，为雀舌、麦颗。又有新芽，一发便长寸余，微粗如针，渐至环脚、软枝条之类。叶老则似水茶臼[4]叶而长，又似初生青冈[5]、橡[6]叶而少[7]光泽。又云，冬生叶可作羹饮。世呼早采者为荼与茶字同，晚取者为茗，一名荈音喘。蜀人谓之苦荼，今通谓之茶。茶、荼声近，故呼之。又有研治作饼，名为腊茶者，皆味甘、苦，性微寒，无毒。加茱萸[8]、葱、姜等良。又别有一种，蒙山中顶上清峰茶，云春分前后，多聚人力，候雷初发声，并手齐采。若得四两，服之即为地仙[9]。

救饥：采嫩叶或冬生叶，可煮作羹食，或蒸焙作茶，皆可。

治病：文具《本草·木部》茗、苦荼条下。

【注释】

〔1〕茶树：山茶科山茶属茶 *Camellia sinensis* (L.) Ktze.，现在该种在河南南部分布，北部偶有栽培。本条绘图简单，如仅据图，难以确定为该属植物。

〔2〕荼：底本作荼，据《四库》本改。

〔3〕北苑：即北苑茶焙，见《图经本草》。北宋置，属建安县，在今福建建

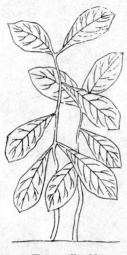

图246 茶 树

瓯市东北凤山。《方舆胜览》记载该地所产的茶进贡："北苑焙在城东北二十五里凤凰山，南唐保大间命建州制的乳茶，号曰京铤，腊茶之贡自此始，遂建阳羡茶贡。"丁谓曾著有《北苑茶录》。

〔4〕水茶臼：见本书第301水茶臼条。臼，底本讹作"曰"。

〔5〕青冈：即青冈树，见本书第268青冈树条。

〔6〕橡：见本书第289橡实条。

〔7〕少：底本作"小"，据《四库》本改。

〔8〕茱萸：中药名。芸香科四数花属吴茱萸 *Tetradium ruticarpum* (A. Juss.) T. G. Hartley [= *Evodia ruticarpa* (Juss.) Benth.]，果实入药。萸，底本讹作"萸"，据《四库》本改。

〔9〕蒙山……若得四两，服之即为地仙：改自《图经》中引用《茶谱》的文字。原作："蒙山有五顶，顶有茶园，其中顶曰上清峰。昔有僧人病冷且久，遇一老父谓曰：'蒙之中顶茶，当以春分之先后，多构人力，俟雷之发声，并手采摘，三日而止。若获一两，以本处水煎服，即能祛宿疾，二两当眼前无疾，三两固以换骨，四两即为地仙矣。'"蒙山，山名，位于四川省雅安市名山县、延安县境内。

【译文】

茶树，本草中有茗、苦槚。《图经本草》记载它生长在（终南山）山南汉中的山谷中，闽、浙、蜀、荆、江湖、淮南山中都栽培。惟产自建州北苑几个地方的，性味和其他地方出产的不同。现在密县梁家冲的山谷间也有。茶树大小都像栀子树，初春发芽，就是（古人所说的）雀舌、麦颗。又发新芽，一发就长一寸多，像针那样略微粗，逐渐（发育）成环脚、软枝条之类。叶老的时候就像水茶白叶，但长，又像初生青冈、橡树叶，但缺少光泽。又一说，冬天生的叶子可以制成羹饮用。世人称早采的茶为槚，晚采的为茗，又叫荈。蜀人称作苦槚的，现今通叫作茶，茶、茶音近，因此这样叫。又有把茶研磨做成饼，名为腊茶的，味甘、苦，性微寒，无毒。配上茱萸、葱、姜等（饮用，味道）更好。另外又有一种茶，即蒙山中顶上产的清峰茶，据说春分前后，多找些人手，等到初次听到雷鸣，便动手一齐采。如果能得四两，服用后就可以成为地仙。

救饥：采集嫩叶或冬季生的叶，可煮成羹食用，或者蒸烤后制成茶，都可以。

治病：内容记载在《本草·木部》茗、苦樣条下。

247. 夜 合 树[1]

本草名合欢，一名合昏。生益州[2]及雍、洛山谷，今钧州、郑州山野中亦有之。木似梧桐，其枝甚柔弱。叶似皂荚[3]叶；又似槐[4]叶，极细而密，互相交结，每一风来，辄似相解，了不相牵缀。其叶至暮而合，故名合昏。花发红白色，瓣上若丝[5]，茸然散垂。结实作荚子[6]，极薄细，味甘，性平，无毒。

救饥：采嫩叶煤熟，水浸淘净，油盐调食，晒干煤食尤好。

治病：文具《本草·木部》合欢条下。

【注释】

〔1〕夜合树：文字描述似豆科合欢属合欢 *Albizia julibrissin* Durazz. 和山槐 *A. kalkora* Prain. 两个种，绘图所示小叶形态似后者。

〔2〕益州：西汉十三州刺史部之一，见《名医别录》。西汉元封五年（前106）置。辖境在今四川折多山、云南怒山、哀牢山一带，甘肃武都、两当，陕西秦岭以南，湖北郧县、保康西北，贵州除东边以外的地区。东汉治所在今四川广汉西北。

〔3〕皂荚：见本书第309皂荚树条。

〔4〕槐：见本书第320槐树芽条。

〔5〕丝：指夜合树的雄蕊丝状物。合欢属植物雄蕊多数，花丝长，明显突出于花冠之外。

〔6〕荚子：指合欢属的荚果。

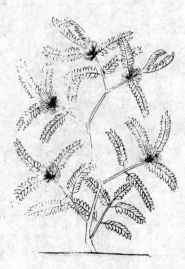

图 247 夜合树

【译文】

夜合树，本草名叫合欢，又叫合昏。生长在益州及雍洛的山谷

中，如今钧州、郑州的山地和原野中也有分布。树干像梧桐，枝条
很柔弱。叶像皂荚叶；又像槐叶，但很细而且稠密，互相交结。每次
风一吹来，叶片立刻就像分开了，互不连缀。它的叶子到傍晚即合
在一起，故名合昏。花呈红、白色，花瓣上像是有丝，细密垂散。结
的果实为荚果，很薄很细，味甘，性平，无毒。

救饥：采集嫩叶煠熟，用水浸淘干净，加入油、盐调拌食用，晒
干煠食尤其好。

治病：内容记载在《本草·木部》合欢条下。

248. 木 槿 树 [1]

本草云木槿如小葵 [2]。花淡红色，五叶成一花 [3]。朝开暮敛，
花与枝两用。湖南北人家多种植为篱障。亦有千叶者 [4]，人家园
圃多栽种。性平，无毒。叶味甜。

救饥：采嫩叶煠熟，冷水淘净，油盐调食。

治病：文具《本草·木部》条下。

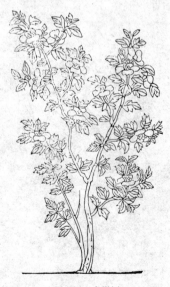

图248 木槿树

【注释】

〔1〕木槿树：锦葵科木槿属木槿
Hibiscus syriacus L.。据《河南经济植物志》
记载，木槿花可炒食，嫩叶可代茶。

〔2〕小葵：锦葵科植物 Malvaceae，待考。

〔3〕五叶成一花：指花五基数。叶，指
的是现代意义的花瓣。

〔4〕千叶者：即栽培变型的花重瓣者。

【译文】

木槿树，《本草》记载木槿像小
葵。花淡红色，花瓣五枚。早晨开花，
傍晚合并。花与枝有两种用途，湖南
北人家多种植为篱障。也有重瓣的，
普通人家的园圃中多栽种。性平，无
毒。叶味甜。

救饥：采集嫩叶煤熟，用冷水淘净后，加入油、盐调拌食用。

治病：内容记载在《本草·木部》条下。

249. 白 杨 树[1]

本草白杨树皮。旧不载所出州土，今处处有之。此木高大，皮白似杨[2]，故名。叶圆如梨[3]，肥大而尖，叶背甚白，叶边锯齿状，叶蒂[4]小，无风自动也。味苦，性平，无毒。

救饥：采嫩叶煤熟，作成黄色，换水淘去苦味，洗净，油盐调食。

治病：文具《本草·木部》条下。

【注释】

〔1〕白杨树：杨柳科杨属 *Populus* 植物。有学者鉴定为银白杨 *Populus alba* L.，《中华本草》鉴定为山杨 *P. davidiana* Dode，根据图文，很难区分这两种，需进一步调查。

〔2〕杨：杨柳科杨属 *Populus* 植物。

〔3〕梨：见本书第349梨树条。

〔4〕叶蒂：指叶柄。

【译文】

白杨树，本草白杨树皮。古代没有记载其产地，如今处处都有分布。这种树高大，树皮白色，像杨树，因此得名。叶像梨（叶）那样圆，肥大但尖，叶背面很白，叶边缘锯齿状，叶柄小，无风自动。味苦，性平，无毒。

救饥：采集嫩叶煤熟，泡成黄色，换水淘去苦味，洗净，加入油、盐调拌食用。

治病：内容记载在《本草·木部》条下。

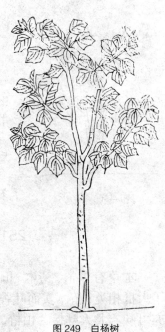

图 249　白杨树

250. 黄 栌^[1]

生商洛^[2]山谷，今钧州新郑山野中亦有之。叶圆，木黄，枝茎色紫赤。叶似杏^[3]叶而圆大。味苦，性寒，无毒。木可染黄。

救饥：采嫩芽煤熟，水淘去苦味，油盐调食。

治病：文具《本草·木部》条下。

【注释】

〔1〕黄栌：漆树科黄栌属黄栌 *Cotinus coggygria* Scop.。

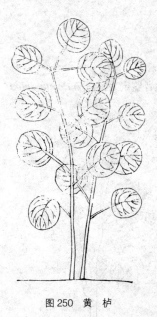

图 250 黄 栌

〔2〕商洛：古县名，见《政和本草》。隋开皇四年（584）改商县置，属商州。治所在今陕西丹凤县西五里古城。大业初属上洛郡。唐武德二年（619）移治今丹凤县西商镇，属商州。金贞元二年（1154）废。

〔3〕杏：见本书第 361 杏树条。

【译文】

黄栌，生长在商洛的山谷中，现在钧州、新郑山地和原野中也有。叶圆形，木材黄色，枝条和茎紫红色。叶像杏叶，但比较圆大。味苦，性寒，无毒。木材可以用来染黄色。

救饥：采集嫩叶煤熟，用水淘去苦味后，加入油、盐调拌食用。

治病：内容记载在《本草·木部》条下。

251. 椿 树 芽^[1]

本草有椿木、樗木，旧不载所出州土，今处处有之。二木形干大抵相类，椿木实而叶香可啖，樗木疏而气臭，膳夫熬去其气，亦可啖。北人呼樗为山椿，江东人呼为虎目，叶脱处有痕如樗蒲

子[2]；又如眼目，故得此名。夏中生荚[3]。樗之有花者无荚，有
荚者无花。荚常生臭樗上，未见椿上有荚者，然世俗不辨椿樗之
异，故俗名为椿荚，其实樗荚耳。其无花不实，木大端直为椿。
有花而荚，木小干多迁矮者为樗。椿味苦，有毒。樗味苦，有小
毒，性温，一云性热，无毒。

　　救饥：采嫩芽煠熟，水浸淘净，油盐调食。

　　治病：文具《本草·木[4]部》椿木、樗木及椿荚条下。

【注释】

　　〔1〕椿树芽：本条文字描述的是楝科香椿属香椿 *Toona sinensis* (A. Juss.)
Roem. 和苦木科樗属臭椿 *Ailanthus altissima* (Mill.) Swingle 两种植物。这两种
外形相似，不易分辨，以至于在用药上常混淆。而绘图显示，这种植物具奇数
羽状复叶，是臭椿 *A. altissima* 的特征，而香椿具偶数羽状复叶。香椿为热带植
物，在北方栽培大多不能正常开花结实。根据《河南经济植物志》，这两种植物
都可以食用，但臭椿芽需要浸泡，不能多食，否则令人浮肿。文中"樗之有花者
无荚，有荚者无花"的描述可能有误，臭椿
在北方是开花结果的。

　　〔2〕樗蒲子：古代一种赌博游戏中用
于掷采的投子，由于这种木制掷具系五枚
一组，所以又叫五木之戏，简称五木。樗
蒲，是继六博戏之后，盛行于古代的一种
棋类游戏。

　　〔3〕荚：指臭椿的翅果。

　　〔4〕木：底本讹做"本"。据文意改。

【译文】

　　椿树芽，本草有椿木、樗木，古
代没有记载它的产地，如今处处都
有。两种树外形、树干大体上相似，
椿木木质坚固而且叶有香味，可以食
用；樗木木质疏松而且气味臭，厨师
熬去它的臭味，也可食用。北方人称
樗为山椿，江东人称樗为虎目，因为

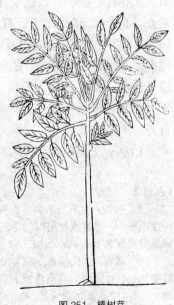

图 251　椿树芽

它的叶脱落处有痕迹像樗蒲子;又像眼睛,因此得名。夏季中期生荚,樗树开花的不长荚,有荚的不开花。荚常生在臭樗上,没有见过椿上有荚的。然而世俗不辨椿、樗的差别,所以俗名叫作椿荚的,实际上是樗荚罢了。那种不开花不结果,树干高大而且端直的是椿。有花而且长小荚,树小,树干大多曲折的是樗。椿味苦,有毒。樗味苦,有小毒,性温,一说性热,无毒。

救饥:采集嫩芽煠熟,用水浸泡,淘洗干净,加入油、盐调拌食用。

治病:内容记载在《本草·木部》椿木、樗木及椿荚条下。

252. 椒　树^[1]

本草蜀椒,一名南椒,一名巴椒,一名萩菽_{音唐毅}。生武都^[2]川谷及巴郡^[3]、归、峡、蜀川、陕洛间,人家园圃多种之。高四五尺,似茱萸^[4]而小,有针刺^[5]。叶似刺蘼^[6]叶微小,叶坚而滑,可煮食,甚辛香。结实无花^[7],但生于叶间,如豆颗而圆,皮紫赤。此椒江淮及北土皆有之,茎实皆相类,但不及蜀中者^[8]皮肉厚、腹里白、气味浓烈耳。又云,出金州西城^[9]者佳。味辛,性温,大热,有小毒,多食令人乏气,口闭者杀人。十月勿食椒,损气伤心,令人多忘。杏仁^[10]为之使,畏款冬花。

救饥:采嫩叶煠熟,换水浸淘净,油盐调食。椒颗调和百味,香美。

治病:文具《本草·木部》蜀椒条下。

【注释】

〔1〕椒树:绘图所示为芸香科花椒属野花椒 *Zanthoxylum simulans* Hance,现在山东、河南等地常用以代花椒用。文中出自旧《本草》中的蜀椒或巴椒是同属的花椒 *Z. bungeanum* Maxim.。

〔2〕武都:古代郡名,见《名医别录》。西汉元鼎六年(前111)置,治所在武都县(今甘肃西河县南仇池山东麓),辖境相当今甘肃武都、成县、徽县、西和、两当、康县及陕西凤县、略阳等县地。东汉移治下辨县,今成县西三十里。三国魏黄初中改置武都西部都尉,后入蜀。西晋复置武都郡。

〔3〕巴郡：古代郡名，见《名医别录》。战国周赧王元年（前314）秦置，治所在江州县，今四川重庆市。西汉辖境相当今四川、旺苍、西充、永川、綦江以东、大巴山以南，巫山以西地区。东汉时曾经移治市北嘉陵江北岸。兴平元年（194），刘璋分巴郡为三郡，以垫江以上置巴郡，属益州。治所在安汉县，今四川南充市北。辖境相当今四川嘉陵江、渠江中下游流域。建安六年（201）改为巴西郡。

〔4〕蓂：底本讹作"萴"，据《四库》本改。

〔5〕针刺：此处指皮刺。

〔6〕刺蘼：蔷蘼的别名。见本书第154蔷蘼条。

〔7〕结实无花：野花椒春季开花，花淡黄绿色，不鲜艳，可能不显眼，作者可能没观察到野花椒开花的状态。

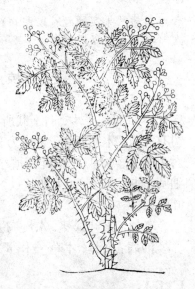

图252　椒　树

〔8〕蜀中者：即花椒 *Z. bungeanum* Maxim.。

〔9〕金州西城：指古代金州西城县，见《唐本草》。金州，北魏废帝三年（554）改梁州置，治所在西城县（北周改吉安县，即陕西安康市）。隋大业三年（583）废。唐武德元年（618）复改西城郡为金州，仍治西城县（今安康市）。

〔10〕杏仁：中药名。见本书第361杏树条。

【译文】

椒树，本草蜀椒，又叫南椒、巴椒、蓎藙。生长在武都郡有流水的山谷及巴郡、归、峡、蜀川、陕洛一带。普通人家的园圃中多栽种。高四五尺，像茱萸，但比较小，有针刺，叶像刺蘼叶、略小，坚硬但光滑，可煮熟后食用，辛香味很浓。结果但不开花，（果实）只生在叶之间，像豆粒，但比较圆，皮紫红色。这种椒在江淮及北方都有，它的枝条和果实都像蜀椒，但不及蜀中产的皮肉厚、腹里白、气味浓烈。又一说出金州西城的好。味辛，性温，大热，有小毒，多吃令人乏气。果皮不张开的能杀人。十月不能食用花椒，（否则）会损气伤心，使人多健忘。杏仁是它的使药，畏款冬花。

救饥：采集嫩叶煠熟，换水浸泡，淘洗干净后，加入油、盐调拌食用。椒的果实颗粒可以调和百味，味香美。

治病：内容记载在《本草·木部》蜀椒条下。

253. 椋_{上音良} 子 树^[1]

本草有椋子木，旧不载所出州土，今密县山野中亦有之。其树有大者，木则坚重，材堪为车辋^[2]。初生作科条状，类荆条^[3]，对生枝叉。叶似柿^[4]叶而薄小，两叶相当，对生。开白花，结子细圆，如牛李子^[5]，大如豌豆，生青熟黑。味甘、咸，性平，无毒。叶味苦。

救饥：采叶煤熟，水浸淘去苦味，洗净，油盐调食。

治病：文具《本草·木部》条下。

【注释】

〔1〕椋子树：山茱萸科山茱萸属梾木 *Cornus macrophylla* Wall. 或毛梾 *C. walteri* Wanger.。河南俗称为"凉子"（记音）。

〔2〕车辋：古代用木头制作的车轮周围的框子。

〔3〕荆条：见本书第290荆子条。

〔4〕柿：见本书第348柿树条。

〔5〕牛李子：女儿茶的别名。见本书第259女儿茶条。

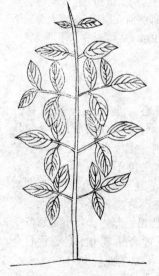

图 253 椋子树

【译文】

椋子树，本草中有椋子木，但没有记载产地，如今密县的山地和原野中也有分布。这种树中植株高大的，树干坚硬而重，木材适合做车辋。初生的枝条小，形状像荆条，枝条对生。叶像柿叶，但比较薄、小，两叶对生。开白花，结的果实细圆，像牛李子，如豌豆大小，生时绿色，成熟黑色。味甘、咸，性平，无毒。叶味苦。

救饥：采集叶煠熟，用水浸泡，淘去苦味，洗干净后，加入油、盐调拌食用。

治病：内容记载在《本草·木部》条下。

新　　增

254. 云　桑[1]

生密县山野中。其树枝叶皆类桑[2]，但其叶如云头花叉[3]；又似木栾树[4]叶微阔。开细青黄花。其叶味微苦。

救饥：采嫩叶煠熟，换水浸淘去苦味，油盐调食。或蒸晒作茶，尤佳。

【注释】

〔1〕云桑：槭树科槭属茶条槭 *Acer tataricum* L. subsp. *ginnala* (Maxim.) Wesmael。有学者鉴定为领春木科领春木属云叶 *Euptelea polyandra* Sieb. et Zucc.、领春木 *E. pleiosperma* Hook. f. et Thoms.（现 *FOC* 领春木属只承认一种，作领春木 *Euptelea pleiosperma* Hook. f. & Thoms.）或桑科桑属 *Morus* 植物，皆欠妥。

〔2〕桑：见本书第 323 桑椹树条。

〔3〕花叉：指叶分裂或者有缺刻。

〔4〕木栾树：见本书第 274 木栾树条。

【译文】

云桑，生长在密县的山地和原野中。树干枝叶都像桑，只是叶如云状，边缘有缺刻；又像木栾树叶，但略宽。开绿黄色的小花。它的叶味微苦。

救饥：采集嫩叶煠熟，换水浸淘去苦味后，加入油、盐调拌食用。或者蒸熟晒干后当茶，味道尤其好。

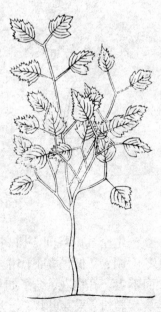

图 254　云　桑

255. 黄 棟 树〔1〕

生郑州南山野中。叶似初生椿树叶而极小；又似楝叶，色微带黄。开花紫赤色，结子如豌豆大，生青，熟亦紫赤色。叶味苦。

救饥：采嫩芽叶煠熟，换水浸去苦味，油盐调食。蒸芽曝干，亦可作茶煮饮。

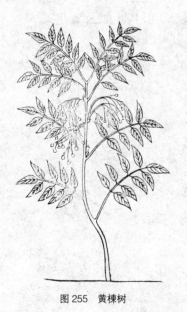

图 255 黄棟树

【注释】

〔1〕黄棟树：漆树科黄连木属黄连木 *Pistacia chinensis* Bunge。据《河南经济植物志》记载，黄连木嫩叶有芳香，可代茶，红艳如黄鹂之头，故名黄鹂茶或黄儿茶；亦可做腌菜。

【译文】

黄棟树，生长在郑州南部的山地和原野中。叶似初生的椿树叶，但很小；又似楝树叶，略带黄色。开花紫红色，果实有豌豆大小，未成熟时绿色，成熟后也变成紫红色。叶味苦。

救饥：采集嫩芽叶煠熟，换水浸去苦味后，加入油、盐调拌食用。蒸过的树芽晒干后，也可当茶煮水饮用。

256. 冻 青 树〔1〕

生密县山谷间。树高丈许。枝叶似枸骨子树〔2〕而极茂盛，凌冬不凋；又似槠音租子树〔3〕叶而小；亦似稠芽叶〔4〕微窄，头颇团而不尖。开白花，结子如豆粒大，青黑色。叶味苦。

救饥：采芽叶煠熟，水浸去苦味，淘洗净，油盐调食。

【注释】

〔1〕冻青树：木犀科女贞属女贞 *Ligustrum lucidum* Ait. 或小叶女贞 *L. quihoui* Carr.。

〔2〕枸骨子树：冬青科冬青属枸骨 *Ilex cornuta* Lindl. et Paxt.。

〔3〕楛子树：见本书第 353 楛子树条。

〔4〕檿芽叶：即檿芽树叶。见本书第 257 檿芽树条。

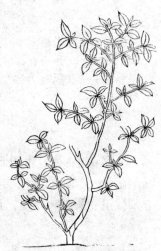

【译文】

冻青树，生长在密县的山谷中。树高一丈左右。枝叶像枸骨子树，但非常茂盛，凌冬不凋落；又像楂楛子树叶，但比较小；也像檿芽叶，但略窄，叶顶端略圆但不尖。开白花，结的果实像豆粒大小，青黑色。叶味苦。

救饥：采集芽叶煤熟，用水浸去苦味，淘洗干净后，加入油、盐调拌食用。

图 256　冻青树

257. 檿^{上音冗} 芽 树[1]

生辉县山野中。科条似槐[2]条。叶似冬青[3]叶微长。开白花，结青白子。其叶味甜。

救饥：采嫩叶煤熟，水淘净，油盐调食。

【注释】

〔1〕檿芽树：疑似木犀科雪柳属雪柳 *Fontanesia phillyreoides* Labill. subsp. *fortunei* (Carrière) Yalt.，现在河南农村用其嫩芽代茶。王作宾鉴定为木犀科女贞属 *Ligustrum* 植物，备为一说。

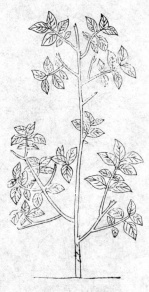

图 257　檿芽树

〔2〕槐：见本书第320槐树芽条。

〔3〕冬青：疑指木犀科女贞属女贞 Ligustrum lucidum Ait.。

【译文】

稴芽树，生长在辉县的山地和原野中。茎像槐树的枝条。叶像冬青叶，略长。开白花，结绿白色的果实。它的叶味甜。

救饥：采集嫩叶煠熟，用水淘洗干净后，加入油、盐调拌食用。

258. 月芽树〔1〕

又名荕音仍芽。生田野中。茎似槐〔2〕条。叶似歪头菜叶〔3〕微短，稍硬；又似稴芽叶，颇长艄，其叶两两对生，味甘、微苦。

救饥：采嫩叶煠熟，水浸淘净，油盐调食。

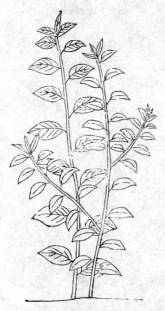

图258　月芽树

【注释】

〔1〕月芽树：疑似木犀科雪柳属雪柳 Fontanesia phillyreoides Labill. subsp. fortunei (Carrière) Yalt.，现在农村用其嫩芽代茶。根据中文异名及文字描述，似与第257稴芽树同种。王作宾鉴定为卫矛科卫矛属 Euonymus 植物，供读者参考。本条图、文不符，文中描述"其叶两两对生"，但绘图所示却为叶互生。

〔2〕槐：见本书第320槐树芽条。

〔3〕叶：指歪头菜复叶上的一枚小叶。

【译文】

月芽树，又叫荕芽。生长在田野中。茎像槐树的枝条。叶像歪头菜的小叶，略短，稍硬；又像稴芽叶，略长而尖锐。它的叶子两两对生。叶味甘、微苦。

救饥：采集嫩叶煠熟，用水浸泡，淘洗干净后，加入油、盐调拌食用。

259. 女 儿 茶[1]

一名牛李子，一名牛筋子。生田野中。科条高五六尺。叶似郁李子[2]叶而长大，稍尖，叶色光滑；又似白棠子[3]叶，而色微黄绿。结子如豌豆大，生则青，熟则黑茶褐色。其叶味淡，微苦。

救饥：采嫩叶煤熟，水浸淘净，油盐调食。亦可蒸暴，作茶煮饮。

【注释】

〔1〕女儿茶：鼠李科鼠李属鼠李 *Rhamnus davurica* Pall.，根据《河南树木志》，它的嫩叶及芽可供食用及代茶。

〔2〕郁李子：见本书第 354 郁李子条。

〔3〕白棠子：见本书第 297 白棠子树条。

【译文】

女儿茶，又叫牛李子、牛筋子。生长在田野中。植株高五六尺。叶像郁李子叶，但比较长大，略尖，叶色光滑；又像白棠子叶，但略呈黄绿色。结的果实像豌豆大小，未成熟时青色，熟后黑茶褐色。它的叶味淡，微苦。

救饥：采集嫩叶煤熟，用水浸泡，淘洗干净后，加入油、盐调拌食用。也可蒸后暴晒，当茶煮水饮用。

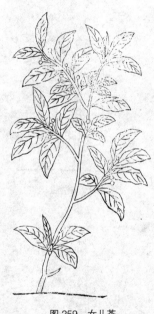

图 259　女儿茶

260. 省 沽 油[1]

又名珍珠花。生钧州风谷顶山谷中。科条似荆条而圆，对生枝叉，叶亦对生。叶似驴驼布袋[2]叶而大；又似葛藤[3]叶却小，每三叶攒生一处[4]。开白花，似珍珠色。叶味甘、微苦[5]。

救饥：采叶煤熟，水浸淘净，油盐调食。

【注释】

〔1〕省沽油：省沽油科省沽油属省沽油 *Staphylea bumalda* DC.。

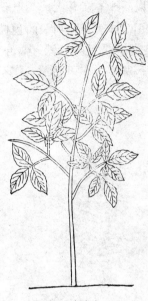

图260 省沽油

〔2〕驴驼布袋：见本书第304驴驼布袋条。

〔3〕葛藤：葛的别名。见本书第234葛根条。

〔4〕每三叶攒生一处：指复叶具三小叶。

〔5〕苦：底本"苦"字后衍一"性"字，据《四库》本、《农政全书》删。

【译文】

省沽油，又叫珍珠花。生长在钧州风谷顶的山谷中。枝条像荆条，但比较圆，枝条对生，叶也对生。叶像驴驼布袋叶，但比较大；又像葛藤叶，但较小，每三枚小叶聚集在一起。开白色的花，像珍珠的颜色。叶味甘、微苦。

救饥：采集叶煠熟，用水浸淘干净后，加入油、盐调拌食用。

261. 白 槿 树[1]

生密县梁家冲山谷中。树高五七尺。叶似茶叶，而甚阔大光润；又似初生青冈[2]叶而无花叉；又似山格刺树[3]叶亦大。开白花。其叶味苦。

救饥：采嫩叶煠熟，换水浸去苦味，油盐调食。

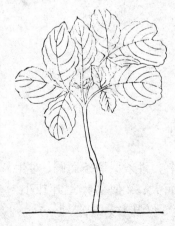

图261 白槿树

【注释】

〔1〕白槿树：木犀科白蜡树属白蜡树

Fraxinus chinensis Roxb.，在河南白蜡树俗名为"白荆树"，"荆"与"槿"音相近。古代的"桪"即该属植物的统称。绘图显示的是初生幼苗。

〔2〕青冈：见本书第268青冈树条。

〔3〕山格剌树：见本书第278山格剌树条。

【译文】

白槿树，生长在密县梁家冲的山谷中。树高五到七尺。叶像茶树叶，但比它宽大而且有光润；又像初生的青冈叶，却没有缺刻；又像山格剌树的叶，也比较大。开白色的花。它的叶味苦。

救饥：采集嫩叶煤熟，换水浸去苦味后，加入油、盐调拌食用。

262. 回 回 醋[1]

一名淋朴楸。生密县韶华山山野中。树高丈余。叶似兜栌树[2]叶而厚大，边有大锯齿；又似厚椿叶而亦大，或三叶或五叶排生一茎[3]。开白花，结子大如豌豆，熟则红紫色，味酸。叶味微酸。

救饥：采叶煤熟，水浸去酸味，淘净，油盐调食。其子调和汤味，如醋。

【注释】

〔1〕回回醋：漆树科盐肤木属盐肤木 *Rhus chinensis* Mill.。据《河南树木志》，该种在河南有俗名称为"林朴苏"，据《河南经济植物志》，该种在河南栾川又有俗名称为"林朴嫩"（该书"嫩"可能是"楸"的误写）。盐肤木的果实未成熟前味道酸，云南的少数民族常用来泡水代醋食用，因此又有俗名称为"盐酸果"。有学者认为是芸香科黄檗属 *Phellodendron* 植物，欠妥。

〔2〕兜栌树：见本书第267兜栌树条。

〔3〕或三叶或五叶排生一茎：此处指

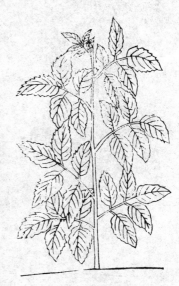

图262　回回醋

回回醋为奇数羽状复叶，小叶三或五。明代椢物学家没有复叶概念，认为是多片叶子排在茎上（此处茎应为叶柄），但已经认识到小叶数目为奇数了。

【译文】

回回醋，又叫淋朴楸。生长在密县韶华山的山地和原野中。树高一丈多。叶像兜栌树叶，但比较厚、比较大，边缘有大锯齿；又像厚的椿树叶，但也较大，三枚叶或五枚叶排列生长在一根茎上。开白花，结的果实像豌豆大，成熟后变为红紫色，味酸。叶味微酸。

救饥：采集叶煠熟，用水浸去酸味，淘洗干净后，加入油、盐调拌食用。用它的果实来调和汤，就像醋的味道。

263. 槭^{音色} 树 芽 ^[1]

生钧州风谷顶山谷间。木高一二丈。其叶状类野葡萄^[2]叶，五花尖叉^[3]；亦似绵^[4]花叶而薄小；又似丝瓜叶却甚小，而淡黄绿色。开白花。叶味甜。

救饥：采叶煠熟，以水浸，作成黄色，换水淘净，油盐调食。

【注释】

〔1〕槭树芽：槭树科槭属 *Acer* 植物，似色木槭 *Acer pictum* Thunb.，茶条槭 *Acer tataricum* L. subsp. *ginnala* (Maxim.) Wesmael 一类。据《河南树木志》记载，色木槭"嫩叶可代菜和茶"。有学者鉴定为七叶树科七叶树属七叶树 *Aesculus chinensis* Bunge 或欧洲七叶树 *A. hippocastanum* L.，欠妥。

〔2〕野葡萄：见本书第 357 野葡萄条。

〔3〕五花尖叉：指叶五深裂。

〔4〕绵：同"棉"。

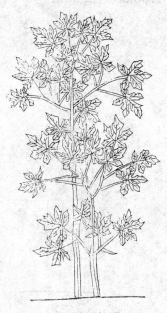

图 263 槭树芽

【译文】

槭芽树，生长在钧州风谷顶的山

谷中。树高一二丈。它的叶像野葡萄叶的形状，五深裂；也像棉花叶，但比较薄小；又像丝瓜叶却小得多，颜色为浅黄绿色。开白色花。叶子味甜。

救饥：采集叶煤熟，用水浸泡，直到变成黄色，换水淘洗干净，加入油、盐调拌食用。

264. 老叶儿树 [1]

生密县山野中。树高六七尺。叶似茶叶而窄瘦尖艄；又似李子 [2] 叶而长。其叶味甘、微涩。

救饥：采叶煤熟，水浸去涩味，淘洗净，油盐调食。

【注释】

〔1〕老叶儿树：似壳斗科栎属 *Quercus* 植物，疑似栓皮栎 *Quercus variabilis* Bl. 或麻栎 *Q. acutissima* Carr. 一类。

〔2〕李子：见本书第351李子树条。

【译文】

老叶儿树，生长在密县的山地和原野中。树高六七尺。叶像茶树叶，但更狭细、尖锐；又像李子叶，但更长。它的叶味甘、微涩。

救饥：采集叶煤熟，用水浸去涩味，淘洗干净后，加入油、盐调拌食用。

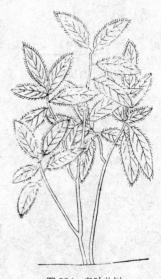

图264 老叶儿树

265. 青 杨 树 [1]

在处有之，今密县山野间亦多有。其树高大。叶似白杨树叶而狭小，色青，皮亦颇青，故名青杨。其叶味微苦。

救饥：采叶煤熟，水浸，作成黄色，换水淘净，油盐调食。

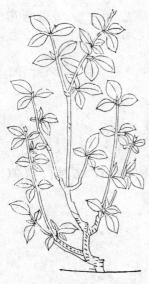

图 265　青杨树

【注释】

〔1〕青杨树：杨柳科杨柳属 *Populus* 植物，《中国植物志》鉴定为杨柳科杨属青杨 *Populus cathayana* Rehd.，备考。

【译文】

青杨树，到处都有，现在密县的山地和原野间也有很多。树干高大。叶像白杨树叶，但比较狭小，颜色青，皮也略青，所以得青杨的名字。叶味微苦。

救饥：采集叶煠熟，用水浸泡，直到变成黄色，换水淘洗干净后，加入油、盐调拌食用。

266. 龙 柏 芽 [1]

出南阳府马鞍山中。此木久则亦大。叶似初生橡栎[2] 音历小叶而短，味微苦。

救饥：采芽叶煠熟，换水浸淘净，油盐调食。

【注释】

〔1〕龙柏芽：蔷薇科白鹃梅属 *Exochorda* 植物，似红柄白鹃梅 *Exochorda giraldii* Hesse. 或白鹃梅 *E. racemosa* (Lindl.) Rehd.。此条绘图及描述都比较简单，似乎难以确定种类。我们在河南野外调查时发现，"龙柏芽"这一名称仍在民间保留，所指即为蔷薇科白鹃梅属 *Exochorda* 植物，该属植物形态与原书绘图及描述也大致吻合。现在，在河南白鹃梅属植物的嫩叶都可做野菜食用。有学者鉴定为清风藤科泡花树属泡花树 *Meliosma cuneifolia* Fr. 或壳

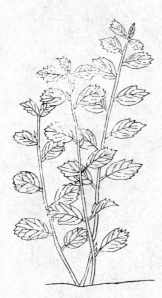

图 266　龙柏芽

斗科栎属 *Quercus* 植物，欠妥。

〔2〕橡栎：见本书第289橡子树条。

【译文】

龙柏芽，产南阳府的马鞍山中。这种树多年后也可长成大树。叶像初生橡栎的小叶但比较短，味微苦。

救饥：采集芽叶煤熟，换水浸泡，淘洗干净后，加入油、盐调拌食用。

267. 兜　栌　树[1]

生密县梁家冲山谷中。树甚高大，其木枯朽极透，可作香焚，俗名坏香。叶似回回醋树叶而薄窄；又似花楸树[2]叶却少花叉[3]，叶皆对生，味苦。

救饥：采嫩芽叶煤熟，水浸去苦味，淘洗净，油盐调食。

【注释】

〔1〕兜栌树：胡桃科化香树属化香树 *Platycarya strobilacea* Sieb. et Zucc.。化香树的木材燃烧后有香味，河南地区有俗名称为"还香树"。有学者鉴定为苦木科苦木属苦木 *Picrasma quassioides* (D. Don) Benn.，欠妥。

〔2〕花楸树：见本书第272花楸树条。

〔3〕少花叉：指兜栌树叶边缘分裂很少。

【译文】

兜栌树，生长在密县梁家冲的山谷中。树很高大，树干彻底干枯、腐烂之后，可以当作香焚烧，俗名坏香。叶像回回醋树叶，但比

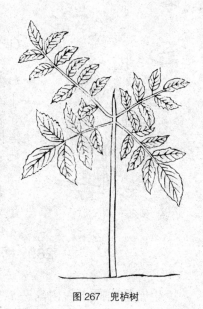

图 267　兜栌树

较薄而且窄；又像花楸树叶，但花叉较少，叶都是对生的，味苦。

救饥：采集嫩芽叶煠熟，用水浸泡去掉苦味，淘洗干净后，加入油、盐调拌食用。

268. 青 冈 树[1]

旧不载所出州土，今处处有之。其木大而结橡斗者为橡栎[2]音历，小而不结橡斗者为青冈。其青冈树枝、叶、条干皆类橡栎，但叶色颇青而少花叉。味苦，性平，无毒。

救饥：采嫩叶煠熟，以水浸渍音自，作成黄色，换水淘洗净，油盐调食。

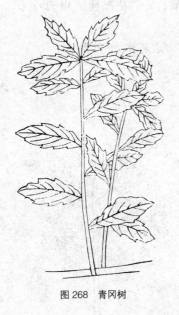

图 268 青冈树

【注释】

〔1〕青冈树：壳斗科栎属 *Quercus* 多种植物，绘图疑似枹栎 *Quercus serrata* Murray 一类。

〔2〕橡栎：见本书第 289 橡子树条。

【译文】

青冈树，古代没有记载它的产地，如今处处都有分布。树干高大但结橡斗的是橡栎，树干小但不结橡斗的是青冈。青冈的枝条、叶和树干都类似橡栎，但叶略呈绿色，少缺刻。味苦，性平，无毒。

救饥：采集嫩叶煠熟，用水浸渍，浸成黄色，换水淘洗干净后，加入油、盐调拌食用。

269. 檀 树 芽[1]

生密县山野中。树高一二丈。叶似槐[2]叶而长大。开淡粉紫花。叶味苦。

　　救饥：采嫩芽叶煠熟，换水浸
去苦味，淘洗净，油盐调食。

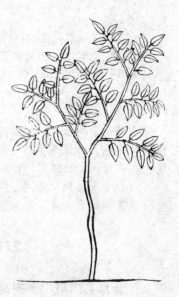

【注释】

　　〔1〕檀树芽：豆科黄檀属黄檀 Dalbergia
hupeana Hance.。在河南农村，当地人喜欢
食用春天的嫩芽。
　　〔2〕槐：见本书第320槐树芽条。

【译文】

　　檀树芽，生长在密县的山地和原
野中。树高一二丈。叶像槐叶，但比
较长大。开淡粉紫色花。叶味苦。
　　救饥：采集嫩芽叶煠熟，换水浸
去苦味，淘洗干净后，加入油、盐调
拌食用。

图269　檀树芽

270. 山 茶 科 [1]

　　生中牟土山、田野中。科条高
四五尺。枝梗灰白色。叶似皂荚 [2]
叶而团；又似槐 [3] 叶，亦团，四五叶
攒生一处 [4]，叶甚稠密，味苦。

　　救饥：采嫩叶煠熟，水淘洗净，
油盐调食。亦可蒸晒干，做茶煮饮。

【注释】

　　〔1〕山茶科：鼠李科鼠李属卵叶鼠李
Rhamnus bungeana J. Vass.，在河南北部开
封、郑州一带常见。王作宾先生鉴定为小叶
鼠李 R. parvifolia Bunge，现在河南北部少

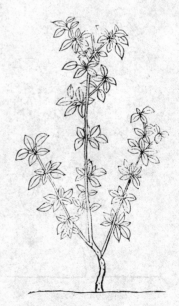

图270　山茶科

见，备为一说。

〔2〕皂荚：见本书第 309 皂荚树条。

〔3〕槐：见本书第 320 槐树芽条。

〔4〕四五叶攒生一处：本种有叶在短枝上簇生的现象。

【译文】

　　山茶科，生长在中牟的土山、田间和荒野中。植株高四五尺。枝干灰白色。叶像皂荚叶，但比较圆；又像槐叶也比较圆，四五枚叶簇生在一起，叶很稠密，味苦。

　　救饥：采集嫩叶煠熟，用水淘洗干净后，加入油、盐调拌食用。也可以蒸熟晒干，当茶煮水饮用。

271. 木 葛[1]

生新郑县山野中。树高丈余。枝似杏[2]枝。叶似杏叶而团，又似葛根叶而小，味微甜。

救饥：采叶煠熟，水浸淘净，油盐调食。

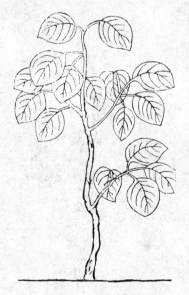

图 271 木 葛

【注释】

〔1〕木葛：待考。王作宾先生鉴定为蔷薇科木瓜属木瓜 *Chaenomeles sinensis* (Touin) Koehne，备考。

〔2〕杏：见本书第 361 杏树条。

【译文】

　　木葛，生长在新郑县的山间荒野中。树有一丈多高。树枝像杏树的枝。叶像杏树叶，但比较圆；又像葛根叶，但比较小，味微甜。

　　救饥：采集叶煠熟，用水浸泡，淘洗干净后，加入油、盐调拌食用。

272. 花 楸 树[1]

　　生密县山野中。其树高大。叶似回回醋叶微薄；又似兜栌树叶，边有锯齿叉。其叶味苦。

　　救饥：采嫩芽叶煠熟，换水浸去苦味，淘洗净，油盐调食。

【注释】

　　〔1〕花楸树：似为蔷薇科花楸属花楸 *Sorbus pohuashanensis* (Hance) Hedl.，仅根据图文提供的性状信息，似乎也难以排除北京花楸 *S. discolor* (Maxim.) Maxim.，根据 *FOC*，前者在河南是没有分布的，当然 *FOC* 的记载也可能不完整。

【译文】

　　花楸树，生长在密县的山间和荒野中。树干高大。叶像回回醋叶，但略微薄；又像兜栌树叶，边缘有锯齿。它的叶子味苦。

　　救饥：采集嫩芽叶煠熟，换水浸去苦味，淘洗干净后，加入油、盐调拌食用。

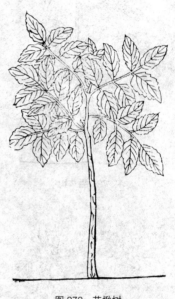

图 272　花楸树

273. 白 辛 树[1]

　　生荥阳塔儿山[2]岗野间。树高丈许。叶似青檀树[3]叶，颇长而薄，色微淡绿；又似月芽树叶而大，色亦差淡。其叶味甘、微涩。

　　救饥：采叶煠熟，水浸淘去涩味，油盐调食。

【注释】

　　〔1〕白辛树：疑似榆科榆属 *Celtis* 植物。有学者鉴定为安息香科银钟花属

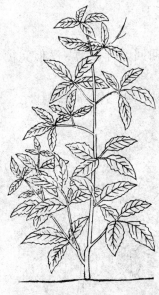

图 273　白辛树

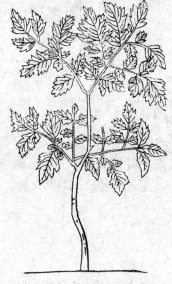

图 274　木栾树

Halesia 植物，日本学者订其为同科白辛树属 *Pterostyrax* 植物，《中国植物志》鉴定为白辛树 *Pterostyrax psilophyllus* Diels ex Perk.，而根据《河南植物志》和 *FOC*，这两个属的植物在河南都没有分布。

〔2〕塔儿山：即塔山，位于郑州上街区峡窝镇东南部，为嵩山余脉。

〔3〕青檀树：见本书第 313 青檀树。

【译文】

白辛树，生长在荥阳塔儿山的山冈和荒野中。树高一丈左右。叶像青檀树叶，但略长而且薄，颜色略微淡绿；又像月芽树叶，但比较大，颜色也稍浅。它的叶味甘、微涩。

救饥：采集叶煠熟，用水浸淘去涩味后，加入油、盐调拌食用。

274. 木 栾 树〔1〕

生密县山谷中。树高丈余。叶似楝叶而宽大，稍薄。开淡黄花，结薄壳〔2〕，中有子，大如豌豆，乌黑色，人多摘取串作数珠〔3〕。叶味淡、甜。

救饥：采嫩芽叶煠熟，换水浸淘净，油盐调食。

【注释】

〔1〕木栾树：无患子科栾树属栾树 *Koelreuteria paniculata* Laxm.，北京、河北、河南等地早春食用其嫩叶，称为木兰芽。据《河南经济植物志》记载，其嫩叶

去掉苦味后可以做菜食用。

〔2〕薄壳：栾树蒴果的果皮薄，壳状。

〔3〕数珠：佛教徒诵经时用来计数的成串的珠子，也叫"念珠"。

【译文】

木栾树，生长在密县的山谷中。树高一丈多。叶像楝叶，但比较宽大，略微薄。开淡黄色的花，结薄的壳状果实，壳中有种子，如豌豆大小，乌黑色，人们常摘取来串成数珠。叶味淡、甜。

救饥：采集嫩芽和叶煠熟，换水浸泡，淘洗干净后，加入油、盐调拌食用。

275. 乌 棱 树 [1]

生密县梁家冲山谷中。树高丈余。叶似省沽油树叶而背白；又似老婆布毡[2]叶，微小而艄。开白花。结子如梧桐子大，生青，熟则乌黑。其叶味苦。

救饥：采叶煠熟，换水浸去苦味，作过，淘洗净，油盐调食。

【注释】

〔1〕乌棱树：疑似樟科山胡椒属山胡椒 *Lindera glauca* (Sieb. et Zucc.) Bl.。有学者订其为木姜子属绢毛木姜子 *Litsea sericea* Hook. f. 及木姜子 *Litsea pungens* Hemsl.，性状较接近，只是据《河南植物志》和 *FOC*，绢毛木姜子在河南没有分布，木姜子也仅见于河南南部山区。

〔2〕老婆布毡：见本书第 286 老婆布毡条。

【译文】

乌棱树，生长在密县梁家冲的山谷中。树有一丈多高。叶像省沽油树叶，但背面白色；又像老婆布毡叶，但略小、狭窄。开白花。结的果实有梧桐子大，

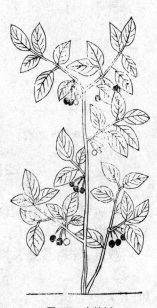

图 275 乌棱树

生时青色，熟后乌黑色。它的叶味苦。

救饥：采集叶煤熟，换水浸去苦味，淘洗干净后，加入油、盐调拌食用。

276. 刺 楸 树[1]

生密县山谷中。其树高大。皮色苍白，上有黄白斑点。其枝梗间多有大刺。叶似楸[2]叶而薄，味甘。

救饥：采嫩芽叶煤熟，水浸淘净，油盐调食。

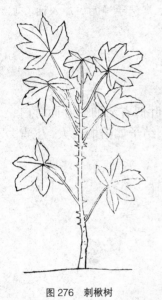

图 276 刺楸树

【注释】

〔1〕刺楸树：五加科刺楸属刺楸 *Kalopanax septemlobus* (Thunb.) Koidz.。

〔2〕楸：见本书第 317 楸树条。

【译文】

刺楸树，生长在密县的山谷中。它的树干高大。树皮颜色苍白，上面有黄白色斑点。它的枝干上多有大刺。叶像楸树叶，但比较薄，味甘。

救饥：采集嫩芽叶煤熟，用水浸泡，淘洗干净后，加入油、盐调拌食用。

277. 黄 丝 藤[1]

生辉县太行山山谷中。条类葛条。叶似山格剌[2]叶而小；又似婆婆枕头[3]叶颇硬，背微白，边有细锯齿，味甜。

救饥：采叶煤熟，水浸淘净，油盐调食。

【注释】

〔1〕黄丝藤：疑为卫矛科南蛇藤属 *Celastrus* 植物。有学者鉴定为蔷薇科

悬钩子属 *Rubus* 植物，欠妥。

〔2〕山格剌：见本书第 278 山格剌树条。

〔3〕婆婆枕头：见本书第 305 婆婆枕头条。

【译文】

黄丝藤，生长在辉县太行山的山谷中。藤条像葛藤。叶像山格剌叶，但较小；又像婆婆枕头叶，但略硬，叶背面略呈白色，边缘有细锯齿，味甜。

救饥：采集叶煠熟，水浸淘洗干净后，加入油盐调食。

278. 山格剌树〔1〕

生密县韶华山山野中。作科条生。叶似白槿树叶，颇短而尖艄_音哨〔2〕；又似茶树叶而阔大；及似老婆布鞊〔3〕叶亦大，味甘。

救饥：采叶煠熟，水浸作成黄色，淘洗净，油盐调食。

【注释】

〔1〕山格剌树：似卫矛科南蛇藤属大芽南蛇藤 *Celastrus gemmatus* Loes. 或南蛇藤 *Celastrus orbiculatus* Thunb.。我们调查发现，河南辉县方言称这两种为"哥兰叶"，其叶初春作野菜食用，味道鲜美。"剌"，各版本皆讹作"刺"，本书第 261 白槿树条、第 277 黄丝藤条都作"山格剌"，河南方言发音也如此，据改。有学者鉴定为蔷薇科悬钩子属 *Rubus* 植物，欠妥。

〔2〕哨：底本作"肖"。

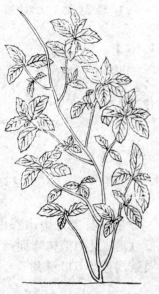

图 277　黄丝藤

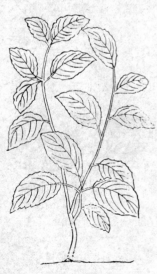

图 278　山格剌树

〔3〕老婆布鈲：见本书第 286 老婆布鈲条。

【译文】

山格剌树，生长在密县韶华山的山地和原野中。（植株）生枝条。叶像白檀树叶，但略短而且尖瘦；又像茶树叶，但比较宽大；又像老婆布鈲叶，但也较大，味甘。

救饥：采集叶煠熟，用水浸成黄色，淘洗干净后，加入油、盐调拌食用。

279. 筑^{杭去声} 树〔1〕

生辉县太行山山谷中。其树高丈余。叶似槐〔2〕叶而大，却颇软薄；又似檀树叶而薄小。开淡红色花。结子如绿豆大，熟则黄茶褐色。其叶味甜。

救饥：采叶煠熟，水浸淘净，油盐调食。

【注释】

〔1〕筑树：卫矛科卫矛属疣点卫矛 *Euonymus verrucosoides* Loes.。

〔2〕槐：见本书第 320 槐树芽条。

【译文】

筑树，生长在辉县太行山的山谷中。树高一丈多。叶像槐树叶，但比较大，（叶）相当软薄；又像檀树叶，但比较薄小。开淡红色花。结的果实有绿豆大小，成熟后黄茶褐色。它的叶味甜。

救饥：采集叶煠熟，用水浸淘干净后，加入油、盐调拌食用。

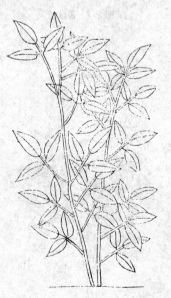

图 279 筑 树

280. 报 马 树[1]

生辉县太行山山谷间。枝条似桑[2]条色。叶似青檀[3]叶而大，边有花叉；又似白辛[4]叶，颇大而长硬。叶味甜。

救饥：采嫩叶煠熟，水淘净，油盐调食。硬叶煠熟，水浸作成黄色，淘去涎沫，油盐调食。

【注释】

〔1〕报马树：似榆科朴树属大叶朴 Celtis koraiensis Nakai。

〔2〕桑：见本书第 323 桑椹树条。

〔3〕青檀：见本书第 313 青檀树条。

〔4〕白辛：即白辛树。见本书第 273 白辛树条。

【译文】

报马树，生长在辉县太行山的山谷间。枝条像桑树条的颜色。叶像青檀叶，但比较大，边缘有分裂；又像白辛树叶，但略大而且长硬。叶味甜。

救饥：采集嫩叶煠熟，用水淘洗净，加入油、盐调拌食用。硬的叶子先煠熟，用水浸成黄色，淘去涎沫，加入油、盐调拌食用。

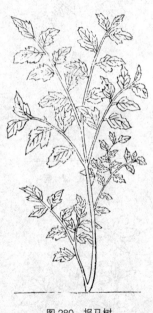

图 280　报马树

281. 椴 树[1]

生辉县太行山山谷间。树甚高大，其木细腻，可为桌[2]器。枝叉对生。叶似木槿叶而长大微薄，色颇淡绿，皆作五花桠音鸦叉[3]，边有锯齿。开黄花。结子如豆粒大，色青白。叶味苦。

救饥：采嫩叶煠熟，水浸去苦味，淘洗净，油盐调食。

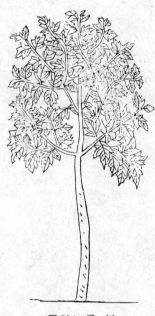

图281 椴树

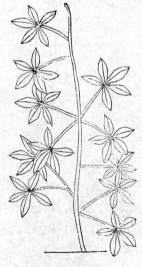

图282 臭蓣

【注释】

〔1〕椴树：椴树科椴树属植物。似太行山东南部常见的蒙椴 Tilia mongolica Maxim. 一类，该种树皮富含纤维，救荒时可以食用，花部蜜腺发达，是重要的蜜源植物。最新的分子系统学研究结果一般将椴树置于锦葵科 Malvaceae，这里沿用《中国植物志》的处理。该种木材也很好。

〔2〕桌：底本作"卓"，据《四库》本改。

〔3〕五花桠叉：指叶子五裂。

【译文】

椴树，生长在辉县太行山的山谷间。树很高大，木材细腻，可做桌子等器具。枝条对生。叶像木槿叶，但比较长大、略薄，略呈淡绿色，都为五裂，边缘有锯齿。开花黄色。结的果实像豆粒大，绿白色。叶味苦。

救饥：采集嫩叶煤熟，用水浸去苦味，淘洗干净后，加入油、盐调拌食用。

282. 臭 蓣[1]烘去声

生密县杨家冲山谷中。科条高四五尺。叶似柞瓜[2]叶而尖艄音哨；又似金银花叶亦尖艄，五叶攒生如一叶。开花白色。其叶味甜。

救饥：采叶煤熟，水浸淘净，油盐调食。

【注释】

〔1〕臭蓣：疑为五加科五加属植物，似细柱五加 Eleutherococcus nodiflorus (Dunn) S.

Y. Hu。有学者认为是马鞭草科牡荆属黄荆 *Vitex negundo* L.，但叶形及花色不合，值得商榷。

〔2〕杵瓜：野木瓜的别名。见本书第302野木瓜条。

【译文】

臭藤，生长在密县杨家冲的山谷中。（植株）的枝条高四五尺。叶像杵瓜叶，但比较尖瘦；又像金银花叶也比较尖窄，五枚（小）叶聚集成一枚叶。开白花。叶味甜。

救饥：采集叶煠熟，用水浸泡，淘洗干净后，加入油、盐调拌食用。

283. 坚荚树 [1]

生辉县太行山山谷中。其树枝干坚劲，可以作棒。皮色乌黑，对分枝叉，叶亦对生。叶似拐枣 [2] 叶而大，微薄，其色淡绿；又似土栾树 [3] 叶，极大而光润。开黄花。结小红子。其叶味苦。

救饥：采嫩叶煠熟，水浸去苦味，淘洗净，油盐调食。

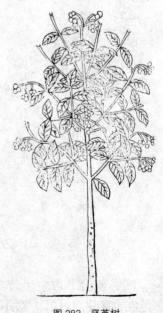

【注释】

〔1〕坚荚树：忍冬科荚蒾属 *Viburnum* 植物，似陕西荚蒾 *Viburnum schensianum* Maxim. 一类。《中国植物志》释作常绿荚蒾 *V. sempervirens* K. Koch，但据《河南植物志》和 *FOC*，该种河南不产。《中国植物志》将荚蒾属归入忍冬科 Caprifoliaceae，*FOC* 依据分子系统学的结果，将荚蒾属归入五福花科 Adoxaceae，本书暂时采用《中国植物志》的意见。本书第303条也为荚蒾属植物，归科问题不再赘述。

〔2〕拐枣：见本书第298拐枣条。

〔3〕土栾树：见本书第303土栾树条。

【译文】

坚荚树，生长在辉县太行山的山谷

图283 坚荚树

中。它的树枝、树干坚韧，可以做棒。树皮颜色乌黑，枝叉对生，叶也对生。叶像拐枣叶，但较大，略薄，颜色淡绿；又像土栾树叶，但很大而且有光泽。开黄花。结红色小果实。它的叶味苦。

救饥：采集嫩叶煠熟，用水浸去苦味，淘洗干净，加入油、盐调拌食用。

284. 臭 竹 树 [1]

生辉县太行山山野中。树甚高大。叶似楸[2]叶而厚，颇艄音哨，却少花叉；又似拐枣[3]叶亦大。其叶面青背白，味甜。

救饥：采叶煠熟，水浸去邪臭气味，油盐调食。

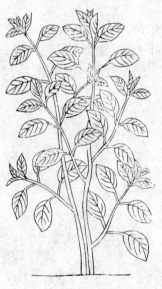

图 284 臭竹树

【注释】

〔1〕臭竹树：似马鞭草科赪桐属海州常山 *Clerodendrum trichotomum* Thunb.。

〔2〕楸：见本书第 317 楸树条。

〔3〕拐枣：见本书第 298 拐枣条。

【译文】

臭竹树，生长在辉县太行山的山地和原野中。树干很高大。叶像楸树叶，但较厚，略狭，相当尖，叶分裂较少；又像拐枣叶，但叶较大。叶表面绿色，叶背面白色，味甜。

救饥：采集叶煠熟，用水浸去怪味，加入油、盐调拌食用。

285. 马鱼儿条 [1]

俗名山皂角。生荒野中。叶似初生刺蘼花[2]叶而小。枝梗色红，有刺似棘针[3]微小。叶味甘、微酸。

救饥：采叶煠熟，水浸淘净，油盐调食。

〔1〕马鱼儿条：豆科皂荚属野皂荚 *Gleditsia microphylla* D. A. Gordon ex Isely，河南俗名为山皂角。

〔2〕刺蘼花：疑为本书第 154 蔷蘼条。

〔3〕棘针：鼠李科枣属酸枣 *Ziziphus jujuba* var. *spinosa* (Bunge) Hu ex H. F. Chow 的棘刺。

【译文】

马鱼儿条，俗名山皂角。生长在荒野中。叶像初生的刺蘼花叶，比较小。枝条红色，有枝刺像棘针的刺，略小。叶味甘、微酸。

救饥：采集叶煠熟，用水浸泡淘洗干净后，加入油、盐调拌食用。

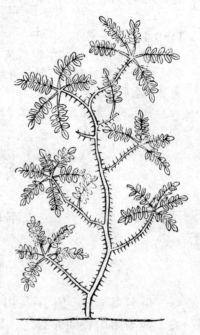

图 285　马鱼儿条

286. 老婆布鞊[1]

生钧州风谷顶山野间。科条淡苍黄色。叶似匙头样，色嫩绿而光俊；又似山格剌叶却小。味甘，性平[2]。

救饥：采叶煠熟，水浸作过，淘净，油盐调食。

【注释】

〔1〕老婆布鞊：文字描述似卫矛科南蛇藤属 *Celastrus* 植物，疑似苦皮藤 *Celastrus angulatus* Maxim.。绘图所示为幼苗。

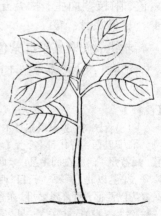

图 286　老婆布鞊

〔2〕性平：底本缺"平"字，《四库》本无"性平"，据《农政全书》及《植物名实图考》加。

【译文】

老婆布鞑，生长在钧州风谷顶的山地和原野中。枝条淡苍黄色。叶像匙头的形状，颜色嫩绿而且光亮；又像山格剌叶，但较小。味甘，性平。

救饥：采集叶煠熟，用水浸泡，淘洗干净后，加入油、盐调拌食用。

实 可 食

《本草》原有

287. 蕤 核 树〔1〕

俗名蕤李子。生函谷川谷，及巴西〔2〕、河东皆有，今古崤关〔3〕西茶店山谷间亦有之。其木高四五尺。枝条有刺。叶细似枸杞〔4〕叶而尖长，又似桃〔5〕叶而狭小，亦薄。花开白色。结子红紫色，附枝茎而生，状类五味子〔6〕。其核仁味甘，性温、微寒，无毒。其果味甘、酸。

救饥：摘取其果红紫色熟者，食之。

治病：文具《本草·木部》条下。

【注释】

〔1〕蕤核树：蔷薇科扁核木属蕤核 *Prinsepia uniflora* Batal.。

〔2〕巴西：古代郡名，见《名医别录》。东汉建安六年（201）刘璋分巴郡置，属益州。治所在阆中县（今四川阆中市），辖境相当今四川阆中、武胜以东、广安、渠县以北，万源、开江以西地区。三国蜀汉章武元年（221）改为巴郡，不久复为巴西郡，西晋属梁州，东晋末改为北巴郡。

〔3〕古崤关：古关名，见《救荒本草》。明初改虎牢关置，在今河南荥阳市西北三十六里。《明史·地理志》汜水县："又西有虎牢关，洪武四年九月改曰

古崤关，有巡检司。"

〔4〕枸杞：见本书第 307 枸杞条。

〔5〕桃：见本书第 363 桃树条。

〔6〕五味子：中药名。此处疑指北五味子，原植物为五味子科北五味子属五味子 *Schisandra chinensis* (Turcz.) Baill.，果实入药。

【译文】

蕤核树，俗名叫蕤李子。生长在函谷有流水的山谷中，巴西、河东也都有分布，现在古崤关西茶店的山谷中也有生长。树干高四五尺。枝条上有刺。叶细如枸杞叶，但比较尖长，又像桃叶，但比较狭小，比桃叶薄。开白色的花。结红紫色的果实，果实依附在枝条茎干上生长，形状像五味子。核仁味甘，性温、微寒，无毒。果味甘、酸。

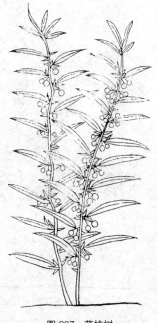

图 287　蕤核树

救饥：摘取那些已变红紫色，成熟了的果实食用。

治病：内容记载在《本草·木部》条下。

288. 酸枣树〔1〕

《尔雅》谓之樲枣。出河东川泽，今城垒、坡野间多有之。其木似枣〔2〕而皮细，茎多棘刺〔3〕。叶似枣叶微小。花似枣花。结实紫红色，似枣而圆小。核中人微扁，名酸枣仁，入药用，味酸，性平。一云性微热。恶防己。

救饥：采取其枣，为果食之。亦可酿酒，熬作烧酒饮。未红熟时采取煮食亦可。

治病：文具《本草·木部》条下。

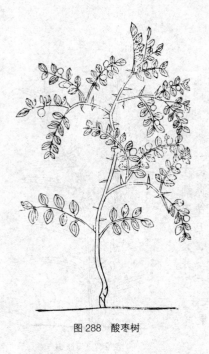

图288 酸枣树

【注释】

〔1〕酸枣树：鼠李科枣属酸枣 *Ziziphus jujuba* var. *spinosa* (Bunge) Hu ex H. F. Chow。

〔2〕枣：见本书第362枣树条。

〔3〕棘刺：指酸枣由托叶变成的针刺。

【译文】

酸枣树，《尔雅》叫它樲枣。产于河东的湖泊沼泽旁，如今城垒及山坡荒野中有很多。它的树干像枣树，但树皮细密，茎上多生棘刺。叶像枣叶，但略小。花像枣花，结紫红色果实，像枣，但比较圆、小。核中的仁微扁，称为酸枣仁，入药用。味酸，性平。一说性微热。恶防己。

救饥：摘取它的枣当水果食用。也可以酿酒，熬成烧酒饮用。果实没有变红、不成熟的时候也可以采来，煮熟后食用。

治病：内容记载在《本草·木部》条下。

289. 橡 子 树〔1〕

本草橡实，栎音历木子也，其壳一名杼上与切斗。所在山谷有之。木高二三丈，叶似栗叶而大。开黄花。其实橡也，有梂彙音胃，自裹其壳，即橡斗也。橡实味苦、涩，性微温，无毒。其壳斗可染皂〔2〕。

救饥：取子，换水浸煮十五次，淘去涩味，蒸极熟，食之。厚肠胃，肥健人，不饥。

治病：文具《本草·木部》橡实条下。

【注释】

〔1〕橡子树:壳斗科栎属麻栎 *Quercus acutissima* Carr. 或栓皮栎 *Q. variabilis* Bl. 一类植物,现今河南北部一些地区仍食用它们的果实(橡子)。

〔2〕皂:黑色。

【译文】

橡子树,本草橡实,即栎树的果实,它的壳又叫杼斗。它所分布地区的山谷中都有。树高二三丈,叶像栗树叶,但较大。开黄花。结的果实就是橡子,有梂彚,即橡斗,自然地包裹着橡壳。橡实味苦、涩,性微温,无毒。它的壳斗可用来染黑色。

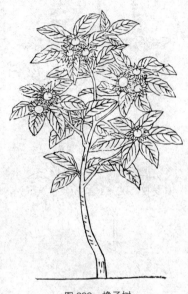

图 289　橡子树

救饥:取橡子,换水浸煮十五次,淘去涩味,蒸到熟透后才食用。厚人肠胃,令人健硕,使人不饥。

治病:内容记载在《本草·木部》橡实条下。

290. 荆　子 [1]

本草有牡荆实,一名小荆实,俗名黄荆。生河间 [2]、南阳、冤句山谷,并眉州 [3]、蜀州 [4]、平寿 [5]、都乡 [6] 高岸及田野中,今处处有之,即作箠杖 [7] 者。作科条生,枝茎坚劲,对生枝叉。叶似麻 [8] 叶而疏短;又有叶似椶 [9] 叶而短小,却多花叉者。开花作穗 [10],花色粉红,微带紫。结实大如黍粒而黄黑色。味苦,性温,无毒。防风为之使,恶石膏 [11]、乌头。陶隐居《登真隐诀》[12] 云:荆木之华叶,通神见鬼精。

救饥:采子,换水浸淘去苦味,晒干,捣磨为面食之。

治病:文具《本草·木部》牡荆实条下。

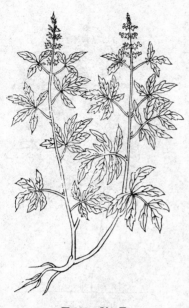

图290 荆 子

【注释】

〔1〕荆子: 马鞭草科牡荆属黄荆 *Vitex negundo* L.。据图, 其小叶边缘作缺刻状锯齿、浅裂乃至深裂, 似为牡荆 *Vitex negundo* L. var. *cannabifolia* (Sieb. et Zucc.) Hand.-Mazz., 但也不能排除荆条 *Vitex negundo* L. var. *heterophylla* (Franch.) Rehd.。据《河南经济植物志》记载, 荆条的种子用水浸去苦味, 晒干, 磨粉后可供食用, 密县 20 世纪 60 年代还曾食用。民间对该种的种下没有再细分。

〔2〕河间: 古代地名, 见《名医别录》。战国赵地, 后属秦。在今河北献县、河间、青县、泊头等市县地。以在两河之间而名。

〔3〕眉州: 古代州名, 见《图经本草》。西魏废帝三年 (554) 改青州置, 治所在齐通郡齐通县 (今四川眉山县)。

〔4〕蜀州: 见《图经本草》。唐垂拱二年 (686) 年析益州置, 治所在晋原县 (今四川崇乐市)。辖境相当今四川崇州、新津等市县地。

〔5〕平寿: 古代县名, 见《名医别录》。西汉置, 治今山东省昌乐县东南。属胶西国。北齐省。

〔6〕都乡: 古城名, 见《名医别录》。在今河南新野县东南四十里九女城。《汉书·王莽传》: 永始元年 (前16), "封莽为新都侯, 国南阳新野之都乡, 千五百户"。东汉改为东乡。

〔7〕箠杖: 即用荆条制成的抽打人及牲畜用的简单工具。箠, 即鞭子。

〔8〕麻: 桑科大麻属大麻 *Cannabis sativa* L.。

〔9〕㮈: 奈。蔷薇科苹果属 *Malus* 植物。

〔10〕穗: 荆条的聚伞花序排列成圆锥花序的形状。

〔11〕石膏: 中药名。硫酸盐类矿物硬石膏族石膏, 主要成分为含水硫酸钙 ($CaSO_4 \cdot 2H_2O$)。

〔12〕《登真隐诀》: 梁陶弘景撰。此书采摭前代道书中的诸真诀及各家养生术而成, 共三卷, 属道教中较早的关于修真法诀的综合道书, 收入《道藏》洞玄部玉诀类。

【译文】

荆子，本草记载有牡荆实，又叫小荆实，俗名叫黄荆。生长在河间、南阳、冤句的山谷中及眉州、蜀州、平寿、都乡的高岸及田野中，如今处处都有，就是可以用来作箠杖的（那种植物）。植株生出枝条，枝条和茎坚韧，枝叉对生。叶像大麻叶，但比较稀疏、短小；又有叶像楝叶，但比较短小，而且多裂片。花排列成穗状，花粉红色，微带紫色。结的果实像黍粒大小，但颜色为黄黑色。味苦，性温，无毒。防风可以做它的使药，恶石膏、乌头。陶隐居的《登真隐诀》中记载：荆木的花叶，通神，（服用后可以）见鬼精。

救饥：采集籽实，换水浸泡淘洗，去掉苦味，晒干，捣碎研磨成面后食用。

治病：内容记载在《本草·木部》牡荆实条下。

291. 实枣儿树[1]

本草名山茱萸，一名蜀枣，一名鸡足，一名魃音妓实，一名鼠矢。生汉中川谷及琅琊、冤句、东海承县[2]、海州，今钧州密县山谷中亦有之。木高丈余。叶似榆[3]叶而宽，稍团，纹脉微粗。开淡黄白花。结实似酸枣大，微长，两头尖艄，色赤，既干则皮薄。味酸，性平、微温，无毒。一云味咸、辛，大热，蓼实[4]为之使，恶桔梗、防风、防己。

救饥：摘取实枣红熟者食之。

治病：文具《本草·木部》山茱萸条下。

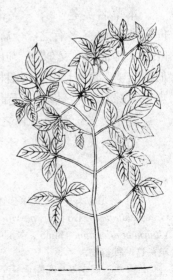

图291　实枣儿树

【注释】

〔1〕实枣儿树：山茱萸科山茱萸属山茱萸 *Cornus officinalis* Sieb. et Zucc.。果实可以食用或药用。

〔2〕东海承县：即东海郡承县，见《名医别录》。西汉置，属东海郡。治所在今山东枣庄市南旧峄县西北一里。以承水所经而名。西晋元康元年（291）为兰陵郡治。南朝宋属兰陵郡。

〔3〕榆：见本书第 324 榆钱树条。

〔4〕蓼实：中药名。见本书第 378 蓼芽菜条。

【译文】

实枣儿树，本草名叫山茱萸，又叫蜀枣、鸡足、魅实、鼠矢。生长在汉中有流水的山谷中及琅琊、冤句、东海郡承县、海州，如今钧州密县山谷中也有。树干高一丈多。叶像榆树叶，但较宽，略圆，叶脉略粗。开淡黄白色花。结的果实像酸枣大，但略长，两头尖瘦，红色，干后果皮变薄。味酸，性平、微温，无毒。一说味咸、辛，大热，蓼实为它的使药，恶桔梗、防风、防己。

救饥：摘取红熟的实枣食用。

治病：内容记载在《本草·木部》山茱萸条下。

292. 孩儿拳头〔1〕

本草名荚蒾音迷，一名击蒾，一名羿〔2〕先。旧不著所出州土，但云所在山谷多有之，今辉县太行山山野中亦有。其木作小树。叶似木槿而薄；又似杏〔3〕叶颇大，亦薄涩。枝叶间开黄花。结子似溲疏〔4〕，两两切并，四四相对，数对共为一攒〔5〕。生则青，熟则赤色。味甘、苦，性平，无毒。盖檀〔6〕榆〔7〕之类也。其皮堪为索。

救饥：采子红熟者食之。又煮枝汁，少加米作粥，甚美。

治病：文具《本草·木部》荚蒾条下。

【注释】

〔1〕孩儿拳头：部分文字描述和绘图显示的是椴树科扁担杆属小花扁担杆 *Grewia biloba* G. Don var. *parviflora* (Bunge) Hand.-Mazz.。有学者鉴定为荚蒾 *Viburnum dilatatum* Thunb.，本条可能将"本草原有"中的荚蒾及其别名与孩儿拳头这两种植物混淆了。

〔2〕羿：底本及《四库》本皆讹为"弄"，据《政和本草》改。

〔3〕杏：见本书第 361 杏树条。

〔4〕溲疏：现代植物分类学将中药
"溲疏"的原植物鉴定为虎耳草科溲疏属
Deutzia 植物。但我们认为古代"溲疏"
的性状特征更接近忍冬科 Caprifoliaceae
植物。

〔5〕"数对共为一攒"句：指孩儿拳
头的核果具2—4个分核，看起来像是果
实一切为二，或再切为四，呈两两相对排
列，几个核果簇生成一个聚伞状的果序。

〔6〕檀：见本书第269檀树芽条。

〔7〕榆：见本书第324榆钱树条。

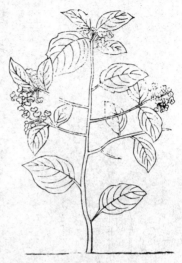

图292　孩儿拳头

【译文】

　　孩儿拳头，本草名叫英蒾，又
叫击蒾、羿先。古代本草中没有注
明它的产地，只说在它所分布地区
的山谷中有很多，如今辉县太行山的山地和原野中也有。植株为小
树。叶像木槿叶，但薄；又像杏叶，但略大，也比较薄、粗糙。枝叶
间开黄花。结的果实似溲疏，两两靠合，四四相对，数对果实聚为
一簇。果实生时为绿色，熟后变为红色。味甘、苦，性平，无毒。大
概属于檀树和榆树一类植物吧。它的树皮能做绳索。

　　救饥：采集已经变红成熟了的果实食用。又可以用煮枝条的
汁，加少量米做成粥，（味道）很美。

　　治病：内容记载在《本草·木部》英蒾条下。

新　增

293. 山 藜 儿 〔1〕

　　一名金刚树，又名铁刷子。生钧州山野中。科条高三四尺，
枝条上有小刺。叶似杏〔2〕叶，颇团小。开白花。结实如葡萄〔3〕颗
大，熟则红黄色，味甘酸。

　　救饥：采果食之。

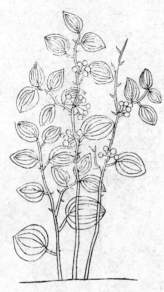

图 293　山蒳儿

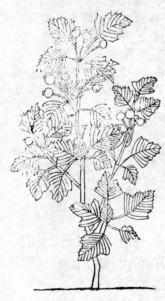

图 294　山里果儿

【注释】

〔1〕山蒳儿: 百合科菝葜属 *Smilax* 植物, 似菝葜 *Smilax china* L.。

〔2〕杏: 见本书第 361 杏树条。

〔3〕葡萄: 见本书第 350 葡萄条。

【译文】

山蒳儿, 又叫金刚树、铁刷子。生长在钧州的山地和原野中。植株高三四尺, 枝条上有小刺。叶像杏叶, 但略圆、小。开白色花。结的果实像葡萄颗粒大小, 熟后红黄色, 味甘酸。

救饥: 采集果实食用。

294. 山里果儿[1]

一名山里红, 又名映山红果。生新郑县山野中。枝茎似初生桑[2]条, 上多小刺。叶似菊花叶稍团; 又似花桑[3]叶, 亦团。开白花。结红果, 大如樱桃[4], 味甜。

救饥: 采树熟果食之。

【注释】

〔1〕山里果儿: 蔷薇科山楂属山楂原变种 *Crataegus pinnatifida* Bunge var. *pinnatifida*, 野生, 果实小, 可做栽培的山楂 (山里红) *C. pinnatifida* Bunge var. *major* N. E. Br. 的砧木。

〔2〕桑: 见本书第 323 桑椹树条。

〔3〕花桑: 待考。疑为桑属 *Morus* 植物。

〔4〕樱桃: 见本书第 346 樱桃树条。

【译文】

山里果儿, 又叫山里红、映山红

果。生长在新郑县的山地和原野中。枝条和茎像初生的桑树条，上面生有许多小刺。叶像菊花叶，但略圆；又像花桑叶，但也圆。开白花。结红色果实，像樱桃大小，味甜。

救饥：采树上成熟的果实食用。

295. 无 花 果 [1]

生山野中，今人家园圃中亦栽。叶形如葡萄 [2] 叶，颇长硬而厚，梢作三叉 [3]。枝叶间生果，初则青小，熟大，状如李子 [4]，色似紫茄 [5] 色，味甜。

救饥：采果食之。

治病：今人传说，治心痛 [6]，用叶煎汤服，甚效。

【注释】

〔1〕无花果：桑科榕属无花果 *Ficus carica* L.，现在河南多地有栽培。

〔2〕葡萄：见本书第 350 葡萄条。

〔3〕梢作三叉：指叶子三裂，像叶梢上分出三个叉。

〔4〕李子：见本书第 351 李子树条。

〔5〕紫茄：茄科茄属茄 *Solanum melongena* L.，果实有白、绿、紫等颜色，此处为色紫者。

〔6〕心痛：病症名。胸脘部疼痛的统称。

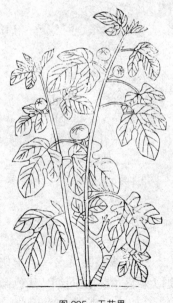

图 295　无花果

【译文】

无花果，生长在山地和原野中，如今普通人家的园圃中也栽培。叶像葡萄叶，但长硬而且厚，叶上端三裂。枝叶中间结果实，刚开始时果实小，绿色，成熟后变大，形状像李子，颜色似紫茄的颜色，味甜。

救饥：采摘果实食用。

治病：现在的人传说，（无花果）可以治疗心痛，用叶子煎汤服用，非常有效。

296. 青舍子条[1]

生密县山谷间。科条微带柿黄色。叶似胡枝子叶而光俊微尖。枝条梢间开淡粉紫花。结子似枸杞子[2]，微小，生则青，而后变红，熟则紫黑色，味甜。

救饥：采摘其子紫熟者食之。

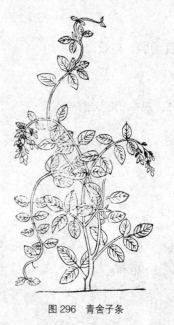

图 296　青舍子条

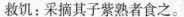

【注释】

〔1〕青舍子条：鼠李科勾儿茶属多花勾儿茶 *Berchemia floribunda* (Wall.) Brongn.。有学者鉴定为茄科茄属 *Solanum* 植物，欠妥。

〔2〕枸杞子：见本书第 307 枸杞条。

【译文】

青舍子条，生长在密县的山谷中。枝条微带柿黄色。叶像胡枝子叶，但比较光亮而且略尖。枝条梢间开粉紫色花。结的果实像枸杞子，但略小，生的时候是绿色，后变红色，熟后变紫黑色，味甜。

救饥：采摘那些已经成熟变紫了的果实食用。

297. 白棠子树[1]

一名沙棠梨儿，一名羊奶子树，又名剪子果。生荒野中。枝梗似棠梨[2]树枝而细，其色微白。叶似棠梨[3]叶而窄小，色亦颇白；又似女儿茶叶却大而背白。结子如豌豆大，味酸甜。

救饥：其子甜熟时，摘取食之。

【注释】

〔1〕白棠子树：胡颓子科胡颓子属木半
夏 *Elaeagnus multiflora* Thunb.（现河南伊阳
称木半夏为"剪子骨"）或牛奶子 *E. umbellata*
Thunb. 等。《中国植物志》鉴定马鞭草科紫
珠属白棠子树 *Callicarpa dichotoma* (Lour.) K.
Koch，欠妥。

〔2〕棠梨：见本书第 321 棠梨树条。

〔3〕棠梨：底本棠后无"梨"字，据文
义加。

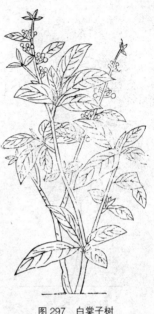

图 297 白棠子树

【译文】

白棠子树，又叫沙棠梨儿、羊奶子
树、剪子果。生长在荒野中。枝条像棠
梨树枝，但比较细，颜色略微白。叶像
棠梨叶，但较窄小，颜色也相当白；又
像女儿茶叶，但比较大，而且叶背面是白色。结的果实像豌豆大小，
味酸甜。

救饥：果实变甜成熟的时候，摘取食用。

298. 拐^{上古买切} 枣^[1]

生密县梁家冲山谷中。叶似楮^[2]叶而无花叉，却更尖艄，面
多纹脉，边有细锯齿。开淡黄花。结实^[3]状^[4]似生姜^[5]拐叉而
细短，深茶褐色，故名拐枣，味甜。

救饥：摘取拐枣成熟者食之。

【注释】

〔1〕拐枣：鼠李科枳椇属北枳椇 *Hovenia dulcis* Thunb.。拐枣果序轴肥厚，
经霜后味甜美，可供生食、制糖及酿酒，也可供药用。

〔2〕楮：见本书第 310 楮桃树条。

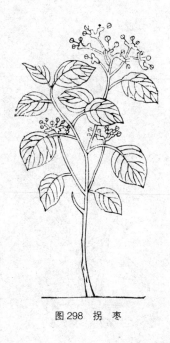

图 298　拐　枣

〔3〕实：并非拐枣的果实，而是膨大的果序轴，含糖丰富，古人误以为是果实，称其为拐枣。

〔4〕状：底本讹作"伏"。拐枣的像生姜曲折的部分是果序轴的分枝。

〔5〕生姜：中药名。原植物即姜科姜属姜 Zingiber officinale Rosc.。像生姜曲折的部分是拐枣果序轴的分枝。

【译文】

拐枣，生长在密县梁家冲的山谷中。叶像楮叶，但没有花叉（不分裂），也更尖锐，叶面上多纹脉，边缘有细锯齿。开淡黄色花。果实像生姜的拐叉，但比生姜细短，颜色为深茶褐色，所以名为拐枣，味甜。

救饥：摘取成熟的拐枣食用。

299. 木桃儿树[1]

生中牟土山间。树高五尺余。枝条上气脉积聚为疙瘩[2]音达，状类小桃儿，极坚实，故名木桃。其叶似楮叶而狭小，无花叉，却有细锯齿；又似青檀[3]叶。梢间另又开淡紫花。结子似梧桐子而大，熟则淡银褐色，味甜可食。

救饥：采取其子熟者食之。

【注释】

〔1〕木桃儿树：榆科朴属黑弹树 Celtis bungeana Bl.。朴属植物的果实成熟后大多可食，味道甜美，现在这一食用习惯仍保留在我国许多地区。北京周口店北京人遗址中曾发现大量黑弹树的果实遗存。

〔2〕气脉积聚为疙瘩：朴属植物的枝干上常常有昆虫寄生导致的树瘿，古人误以为是气脉积聚形成的。

〔3〕青檀：见本书第 313 青檀树条。

【译文】

　　木桃儿树，生长在中牟的土山间。树高五尺多。枝条上气脉积聚成为树瘿，树瘿形状类似小桃儿，很坚实，因此叫木桃。它的叶子像楮树叶，但比较狭小，没有花叉（叶不分裂），但有细锯齿；又像青檀叶。枝条中间另外又开淡紫色花。结的果实像梧桐的果实，但比较大，熟后变淡银褐色，味甜，可以食用。

　　救饥：采摘成熟的果实食用。

300. 石 冈 橡 [1]

　　生汜水西茶店山谷中。其木高丈许。叶似橡栎[2]叶，极小而薄，边有锯齿而少花叉[3]。开黄花。结实如橡斗[4]而极小，味涩、微苦。

　　救饥：采实，换水煮五七水[5]，令极熟，食之。

【注释】

　　〔1〕石冈橡：壳斗科栎属 *Quercus* 植物，疑似橿子栎 *Quercus baronii* Skan。

　　〔2〕橡栎：见本书第289橡子树条。

　　〔3〕花叉：此处指叶缘有缺刻。

　　〔4〕橡斗：即橡实。见本书第289橡子树条。

　　〔5〕煮五七水：指换水煮五到七次。

【译文】

　　石冈橡，生长在汜水西茶店的

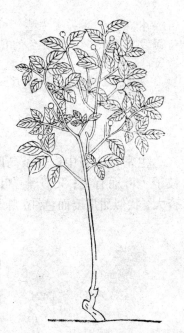

图299　木桃儿树

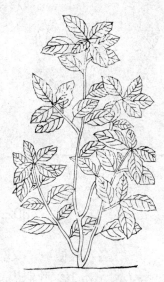

图300　石冈橡

山谷中。树干高一丈左右。叶像橡栎叶，很小而且薄，边缘有锯齿而且花又较少。开黄色的花。结的果实像橡实，但很小，味涩、微苦。

救饥：采摘果实，换水煮五到七次，把果实煮到熟透再食用。

301. 水茶臼 [1]

生密县山谷中。科条高四五尺。茎上有小刺。叶似大叶胡枝子 [2] 叶而有尖；又似黑豆叶而光厚，亦尖。开黄白花。结果如杏大，状似甜瓜瓣而色红，味甜酸。

救饥：果熟红时，摘取食之。

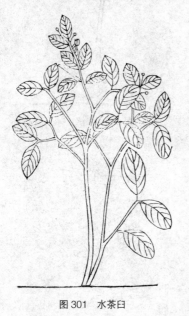

图 301　水茶臼

【注释】

〔1〕水茶臼：待考。疑似蔷薇科 Rosaceae 植物。

〔2〕大叶胡枝子：指胡枝子之大叶者。见本书第 215 胡枝子条。

【译文】

水茶臼，生长在密县的山谷中。植株高四五尺。茎上有小刺。叶像大叶胡枝子叶，但比较尖；又像黑豆叶，但比较厚而且有光泽，也尖。开黄白色花。果实如同杏大小，形状像甜瓜瓣，但颜色红，味甜酸。

救饥：果实成熟变红时，摘取食用。

302. 野木瓜 [1]

一 [2] 名八月楂音柤，又名杵瓜。出新郑县山野中。蔓延而生，妥他果切附草木上。叶似黑豆叶微小，光泽，四五叶攒生一处 [3]。

结瓜如肥皂[4]大，味甜。

　　救饥：采嫩瓜换水煮食，树熟者亦可摘食。

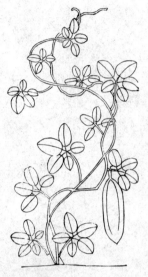

【注释】

　　〔1〕野木瓜：木通科木通属木通 *Akebia quinata* (Houtt.) Decne.。果实可以食用，味甜。

　　〔2〕一：底本缺，据《四库》本加。

　　〔3〕四五叶攒生一处：该种为掌状复叶，小叶通常 5 枚，偶 3—4 枚或 6—7 枚，此处叶实指复叶上的小叶。

　　〔4〕肥皂：疑指豆科肥皂荚属肥皂荚 *Gymnocladus chinensis* Baill.，但此处将野木瓜果实比作肥皂大，有出入。

图 302　野木瓜

【译文】

　　野木瓜，又叫八月樝、杵瓜。出产在新郑县山地和原野中。依附在草木上爬蔓生长。叶像黑豆叶，但略小，有光泽，四五枚（小）叶聚集在一起。结的果实如同肥皂荚大，味甜。

　　救饥：采摘嫩瓜换水煮熟食用，树上自然成熟的果实也可以采来食用。

303. 土栾树[1]

　　生汜水西茶店山谷中。其木高大坚劲，人常采斫以为秤䄻音秆。叶似木葛叶，微狭而厚，背颇白，微毛；又似青杨叶亦窄。开淡黄花。结子小如豌豆而扁，生则青色，熟则紫黑色，味甘。

　　救饥：摘取其实紫熟者食之。

【注释】

　　〔1〕土栾树：忍冬科荚蒾属陕西荚蒾 *Viburnum schensianum* Maxim.（河

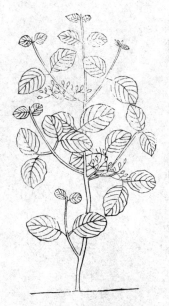

图 303　土栾树

南当地俗名土栾条、土兰条）及其近缘种。荚蒾属在河南北部分布有几个种，它们的果实成熟后都可以食用。

【译文】

　　土栾树，生长在汜水西茶店的山谷中。它的树干高大、坚韧，人们常砍来做秤杆。叶像木葛叶，略狭但厚，叶子背面略呈白色，略被毛；又像青杨树叶，但也较窄。开淡黄色花。结的果实如同豌豆大小，但形扁，生的时候绿色，熟后紫黑色，味甘。

　　救饥：摘取紫色成熟的果实食用。

304. 驴驼布袋[1]

　　生郑州沙岗间。科条高四五尺，枝梗微带赤黄色。叶似郁李子[2]叶，颇大而光；又似省沽油叶而尖，颇齐，其叶对生。开花色白。结子如绿豆大，两两并生，熟则色红，味甜。

　　救饥：采红熟子食之。

【注释】

　　〔1〕驴驼布袋：忍冬科忍冬属郁香忍冬 *Lonicera fragrantissima* Lindl. et Paxt. 及其近缘植物。

　　〔2〕郁李子：见本书第 354 郁李子条。

【译文】

　　驴驼布袋，生长在郑州的沙岗中。植株高四五尺，枝条微带红黄色。叶像郁李子叶，很大而且有光泽；

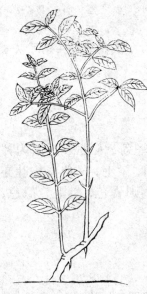

图 304　驴驼布袋

又像省沽油叶，但比较尖，排列整齐，它的叶对生。开白色花。结
的果实如同绿豆大小，两两靠合在一起生长，熟后颜色变成红色，
味甜。

救饥：采摘红色已经成熟的果实食用。

305. 婆婆枕头[1]

生钧州密县山坡中。科条高三四尺。叶似樱桃[2]叶而长艄。
开黄花。结子如绿豆大，生则青，熟红色，味甜。

救饥：采熟红子食之。

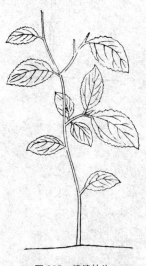

图305　婆婆枕头

【注释】

〔1〕婆婆枕头：似椴树科扁担杆属扁担杆
Grewia biloba G. Don. 有学者鉴定为忍冬科忍冬
属金花忍冬 *Lonicera chrysantha* Turcz. ex Ledeb.，
但绘图显示这种植物叶缘锯齿明显，欠妥。

〔2〕樱桃：见本书第346樱桃树条。

【译文】

婆婆枕头，生长在钧州密县的山坡
上。植株高三四尺。叶像樱桃叶，但较长
窄。开黄色花。结的果实如同绿豆大小，
生时绿色，熟后红色，味甜。

救饥：采摘成熟的红色果实食用。

306. 吉利子树[1]

一名急藤子科。荒野处处有之。科条高五六尺。叶似野桑[2]
叶而小；又似樱桃[3]叶亦小。枝叶间开五瓣小尖花，碧玉色，其
心黄色。结子如椒粒大，两两并生，熟则红色，味甜。

救饥：其子熟时，采摘食之。

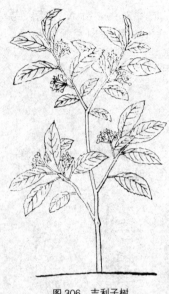

图306 吉利子树

【注释】

〔1〕吉利子树：椴树科扁担杆属小花扁担杆 *Grewia biloba* G. Don var. *parviflora* (Bunge) Hand.-Mazz.。有学者鉴定为鼠李科猫乳属猫乳 *Rhamnella franguloides* (Maxim.) Web.，欠妥。

〔2〕桑：见本书第323桑椹树条。

〔3〕樱桃：见本书第346樱桃树条。

【译文】

吉利子树，又叫急蘩子科。荒野中到处都有。植株高五六尺，叶像野桑树叶，但较小；又像樱桃叶也比较小。枝叶中间开小而尖的花，花瓣五枚，碧玉色，它的心黄色。结的果实如同椒粒大，两两靠合在一起生长，成熟后变为红色，味甜。

救饥：它的果实成熟时，采摘食用。

叶及实皆可食

《本草》原有

307. 枸　杞[1]

一名杞根，一名枸忌，一名地辅，一名羊乳，一名却暑，一名仙人杖，一名西王母杖，一名地仙苗，一名托卢，或名天精，或名却老，一名枸櫞音继，一名苦杞，俗呼为甜菜子。根名地骨。生常山平泽，今处处有之。其茎干高三五尺，上有小刺。春生苗，叶如石榴[2]叶而软薄。茎叶间开小红紫花。随便结实，形如枣[3]核，熟则红色，味微苦，性寒。根大寒。子微寒，无毒。一云味甘，平。白色无刺者良。陕西枸杞[4]长一二丈，围数寸，无刺，根皮如厚朴[5]，甘美异于诸处。生子如樱桃[6]，全[7]少核，暴干如饼，极烂有味[8]。

　　救饥：采叶煠熟，水淘净，油盐调食、作羹食皆可。子红熟时亦可食。若渴，煮叶作饮，以代茶饮之。

　　治病：文具《本草·木部》条下。

【注释】

　　〔1〕枸杞：茄科枸杞属枸杞 *Lycium chinense* Mill.，嫩叶可做蔬菜，现在河南称为甜菜芽。

　　〔2〕石榴：见本书第 360 石榴条。

　　〔3〕枣：见本书第 362 枣树条。

　　〔4〕陕西枸杞：疑为宁夏枸杞 *Lycium barbarum* L.。

　　〔5〕厚朴：中药名。原植物为木兰科厚朴属厚朴 *Houpoëa officinalis* (Rehd. et Wils.) N. H. Xia et C. Y. Wu，树皮和根皮入药。

　　〔6〕樱桃：见本书第 346 樱桃树条。

　　〔7〕全：《格致丛书》本无"全"字。

　　〔8〕极烂有味：底本缺"味"，《农政全书》四字全缺，今据《政和本草》补。

【译文】

　　枸杞，又叫杞根、枸忌、地辅、羊乳、却暑、仙人杖、西王母杖、地仙苗、托卢，或者叫天精、却老，又叫枸檵、苦杞，俗名叫甜菜子。根名叫地骨。生长在常山平坦而水草丛杂的湿地中，如今处处都有。植株高三五尺，茎干上具小刺。春天生苗，叶像石榴叶，但比较软而薄。茎叶之间开红紫色小花，边开花边结果。果实形状像枣核，熟后就变红色，味微苦，性寒。根大寒。种子微寒，无毒。另一说味

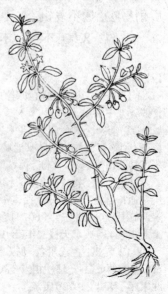

图 307　枸　杞

甘，平。白色没有刺的品质优良。陕西枸杞高一二丈，茎干粗有数寸，没有刺。根皮像厚朴，甘美有别于其他地方的枸杞。结的果实如同樱桃，全少核，晒干做成饼，很熟变软的味道好。

救饥：采集叶煤熟，用水淘洗干净，加入油、盐调拌食用、作羹食用都可以。果实变红成熟时也可以食用。如果口渴，可以煮叶子作饮料，用来代茶饮用。

治病：内容记载在《本草·木部》条下。

308. 柏　树[1]

本草有柏实。生太山山谷及陕州[2]、宜州[3]，其乾州[4]者最佳，密州[5]侧柏叶尤佳，今处处有之。味甘。一云味甘、辛，性平，无毒。叶味苦。一云味苦、辛，微温，无毒。牡蛎及桂、瓜子[6]为之使，畏菊花、羊蹄草[7]，诸石[8]及面曲[9]。

救饥：《列仙传》[10]云，赤松子食柏子，齿落更生。采柏叶新生并嫩者，换水浸其苦味，初食苦涩，入蜜或枣肉和食尤好，后稍易吃，遂不复饥，冬不寒，夏不热。

治病：文具《本草·木部》柏实条下。

【注释】

〔1〕柏树：柏科侧柏属侧柏 *Platycladus orientalis* (L.) Franco，古代仙家服食辟谷方中常用。

〔2〕陕州：古代州名，见《唐本草》。北魏太和十一年（487）置，治所在陕县，今河南三门峡市西陕县老城，辖境相当今三门峡、陕县、洛宁、渑池、灵宝等市县及山西运城、平陆、芮城等市县地。

〔3〕宜州：古代州名，见《唐本草》。西魏废帝三年（554）改北雍州置，治所在通川郡泥阳县（今陕西富平县西北）。隋开皇六年（586）迁治华原县（今陕西耀县）。大业三年（607）废。唐武德元年（618）又改宜君郡为宜州，贞观十七年（643）废。天授二年（691）复置，大足元年（701）废。

〔4〕乾州：古代州名，见《图经本草》。唐乾宁元年（894）置，治所在奉天县（今陕西乾县），辖境相当今陕西乾县、武功、周志、礼泉等县地。其后渐小，北宋熙宁五年（1072）废。

〔5〕密州：古代州名，见《图经本草》文字及药图"密州柏实"。隋开皇五

年（585）改胶州置，治所在东武县（后改
诸城县），大业初改高密郡，唐武德五年
（622）复改密州。辖境相当今山东沂山、
莒南以东，胶州、安丘以南地区。天宝元
年（742）改高密郡，乾元元年（758）复改
密州。

〔6〕瓜子：中药名。疑指葫芦科甜
瓜属甜瓜 *Cucumis melo* L.，种子入药。

〔7〕羊蹄草：即羊蹄苗。见本书第
208 羊蹄苗条。

〔8〕诸石：指汉魏晋以来士族争相
服用的各种矿物，一般以散剂服用。如
五石散，主要成分是石钟乳、紫石英、白
石英、石硫黄、赤石脂，原来是张仲景治
疗伤寒病所用，后来演变成魏晋以后士
族为追求"风度"而争相服用的"毒品"。

〔9〕面曲：疑即神曲，药名。见《药
性论》，又名六曲、六神曲，为辣蓼、青
蒿、杏仁等药加工后与面粉或麸皮混合，
经发酵而成的曲剂。

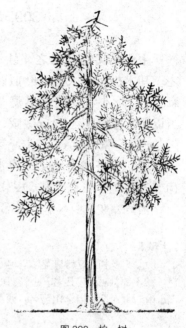

图308　柏　树

〔10〕《列仙传》：古代神仙人物传记，旧题汉光禄大夫刘向撰，系托名，
今人多疑其为魏晋间作品。宋以来传本共叙述了七十位神仙的姓名、身世和
事迹。

【译文】

柏树，本草有柏实。生长在太山山谷及陕州、宜州，产自乾州
的品质好，密州出产的侧柏叶尤其好，如今处处都有。味甘。一说
味甘、辛，性平，无毒。叶味苦。又一说味苦、辛，微温，无毒。牡
蛎及桂、瓜子为它的使药，畏菊花、羊蹄草、诸石及面曲。

救饥：《列仙传》记载，赤松子食用柏子，牙齿落掉又再生。采
集新生及幼嫩的柏叶，换水浸去它的苦味。服用初期感到苦、涩，
加入蜜或枣肉一起食用尤其好，后来略变得容易吃，接着就不再感
到饥饿了，冬天不感觉冷，夏天不感觉热。

治病：内容记载在《本草·木部》柏实条下。

309. 皂荚树[1]

生雍州川谷及鲁之邹县[2]，怀[3]、孟[4]产者为胜，今处处有之。其木极有高大者。叶似槐[5]叶，瘦长而尖，枝间多刺。结实有三种，形小者为猪牙皂荚[6]，良；又有长六寸及尺二者。用之当以肥厚者为佳。味辛、咸，性温，有小毒。柏实为之使，恶麦门冬，畏空青[7]、人参[8]、苦参。可作沐药[9]，不入汤。

救饥：采嫩芽煠熟，换水浸洗淘净，油盐调食。又以子不拘[10]多少炒，舂去赤皮，浸软煮熟，以糖渍之，可食。

治病：文具《本草·木部》条下。

【注释】

〔1〕皂荚树：豆科皂荚属皂荚 *Gleditsia sinensis* Lam.。

〔2〕邹县：古代县名，见《名医别录》。秦置，属薛郡。治所在今山东邹城市东南二十六里。因邹山为名。西汉改邹为驺，属鲁国。

〔3〕怀：古代州名，见《图经本草》。北魏天安二年（467）置，治所在野王县（今河南沁阳市）。太和十八年（494）废。东魏天平初复置。隋开皇十六年（596）治所野王县改名河内县。大业初改怀州为河内郡。唐武德二年（619）复为怀州，治柏崖城（今河南济源市西南）。四年（621）还治河内县。天宝元年（742）改为河内郡。乾元元年（758）复为怀州。辖境相当今河南焦作、沁阳、武陟、获嘉、修武、博爱等市县地。

〔4〕孟：古代州名，见《图经本草》。唐会昌三年（843）置，治所在河阳县（今河南孟县南十五里）。辖境相当今河南孟县、温县、济源等县市及荥阳市部分地。

〔5〕槐：见本书第320槐树芽条。

〔6〕猪牙皂荚：有学者曾鉴定

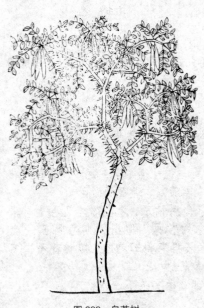

图309 皂荚树

为猪牙皂荚 Gleditsia officinalis Hemsl.，以其荚果短小，弯曲而无种子区别于正常的皂荚，后经研究发现，这实际上只是皂荚 G. sinensis Lam. 的一种不正常形态，两者属于同一种。

〔7〕空青：中药名。碳酸盐类矿物蓝铜矿 Azurite 矿石。

〔8〕人参：中药名。原植物为五加科人参属人参 Panax ginseng C. A. Mey.，根入药。

〔9〕沐药：用来煮水沐浴以治疗某些疾病的药。

〔10〕拘：底本作"以"，据《格致丛书》本改。

【译文】

皂荚树，生长在雍州有流水的山谷及山东邹县，怀、孟等地出产的较好，如今到处都有。它的树干有很高大的。叶像槐树叶，瘦长而且尖，枝条之间有许多刺。结的果实有三种，果实小的是猪牙皂荚，品质好；又有长六寸和一尺二寸的。入药用肥厚的较好。味辛、咸，性温，有小毒。柏实可以作它的使药，恶麦门冬，畏空青、人参、苦参。可作沐浴药，不入汤药。

救饥：采集嫩芽煤熟，换水浸泡淘洗干净，加入油、盐调拌食用。又用皂荚的种子，不拘多少炒，舂去红皮，浸软后煮熟，用糖腌渍，可以食用。

治病：内容记载在《本草·木部》条下。

310. 楮 桃 树 〔1〕

本草名楮实，一名榖音构实。生少室山〔2〕，今所在有之。树有二种，一种皮有班〔3〕花纹，谓之班〔3〕榖，人多用皮为冠。一种皮无花纹，枝叶大相类，其叶似葡萄〔4〕叶，作瓣叉〔5〕。上多毛涩而有子者为佳。其桃〔6〕如弹大，青绿色，后渐变深红色乃成熟。浸洗去穰，取中子入药。一云皮班〔3〕者是楮皮，白者是榖皮，可作纸。实味甘，性寒。叶味甘，性凉。俱无毒。

救饥：采叶并楮桃带花，煤烂，水浸过，握干〔7〕作饼，焙熟食之。或取树熟楮桃红蕊〔8〕食之，甘美，不可久食，令人骨软〔9〕。

治病：文具《本草·木部》楮实条下。

【注释】

〔1〕楮桃树：桑科构属构树 *Broussonetia papyrifera* (L.) L'Herit. ex Vent.，楮桃指它的雌花序，河南密县俗称构棒槌，春天裹面粉蒸熟食用。楮：底本标题及图中标题皆讹为"褚"，据《政和本草》改。

〔2〕少室山：山名，见《图经本草》。在今河南登封市西北，为嵩山之西部。

〔3〕班：本条三处"班"字，《四库》本作"斑"。班，通"斑"，杂色。

〔4〕葡萄：见本书第350葡萄条。

〔5〕瓣叉：指叶分裂。

〔6〕桃：即构树的聚花果，如同弹丸大小。

〔7〕握干：方言。即取水浸过的野菜，以一把之量，用双手握紧，攥去水分。

〔8〕红蕊：构树聚花果的瘦果成熟后变红色，肉质。

〔9〕不可久食，令人骨软：指不能长期食用，否则会令人骨软。

【译文】

　　楮桃树，本草名叫楮实，又叫榖实。生长在少室山，如今到处都有。有两种楮桃树，一种树皮有斑点花纹，称为斑榖，人们多用它的皮做帽子。一种树皮没有斑点花纹，枝条和叶大体上相似，叶像葡萄叶，分裂。叶上有许多糙毛而且有果实的好。它的桃如同弹丸大小，青绿色，以后逐渐变为深红色才成熟。浸泡洗去果肉，取其中的种子入药。一说它的树皮具斑点的是楮皮，白色的是榖皮，可以做纸。果实味甘，性寒。叶味甘，性凉。（种子、树皮、果实和叶）都没有毒。

　　救饥：采集叶子和未熟的楮桃，煤烂，用水浸过，握干做成饼，烘烤熟后食用。或者取成熟楮桃的红蕊食用，（味道）甜美。不可长期食用，否则会令人骨软。

　　治病：内容记载在《本草·木部》楮实条下。

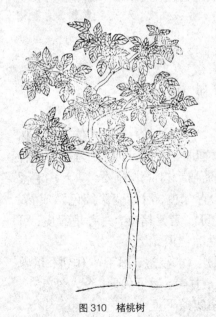

图310　楮桃树

311. 柘　树^[1]

本草有柘木。旧不载所出州土，今北土处处有之。其木坚劲，皮纹细密，上多白点，枝条多有刺。叶比桑叶甚小而薄，色颇黄淡，叶梢皆三叉^[2]，亦堪饲蚕。绵柘^[3]刺少，叶似柿^[4]叶微小。枝叶间结实，状如楮桃而小，熟则亦有红蕊^[5]，味甘、酸。叶味甘、微苦。柘木味甘，性温，无毒。

救饥：采嫩叶煠熟，以水浸渫，作成黄色，换水浸去邪味，再以水淘净，油盐调食。其实红熟，甘酸可食。

治病：文具《本草·木部》条下。

【注释】

〔1〕柘树：桑科柘属柘 *Maclura tricuspidata* Carr.。

〔2〕叶梢皆三叉：指柘的叶三裂。这是柘叶的一种变异类型，另一种为全缘。

〔3〕绵柘：《中国植物志》认为即柘 *Maclura tricuspidata* Carr.。

〔4〕柿：见本书第 348 柿树条。

〔5〕红蕊：柘树的聚花果成熟后变成红色，肉质。

【译文】

柘树，本草中有柘木。古代没有记载它的产地，如今北方处处都有分布。木材坚韧，树皮纹理细密，上面有许多白点，枝条大多有刺。叶比桑叶小而且薄，颜色略呈淡黄色，叶上部都三裂，也能用来饲养蚕。绵柘的刺少，叶像柿树叶，但略小。枝叶之间结果实，形状如同楮桃，但比较小，熟后也有红蕊，味甘、

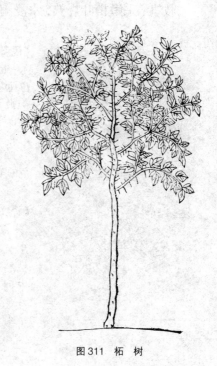

图 311　柘　树

酸。叶味甘、微苦。柘木味甘，性温，无毒。

救饥：采集嫩叶煤熟，用水浸泡，泡成黄色，换水浸去异味，再用水淘洗干净，加入油、盐调拌食用。柘的果实变红成熟时，（味道）酸甜，可以食用。

治病：内容记载在《本草·木部》条下。

新　增

312. 木羊角科 [1]

又名羊桃科，一名小桃花。生荒野中。紫茎。叶似初生桃叶，光俊，色微带黄。枝间开红白花。结角 [2] 似豇豆角 [3]，甚细而尖艄，每两角并生一处，味微苦酸。

救饥：采嫩梢叶煤熟，水浸淘净，油盐调食。嫩角亦可煤食。

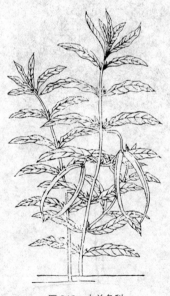

图312　木羊角科

【注释】

〔1〕木羊角科：萝藦科杠柳属杠柳 *Periploca sepium* Bunge。河南又叫羊角条，羊奶条，嫩叶及花可以作蔬菜，也可代茶。科，河南方言，小藤本或小灌木名后的尾缀。

〔2〕角：此处指豇豆的荚果。

〔3〕豇豆角：此处指杠柳的蓇葖果像豇豆的荚果。豇豆，见本书第343豇豆苗条。

【译文】

木羊角科，又叫羊桃科、小桃花。生长在荒野中。茎紫色。叶似初生的桃树叶，光亮俊美，微带黄色。枝条中间开红白色花。结的果像豇豆角，但很细、很尖，每两个角生长在一起。味微苦酸。

救饥：采集嫩梢和叶子煤熟，用

水浸泡，淘洗干净后，加入油、盐调拌食用。嫩角也可煠熟食用。

313. 青 檀 树[1]

生中牟南沙岗间。其树枝条有[2]纹，细薄。叶形类枣叶，微尖艄，背白而涩；又似白辛树叶微小。开白花。结青子，如梧桐子大。叶味酸涩，实味甘酸。

救饥：采叶煠熟，水浸淘去酸味，油盐调食。其实成熟，亦可摘食。

【注释】

〔1〕青檀树：榆科朴属黑弹树 *Celtis bungeana* Bl.。有学者认为是榆科青檀属青檀 *Pteroceltis tatarinowii* Maxim.，但果实形态与此处记载明显不同，备为一说。

〔2〕有：底本讹为"友"，《农政全书》缺此字，据《四库》本改。

【译文】

青檀树，生长在中牟南面的沙岗间。这种树的枝条上有纹，细、薄。叶形类似枣叶，微尖，背面白色而且粗糙；又像白辛树叶，略微小。开白花。结绿色果实，像梧桐子大小。叶味酸涩，果实味甘酸。

救饥：采集叶煠熟，用水浸泡，淘去酸味后，加入油、盐调拌食用。果实成熟后，也可摘来食用。

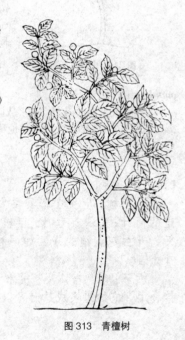

图 313　青檀树

314. 山 苘 树[1]

生密县梁家冲山谷中。树高丈余。叶似初生苘[2]叶；又似

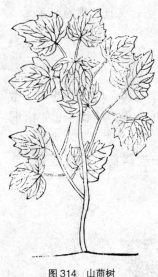

图 314　山苘树

芙蓉〔3〕叶而小；又似牵牛花叶，叶肩两傍却又有角叉。〔4〕开白花。结子如枸杞子大，熟则紫黑色，味甘酸。叶味苦。

救济：采叶煠熟，水浸去苦味，淘洗净，油盐调食。其子熟时，摘取食之。

【注释】

〔1〕山苘树：八角枫科八角枫属三裂瓜木 *Alangium platanifolium* (Sieb. et Zucc.) Harms. var. *trilobum* (Miq.) Ohwi。该种在《农政全书》本未收。

〔2〕苘：即苘麻。见本书第 191 苘子条。

〔3〕芙蓉：锦葵科木槿属木芙蓉 *Hibiscus mutabilis* L.。

〔4〕"又似牵牛花叶"句：从附图看，指该种叶掌状裂，基部近心形或圆形，叶顶部分裂较深，文中形象地称为"叶肩两傍又有角叉"，足见作者观察叶形仔细。

【译文】

山苘树，生长在密县梁家冲的山谷中。树高一丈多。叶像初生的苘叶；又像芙蓉叶，但较小；又像牵牛花叶，叶肩两旁又有角叉。开白花。结的果实如同枸杞子大，成熟后为紫黑色，味甘酸。叶味苦。

救济：采集叶煠熟，用水浸去苦味，淘洗干净后，加入油、盐调拌食用。它的果实成熟时可以摘来食用。

花 可 食

新　增

315. 藤 花 菜 [1]

　　生荒野中沙岗间。科条丛生。叶似皂角叶而大；又似嫩椿叶而小，浅黄绿色。枝间开淡紫花，味甘 [2]。

　　救饥：采花煤熟，水浸淘净，油盐调食。微焯 [3] 过，晒干煤食，尤佳。

【注释】

　　〔1〕藤花菜：豆科紫藤属藤萝 *Wisteria villosa* Rehd. 或紫藤 *W. sinensis* (Sims) Sweet，它们的花在河南均作野菜食用，如根据花色，前者更符合本条文字描述。

　　〔2〕甘：底本"甘"后有"性"字，《四库》本及《农政全书》无，据删。

　　〔3〕焯：农村处理野菜的一种方法，将菜放入沸水中烫绿后立刻捞出，与前文出现的"煤"不同。河南农民认为煤是菜随凉水一起煮，时间较久，直至野菜完全熟透。

【译文】

　　藤花菜，生长在荒野沙岗中。枝条丛生。叶像皂角叶，但较大；又像幼嫩的椿叶，但较小，浅黄绿色。枝条之间开淡紫色花，花味甘。

　　救饥：采摘花煤熟，用水浸泡，淘洗干净后，加入油、盐调拌食用。用开水微焯，晒干煤后食用，尤其好。

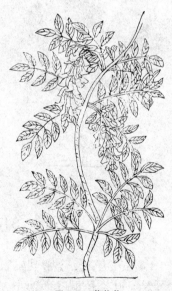

图315　藤花菜

316. 欛音罢 齿 花[1]

本名锦鸡儿，又名酱瓣子。生山野间，人家园宅间亦多栽。
叶似枸杞子叶而小，每四叶[2]攒生一处。枝梗亦似枸杞，有小刺。
开黄花，状类鸡形[3]。结小角儿[4]。味甜。

救饥：采花煤熟，油盐调食，炒熟吃茶亦可。

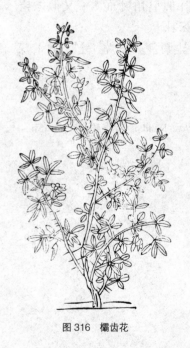

图 316 欛齿花

【注释】

〔1〕欛齿花：豆科锦鸡儿属锦鸡儿
Caragana sinica (Buc'hoz) Rehd.。

〔2〕四叶：指欛齿花复叶上的四枚小叶。

〔3〕状类鸡形：指欛齿花的蝶形花冠
外形类似鸡的形状，这一比喻准确生动。

〔4〕小角儿：指欛齿花的荚果。

【译文】

欛齿花，原本叫锦鸡儿，又叫酱
瓣子。生长在山地和原野里，普通人
家的庭院住宅中也多有栽种。小叶像
枸杞子叶，但比较小，每四枚叶聚集
在一起。枝条也像枸杞，有小刺。开
黄颜色的花，形状类似鸡的形状。结
小角。味甜。

救饥：采摘花煤熟，加入油、盐
调拌食用，炒熟后吃茶也可以。

317. 楸 树[1]

所在有之，今密县梁家冲山谷中多有。树甚高大，其木可作
琴瑟。叶类梧桐叶而薄小，叶梢作三角尖叉[2]。开白花，味甘。

救饥：采花煤熟，油盐调食。及将花晒干，或煤或炒，皆
可食。

【注释】

〔1〕楸树：紫葳科梓属楸 *Catalpa bungei* C. A. Mey.。

〔2〕叶梢作三角尖叉：楸树叶三角状卵形至卵状长圆形，先端渐尖，有时有一到四对裂片，图中所示就是这种变异类型。

【译文】

楸树，它所分布的地方到处都有，如今密县梁家冲的山谷中多有。树很高大，木材可以做琴瑟。叶像梧桐叶，但比较薄小，叶先端有三角尖叉。开白花，味甘。

救饥：采摘花煠熟，加入油、盐调拌食用。或者把花晒干后，或者煠，或者炒（之后），都可以食用。

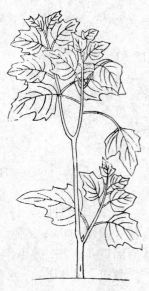

图 317　楸　树

318. 腊梅花[1]

多生南方，今北土亦有之。其树枝条颇类李[2]。其叶似桃[3]叶而宽大，纹脉微粗。开淡黄花，味甘、微苦。

救饥：采花煠熟，水浸淘净，油盐调食。

【注释】

〔1〕腊梅花：文字描述为腊梅科腊梅属腊梅 *Chimonanthus praecox* (L.) Link.。据《河南植物志》，大别山、桐柏山、伏牛山南部是腊梅自然分布的北界。绘图似乎更像蔷薇科杏属梅花 *Armeniaca mume* Sieb. 的特征。

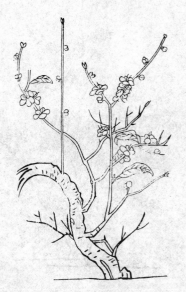

图 318　腊梅花

〔2〕李：见本书第 351 李子树条。

〔3〕桃：见本书第 363 桃树条。

【译文】

腊梅花，多长在南方，如今北方也有。它的枝条很像李子的枝条。叶像桃叶，但比较宽大，纹脉略微粗。开淡黄色花，味甘、微苦。

救饥：采摘花煠熟，用水浸泡，淘洗干净后，加入油、盐调拌食用。

319. 马 棘[1]

生荥阳岗野间。科条高四五尺。叶似夜合树叶而小；又似蒺藜叶而硬玉净切；又似新生皂荚科叶，亦小。梢间开粉紫花，形状似锦鸡儿[2]花，微小，味甜。

救饥：采花煠熟，水浸淘净，油盐调食。

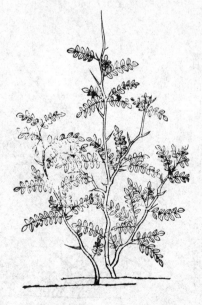

图 319 马 棘

【注释】

〔1〕马棘：豆科槐属白刺花 *Sophora davidii* (Franch.) Skeels，植株具刺。《中国植物志》将其释为木蓝属马棘 *Indigofera pseudotinctoria* Matsum.，欠妥，现 *FOC* 已将它处理为河北木兰 *Indigofera bungeana* Walp. 的异名。

〔2〕锦鸡儿：欛齿花的本名，见本书第 316 欛齿花条。

【译文】

马棘，生长在荥阳的山冈和荒野中。植株高四五尺。叶像夜合树叶，但较小；又像蒺藜叶，但较硬；又像新生的皂荚叶，也小。枝条中间开粉紫色花，形状像锦鸡儿花也略小，味甜。

救饥：采摘花煠熟，用水浸泡，淘洗干净后，加入油、盐调拌食用。

花叶皆可食

《本草》原有

320. 槐 树 芽[1]

本草有槐实。生河南平泽，今处处有之。其木有极高大者。《尔雅》云槐有数种，叶大而黑者名櫰公回切槐[2]，昼合夜开者名守宫槐[3]，叶细而青绿者但谓之槐。其功用不言有别。开黄花。结实似豆角状，味苦、酸、咸，性寒，无毒。景天[4]为之使。

救饥：采嫩芽煠熟，换水浸淘，洗去苦味，油盐调食。或采槐花，炒熟食之。

治病：文具《本草·木部》槐实条下。

【注释】

〔1〕槐树芽：豆科槐属槐 *Sophora japonica* L.。

〔2〕櫰槐：豆科 Leguminosae 植物。

〔3〕守宫槐：豆科 Leguminosae 植物。

〔4〕景天：中药名。原植物为景天科景天属八宝 *Hylotelephium erythrostictum* (Miq.) H. Ohba，全草入药。

【译文】

槐树芽，本草中记载有槐实。

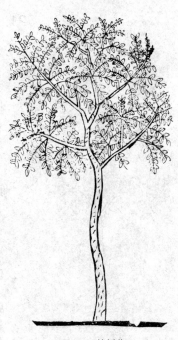

图 320　槐树芽

生长在河南平坦而水草丛杂的湿地中，如今处处都有。树干有很高大的。《尔雅》说槐有数种，叶大而黑的名叫櫰槐，昼合夜开的名叫守宫槐，叶细小而且青绿色的称为槐。但并没有记载它们的功用有什么区别。开黄色花。结的果实像豆角的形状。味苦、酸、咸，性寒，无毒。景天为它的使药。

救饥：采集嫩芽煤熟，换水浸淘，洗去苦味，加入油、盐调拌食用。或采摘槐花，炒熟后食用。

治病：内容记载在《本草·木部》槐实条下。

花叶实皆可食

新 增

321. 棠 梨 树[1]

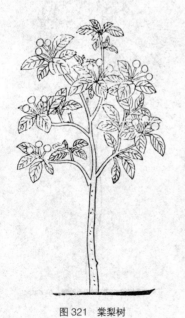

图 321 棠梨树

今处处有之，生荒野中。叶似苍术叶，亦有团叶者，有三叉叶者，叶边皆有锯齿；又似女儿茶叶，其叶色颇黲白。开白花。结棠梨如小楝子大，味甘、酸。花、叶味微苦。

救饥：采花煤熟食，或晒干磨面，作烧饼食亦可。及采嫩叶煤熟，水浸淘净，油盐调食，或蒸晒作茶亦可。其棠梨经霜熟时摘食，甚美。

【注释】

〔1〕棠梨树：蔷薇科梨属杜梨 Pyrus betulifolia Bunge，华北地区常见，可做各种梨的砧木，果实未成熟时酸涩不堪食，成熟时变黑褐色，味道转为绵甜。

【译文】

棠梨树，如今到处都有。生长在荒野中。叶像苍术叶，也有圆叶的，也有叶三裂的，叶边缘都有锯齿；又像女儿茶叶，它的叶颜色有些暗白。开白色的花。结的果实如同小楝子大小，味甘、酸。花、叶味微苦。

救饥：采摘花煠熟食用，或者晒干磨成面，做烧饼吃也可以。或者采集嫩叶煠熟，用水浸泡，淘洗干净后，加入油、盐调拌食用，或者蒸后晒干做茶也可以。棠梨果实经霜熟透后摘来食用，（味道）非常美。

322. 文　冠　花[1]

生郑州南荒野间。陕西人呼为崖木瓜。树高丈许。叶似榆树[2]叶而狭小；又似山茱萸叶，亦细短。开花仿佛似藤花而色白，穗长四五寸。结实状似枳壳[3]而三瓣，中有子二十余颗，如肥皂角子。子中瓤[4]如栗子，味微淡，又似米面，味甘可食。其花味甜，其叶味苦。

救饥：采花煠熟，油盐调食。或采叶煠熟，水浸淘去苦味，亦用油盐调食。及摘实取子，煮熟食瓤。

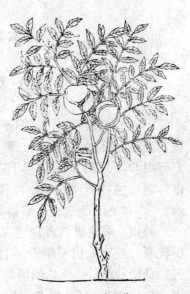

图322　文冠花

【注释】

〔1〕文冠花：无患子科文冠果属文冠果 *Xanthoceras sorbifolium* Bunge，河南俗名文官果、文冠树、木瓜，现已逐渐发展为油料作物。河南为其自然分布的南界。

〔2〕榆树：见本书第324榆钱树条。

〔3〕枳壳：中药名。原植物为芸香

科柑橘属酸橙 *Citrus* × *aurantium* L. 及其种下的几个品种如代代酸橙 *C.* × *aurantium* cv. *Daidai*、香圆 *Citrus medica* L.，果实入药。

〔4〕瓤：即文冠果种子的种仁，营养丰富，是很有价值的油料作物。

【译文】

文冠花，生长在郑州南面的荒野中。陕西人叫它崖木瓜。树高一丈左右。叶像榆树叶，但比较狭小；又像山茱萸叶，也比较细短。开的花很像紫藤花，但白色，花穗长四五寸。结的果实形状像枳壳，但呈三瓣开裂，果实中有二十余颗种子，似肥皂角的种子。种子中有瓤，像栗子的瓤，味微淡，又像米面，味甘甜可以食用。它的花味甜，叶味苦。

救饥：采摘花煠熟，加入油、盐调拌食用。或者采集叶煠熟，用水浸淘去掉苦味，也可以用油、盐调拌食用。或者摘果实，取出种子，煮熟后吃瓤。

叶皮及实皆可食

《本草》原有

323. 桑 椹 树[1]

本草有桑根白皮[2]。旧不载所出州土，今处处有之。其叶饲蚕，结实为桑椹，有黑白二种，桑之精英尽在于椹。桑根白皮，东行根益佳，肥白者良，出土者不可用，杀人[3]。味甘，性寒，无毒。制造忌铁器[4]及铅。叶桠者名鸡桑[5]，最堪入药。续断[6]、麻子[7]、桂心[8]为之使。桑椹味甘，性暖。或云木白皮亦可用。

救饥：采桑椹熟者食之。或熬成膏，摊于桑叶上晒干，捣作饼收藏。或直取椹子晒干，可藏经年。及取椹子清汁置瓶中，封三二日即成酒，其色味似葡萄[9]酒，甚佳。亦可熬烧酒，可藏经年，味力愈佳。其叶嫩老，皆可煠食。皮炒干磨面，可食。

治病：文具《本草·木部》桑根白皮条下。

【注释】

〔1〕桑椹树：桑科桑属桑 *Morus alba* L.。

〔2〕桑根白皮：指去掉外层栓皮部和韧皮部的桑根。

〔3〕杀人：即致人以死。

〔4〕忌铁器：炮制术语。在制备某些药物时禁忌用或慎用铁制的设备和器具。

〔5〕鸡桑：桑科桑属鸡桑 *Morus australis* Poir.。

〔6〕续断：中药名。疑为川续断科川续断属川续断 *Dipsacus asper* Wall. ex Clarke，根入药。

〔7〕麻子：中药名。原植物为桑科大麻属大麻 *Cannabis sativa* L.，种子入药。

〔8〕桂心：中药名。原植物为樟科樟属肉桂 *Cinnamomum cassia* Presl.，除去桂皮后的材心入药。

〔9〕葡萄：见本书第 350 葡萄条。

【译文】

　　桑椹树，本草中有桑根白皮。古代没有记载它的产地，如今处处都有。桑叶可以养蚕，结的果实是桑椹，有黑白二种，桑树的精华都集中在桑椹上。东行根上的桑根白皮特别好，肥厚而且呈白色根的白皮品质好，露出土面的根不可以用，能致人死亡。味甘，性寒，无毒。制造桑根白皮时忌铁器及铅。叶子分裂的叫作鸡桑，最适合入药。续断、麻子、桂心是它的使药。桑椹味甘，性暖。一说树干上的白皮也可用。

　　救饥：采摘成熟的桑椹食用。或者熬成膏，摊在桑叶上晒干，捣成饼收藏。或者直接采桑椹子晒干，可以储藏一整年。或者榨取椹子的清汁，

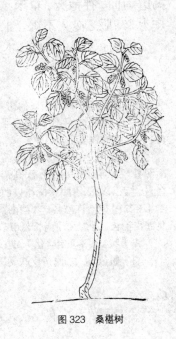

图 323　桑椹树

放置到瓶中，密封二三天就变成酒，酒的色味类似葡萄酒，非常好。也可熬烧酒，可以储藏多年，味道和酒力变得更好。它的嫩叶和老叶都可以煤后食用。桑皮炒干磨成面，可以食用。

治病：内容记载在本草木部桑根白皮条下。

324. 榆 钱 树[1]

本草有榆皮，一名零榆。生颍川[2]山谷、秦州，今处处有之。其木高大。春时未生叶，其枝条间先生榆荚。形状[3]似钱而薄小，色白，俗呼为榆钱。后方生叶，似山茱萸叶而长，尖艄润泽。榆皮味甘，性平，无毒。

救饥：采肥嫩榆叶煤熟，水浸淘净，油盐调食。其榆钱煮糜羹食佳，但令人多睡。或焯过，晒干备用，或为酱，皆可食。榆皮刮去其上干燥皴[4]涩者，取中间软嫩皮剉碎，晒干，炒焙极干，捣磨为面，拌糠麸、草末蒸食，取其滑泽易食。又云，榆皮与檀皮为末，服之令人不饥。根皮亦可捣磨为面食。

治病：文具《本草·木部》榆皮条下。

【注释】

〔1〕榆钱树：榆科榆属榆树 Ulmus pumila L.。嫩果可以蒸煮食用。河南和山东在 20 世纪 60 年代都曾遭遇饥荒，如同 15 世纪所描述，当时人们也用树皮、树叶和榆钱充饥。

〔2〕颍川：古代郡名，见《名医别录》。秦始皇十七年（前 230）置，治所在阳翟县（今河南禹州市），汉高帝六年（前 201）复为颍川郡。辖境相当今河南登封、宝丰以东，尉氏、鄢城以西，新密以南，叶县、舞阳以北地。三国魏黄初二年（221）徙治许昌县（今河南许昌市东三十六里古城）。西晋以后辖境缩小。北魏徙治长社县（今河南长葛市东北）。东魏天平初为颍州治。

〔3〕状：底本讹作"伏"，据文义改。

〔4〕皴（cūn）：原指皮肤受冻而坼裂，这里指树皮上的坼裂。

【译文】

榆钱树，本草有榆皮，又叫零榆。生长在颍川的山谷和秦州，

如今处处都有分布。它的树干高
大。春天叶子尚未萌发前，枝条
之间就先长出榆荚。榆荚的形状
像铜钱，但比较薄小，白色，一
般称为榆钱。此后才生叶，叶像
山茱萸叶，但比较长尖、有光泽。
榆皮味甘，性平，无毒。

　　救饥：采集肥嫩榆树叶煠熟，
用水浸泡，淘洗干净，加入油、盐
调拌食用。榆钱煮成粥或羹，食
用很好，但使人多睡眠。或者煠
过后，晒干备用，或者做成酱，都
可食用。榆树皮刮去表面上干燥
皴裂的一层，取中间软嫩的皮剉
碎，晒干，炒焙得非常干，捣磨成
面，拌粗糠草末蒸熟后食用，利
用它滑溜湿润容易食用的特点。

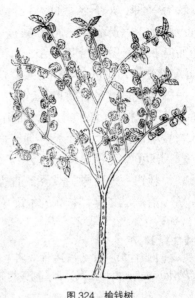

图 324　榆钱树

又有记载说，榆树皮和檀树皮（一起）研磨成末，服用后使人不知道
饥饿。榆树根的皮也可以捣磨成面食用。

　　治病：内容记载在《本草·木部》榆皮条下。

笋 可 食

《本草》原有

325. 竹　笋[1]

　　本草竹叶有簟音谨，又音斤竹叶、苦竹叶、淡竹叶。《本经》[2]
并不载所出州土，今处处有之。竹之类甚多，而入药者惟此三种，
人多不能尽别。簟竹坚而促节，体圆而质劲，皮[3]白如霜，作笛

者有一种，亦不名箽竹。苦竹亦有二种，一种出江西及闽中，本极粗大，笋味甚苦，不可噉；一种出江浙，近地亦时有之，肉厚而叶长阔，笋微苦味，俗呼甜苦笋，食所最贵者，亦不闻入药用。淡竹肉薄，节间有粉，南人以烧竹沥者，医家只用此一品。又有一种薄壳者，名甘竹叶，最胜。又有实中竹、箽竹，并以笋为佳，于药无用。凡取竹沥[4]，惟用淡竹、苦竹、箽竹尔。陶隐居云："竹实出蓝田[5]，江东乃有花而无实，而顷来斑斑有实，状如小麦，堪可为饭。"《图经》云："竹笋味甘，无毒。"又云寒。

救饥：采竹嫩笋煤熟，油盐调食。焯过，晒干煤食尤好。

治病：文具《本草·木部》竹叶条下。

【注释】

〔1〕竹笋：原文描述竹亚科 Bambusoideae 多种植物。绘图是刚竹属 *Phyllostachys* 植物无疑。据《河南植物志》，刚竹属在河南栽培有 18 种，现在淮河以北常见并且可以食用竹笋的有淡竹 *Phyllostachys glauca* McClure、曲杆竹 *P. flexuosa* Riv. et C. Riv.，石绿竹 *P. arcana* McClure 等。河南南部伏牛山区多用桂竹 *P. bambusoides* Sieb. et Zucc.。

〔2〕《本经》：又称《本草经》、《神农本草经》、《神农本草》等。内容最初见于陶弘景《本草经集注》。现存多种辑佚本，主要有明卢复，清孙星衍、顾观光，日本森立之的辑本。作者及著作时间有争议，我们认为该书成书与陶弘景有关。（详见吴征镒、王锦秀、汤彦承的论文《胡麻是亚麻非脂麻辨——兼论中草药名称混乱的根源和〈神农本草经〉成书的年代及作者》，《植物分类学报》45（4）：458-472（2007））

〔3〕皮：底本讹作"成"，据《政和本草》改。

〔4〕竹沥：中药名，又名竹汁、竹油，见《神农本草经》。为禾本科刚竹属毛金竹 *Phyllostachys nigra* (Lodd.) Munro var.

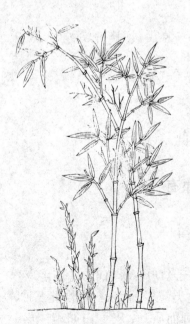

图 325 竹笋

henonis (Mitford) Stapf ex Rendle 的新鲜竹竿用火烤灼而流出的透明液汁，色青黄或棕黄，有清热化痰止咳、解热除烦等功效。功效详见《本草衍义》。

〔5〕蓝田：古县名，见《本草经集注》。战国秦献公六年（前419）置，治所在今陕西蓝田县西三十里。秦属内史，汉属京兆尹，晋属京兆郡，北魏太平真君七年（446）省入霸城县，太和十一年复置。

【译文】

竹笋，本草竹叶有䉌竹叶、苦竹叶、淡竹叶。《本草经》并没有记载它的产地，如今到处都有。竹的种类很多，而入药的只有这三种，人们大多不能全部识别。䉌竹坚硬而且节比较短，体圆而且质地坚韧，皮白像霜，有一种可以做笛子，也不叫䉌竹。苦竹也有二种，一种出产于江西以及闽中，竹竿很粗大，笋味很苦，不可以食用；一种出产于江浙，附近偶尔也有，肉厚，而且叶比较长、宽，笋略微带苦味，一般称为甜苦笋，是食用竹笋中最珍贵的，也没有听说它可以入药用。淡竹竿壁较薄，节间有粉，就是南方人用来烧竹沥的，医家只用这一种。又有一种壁薄的，名叫甘竹叶，最好。又有实中竹、䉌竹，（它们）产的笋品质都好，做药没有用处。凡是取竹沥的，只用淡竹、苦竹和䉌竹罢了。陶弘景说竹的果实产自蓝田，江东的竹子开花但不结实，但有时突然结出斑斑果实，形状像小麦，可以用来做饭食用。《图经本草》记载竹笋味甘，无毒，又有记载说它寒。

救饥：采集嫩笋煤熟，加入油、盐调拌后食用。用热水焯过，晒干后煤食尤其好。

治病：内容记载在《本草·木部》竹叶条下。

实 可 食

新　增

326. 野 豌 豆[1]

生田野中。苗初就地拖秧而生，后分生茎叉，苗长二尺余。叶似胡豆[2]叶稍大；又似苜蓿[3]叶亦大。开淡粉紫花。结角[4]似家豌豆[5]角，但秕[6]音比小，味苦。

　　救饥：采角煮食，或收取豆煮食，或磨面，制造食用，与家豆同。

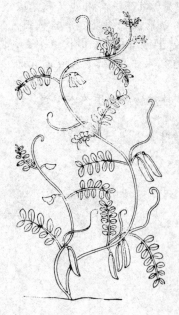

图 326　野豌豆

【注释】

　　〔1〕野豌豆：豆科蚕豆属救荒野豌豆 *Vicia sativa* L.。

　　〔2〕胡豆：见本书第 330 胡豆条。

　　〔3〕苜蓿：见本书第 379 苜蓿条。

　　〔4〕角：指豆科的荚果。

　　〔5〕家豌豆：即豌豆。

　　〔6〕秕：指谷粒不饱满，即所谓的瘪谷。

【译文】

　　野豌豆，生长在田野中。幼苗初生时铺在地面上爬蔓生长，后来分出枝杈，植株长二尺多。叶像胡豆叶，但略大；又像苜蓿叶，也大。开淡粉紫色花。结的角像家豌豆的角，只是比家豌豆角干瘪而且小，味苦。

救饥：采摘豆角煮熟食用，或者收取豆子煮熟食用，或者磨成面，食用方法与食用家豆相同。

327. 䝁 豆^[1]

生平野中，北土处处有之。茎蔓延附草木上。叶似黑豆叶而窄小，微尖。开淡粉紫花。结小角^[2]，其豆似黑豆形，极小，味甘。

救饥：打取豆，淘洗净，煮食。或磨为面，打饼蒸食，皆可。

【注释】

〔1〕䝁豆：豆科大豆属野大豆 *Glycine soja* Sieb. et Zucc.，即大豆的野生种。

〔2〕小角：指小荚果。

【译文】

䝁豆，生长在广而平的原野中，北方处处都有。茎蔓攀援附在草木上，叶像黑豆叶，但比较窄小，略尖。开淡粉紫色花。结小角，它的豆子像黑豆的形状，很小，味甘。

救饥：打取豆子，淘洗干净，煮熟食用。或磨成面，做成饼蒸熟食用，都可以。

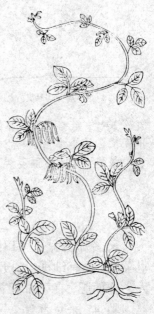

图 327 䝁 豆

328. 山 扁 豆^[1]

生田野中。小科苗高一尺许。梢叶^[2]似蒺藜叶微大，根叶^[3]比苜蓿^[4]叶颇长；又似初生豌豆叶。开黄花。结小扁角儿^[5]，味甜。

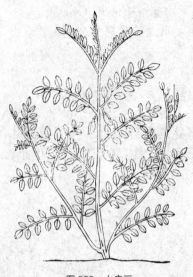

图328 山扁豆

救饥：采嫩角煤食，其豆熟时，收取豆煮食。

【注释】

〔1〕山扁豆：似豆科决明属豆茶决明 *Senna nomame* (Makino) T. C. Chen。

〔2〕梢叶：此处指偶数羽状复叶上顶生的小叶。

〔3〕根叶：指偶数羽状复叶基部的小叶。

〔4〕苜蓿：见本书第379苜蓿条。

〔5〕小扁角儿：指小而扁的荚果。

【译文】

山扁豆，生长在田野中。植株小，高一尺左右。顶端的小叶像藜藜叶，但略大，基部的小叶比苜蓿叶略长；又像初生的豌豆叶。开黄花。结小扁角，味甜。

救饥：采摘嫩豆荚煤熟食用，豆子成熟时，收取豆子煮熟食用。

329. 回 回 豆〔1〕

又名那合豆。生田野中。茎青。叶似藜藜叶；又似初生嫩皂荚叶，而有细锯齿。开五瓣淡紫花，如藜藜花样。结角〔2〕如杏人〔3〕样而肥，有豆如牵牛子〔4〕，微大，味甜。

救饥：采豆煮食。

【注释】

〔1〕回回豆：豆科鹰嘴豆属鹰嘴豆 *Cicer arietinum* L.。今《河南植物志》没有收录。该种原产地可能是高加索和小亚细亚地区，后经西域传入中国，所以有"回回豆"、"回鹘豆"之称。根据其"生田野中"的记载推测，明代河南可能栽培过。

〔2〕角：指豆科的荚果。

〔3〕杏人：见本书第361杏树条。

〔4〕牵牛子：中药名。原植物为旋花科牵牛属牵牛 *Ipomoea nil* (L.) Roth 及其近缘种，种子入药。

【译文】

　　回回豆，又叫那合豆，生长在田野中。茎绿色。叶似蒺藜叶；又像初生嫩皂荚的叶，但（叶缘）有细锯齿。开淡紫色花，花瓣五枚，好像蒺藜花的形状。结角像杏仁的形状，但比较肥厚，（角）里面有豆子像牵牛子，但比牵牛子略大，味甜。

　　救饥：采豆煮熟后食用。

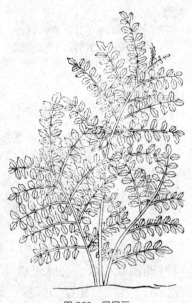

图329　回回豆

330. 胡　豆[1]

　　生田野间。其苗初搨地生，后分茎叉。叶似苜蓿[2]叶而细。茎叶梢间开淡葱白褐花。结小角，有豆如豌豆[3]状，味[4]甜。

　　救饥：采取豆煮食，或磨面食，皆可。

【注释】

　　〔1〕胡豆：豆科 Leguminosae 植物一种。王作宾先生鉴定为黄耆属背扁黄耆 *Astragalus complanatus* R. Br.。但绘图所示为幼苗，仅根据图和文字描述，很难判断为黄耆属哪种，需要继续作深入调查。Read 鉴定为庭藤 *Indigofera decora* Lindl.，为灌木，花极少有白色的

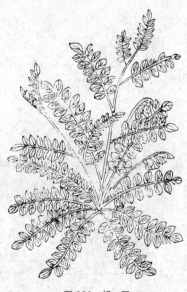

图330　胡　豆

类型，备考。

〔2〕苜蓿：见本书第 379 苜蓿条。

〔3〕蹓豆：见本书第 327 蹓豆条。

〔4〕味：底本讹做"咮"，据《四库》本改。

【译文】

胡豆，生长在田野中。植株起初铺在地面上生长，之后分生枝杈。叶像苜蓿叶，但较细。茎叶和枝条中间开淡葱白褐色花。结小角，（角中）有豆像蹓豆的形状，味甜。

救饥：采豆煮熟食用，或者磨成面食用，都可以。

331. 蚕 豆[1]

今处处有之，生田园中。科苗高二尺许。茎方。其叶状类黑豆叶而团长光泽，纹脉竖直[2]，色似豌豆，颇白。茎叶梢间开白花。结短角[3]，其豆如豇豆[4]而小，色赤[5]，味甜。

救饥：采豆煮食，炒食亦可。

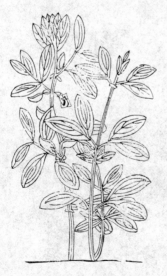

图 331 蚕 豆

【注释】

〔1〕蚕豆：豆科蚕豆属蚕豆 *Vicia faba* L.。

〔2〕纹脉竖直：指叶脉平直。

〔3〕短角：指短荚果。

〔4〕豇豆：见本书第 343 豇豆苗条。

〔5〕赤：底本"赤"后衍"茬"字，《四库》本、《农政全书》皆无，据删。

【译文】

蚕豆，如今到处都有，生长在田地和园圃中。植株高二尺左右。茎方形。叶的形状类似黑豆叶，但比较圆而且长、有光泽，纹脉平直，颜色类似豌豆色，但略白。茎叶枝条之间开白花。结短角，它的豆子像豇豆但比豇豆小，红色，味甜。

救饥：采豆煮熟食用，炒熟食用也可以。

332. 山　绿　豆^{〔1〕}

　　生辉县太行山车箱冲山野中。苗茎似家绿豆^{〔2〕}茎微细。叶比家绿豆叶狭窄尖艄。开白花。结角亦瘦小，其豆黪绿色，味甘。

　　救饥：采取其豆煮食，或磨面摊煎饼食，亦可。

【注释】

　　〔1〕山绿豆：似豆科木蓝属花木蓝 *Indigofera kirilowii* Maxim. ex Palibin。有学者鉴定为圆菱叶山蚂蝗 *Desmodium podocarpum* DC.（＝长柄山蚂蝗 *Hylodesmum podocarpum* (DC.) H. Ohashi et R. R. Mill），但复叶形态与绘图所示不符，欠妥。

　　〔2〕家绿豆：即绿豆。豆科豇豆属绿豆 *Vigna radiata* (L.) Wilczek。

【译文】

　　山绿豆，生长在辉县太行山车箱冲的山地和原野中。茎似家绿豆茎，但略细。叶子比家绿豆叶狭窄、尖锐。开白色的花。结的角也比较瘦小，豆子暗绿色，味甘。

　　救饥：采豆荚取出豆煮熟食用，或者磨成面粉摊煎饼食用也可以。

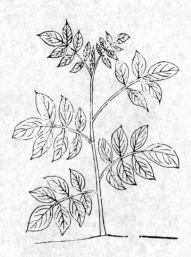

图 332　山绿豆

《救荒本草》卷下　下之后

米谷部

叶及实皆可食

《本草》原有

333. 荞 麦 苗 [1]

处处种之。苗高二三尺许，就地科叉生。其茎色红，叶似杏[2]叶而软，微艄。开小白花。结实作三棱荍儿[3]，味甘，平、寒[4]，无毒。

救饥：采苗叶煤熟，油盐调食。多食微泻。其麦，或蒸使气馏[5] 音溜，于烈日中晒，令口开，舂取人煮作饭食，或磨为面，作饼蒸食皆可。

治病：文具《本草·米谷部》条下。

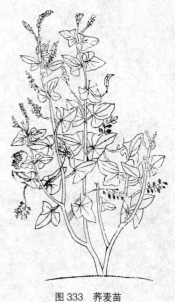

图 333　荞麦苗

【注释】

〔1〕荞麦苗：蓼科荞麦属荞麦 *Fagopyrum esculentum* Moench，栽培作物，种子可供食用及酿酒。

〔2〕杏：见本书第 361 杏树条。

〔3〕荍儿：指荞麦的果实，为瘦果。

〔4〕寒：底本寒前有"性"字，疑为衍文，《政和本草》作"平、寒，无毒"，据删。

〔5〕馏：用蒸汽蒸。

【译文】

荞麦苗，处处有栽培。植株高二三尺左右，在靠近地面处发出枝杈。茎红色，叶像杏叶，但比较软，微尖。开小白花。果实是呈三棱的瘦果，味甘，平、寒，无毒。

救饥：采集苗和叶煠熟，用油、盐调拌食用。吃多了会使人轻微腹泻。它的果实或者用蒸汽蒸，在烈日中暴晒，使荞麦裂开口，舂去荞麦皮，取仁，煮成饭食用；或者磨成面，做饼蒸熟食用都可以。

治病：内容记载在《本草·米谷部》条下。

334. 御 米 花 〔1〕

本草名罂子粟，一名象谷，一名米囊，一名囊子。处处有之。苗高一二尺。叶似靛〔2〕叶色而大，边皱，多有花叉。开四瓣红白花，亦有千叶花者〔3〕。结壳〔4〕似鲍〔5〕音雹箭头，壳中有米〔6〕数千粒，似葶苈子，色白，隔年种则佳。米味甘，性平，无毒。

救饥：采嫩叶煠熟，油盐调食。取米作粥，或与面作饼，皆可食。其米和竹沥煮粥，食之极美。

治病：文具《本草·米谷部》罂子粟条下。

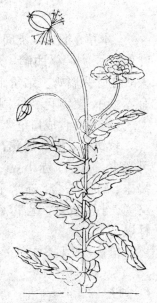

图334　御米花

【注释】

〔1〕御米花：罂粟科罂粟属罂粟 *Papaver somniferum* L.。中国古代用罂粟的种子作谷物食用，提取鸦片滥用作毒品，可能是近现代的事情。

〔2〕靛：疑指蓼科蓼属蓼蓝 *Polygonum tinctorium* Ait.。

〔3〕千叶花者：指重瓣者，为栽培观赏品种。

〔4〕壳：此处指罂粟蒴果的果皮。

〔5〕骲(bào)：指用木或骨做的箭镞。

〔6〕米：此处指种子。

【译文】

御米花，本草名叫罂子粟，又叫象谷、米囊、囊子。到处都有分布。植株高一二尺。叶像靛叶的颜色，但比较大，边缘有褶皱，大多有花叉。开红、白色花，花瓣四枚，也有重瓣的。结果实，外壳像骲箭头。果壳内有数千粒种子，像葶苈子，白色，隔年种好。米味甘，性平，无毒。

救饥：采集嫩叶煠熟，加入油、盐调拌食用。取种子做成粥，或者与面粉一起做成饼，都可以食用。它的种子和竹沥一起煮粥，吃起来味道很美。

治病：内容记载在《本草·米谷部》罂子粟条下。

335. 赤 小 豆〔1〕

《本草》旧云江淮间多种莳，今北土亦多有之。苗高一二尺。叶似豇豆〔2〕叶微团艄。开花似豇豆花微小，淡银褐色，有腐气，人故亦呼为腐婢。结角比绿豆角颇大，角之皮色微白带红。其豆有赤、白、鳌〔3〕色三种，味甘、酸，性平，无毒。合鲊〔4〕食成消渴〔5〕，为酱合鲊食成口疮〔6〕，人食则体重。

救饥：采嫩叶煠熟，水淘洗净，油盐调食，明目〔7〕。豆角亦可煮食。又法，赤小豆一升半，炒大豆黄〔8〕一升半，焙〔9〕，二味捣末，每服一合，新水下，日三服，尽三升，可度十一日不饥。又说，小豆食之，逐津液〔10〕，行小便，久服则虚人〔11〕，令人黑瘦枯燥。

治病：文具《本草·米谷部》条下。

【注释】

〔1〕赤小豆：本条绘图所示为一直立草本，"苗高一二尺"，为豆科豇

豆 属 赤 豆 *Vigna angularis* (Willd.) Ohwi
et Ohashi。有学者鉴定为同属赤小豆 *V.
umbellata* (Thunb.) Ohwi et Ohashi，但叶形
有出人，欠妥。旧有《本草》中有关"赤小
豆"的记载混杂了多种植物，如赤小豆、腐
婢及与本条中的赤豆，宜分别考证。

〔2〕豇豆：见本书第343豇豆苗条。

〔3〕黧（lí）：黑中带黄的颜色。

〔4〕鲊：肉、蔬菜等加米粉腌制而成的
一类食物，如鲤鱼鲊、茄子鲊。

〔5〕消渴：中医病名。泛指具有多饮、
多食、多尿症状的疾病。

〔6〕口疮：病名。症状是口腔内黏膜上
生黄白色如豆样大小的溃烂点。多因脾胃
积热，也有因体质素虚，虚火上炎而致。

〔7〕明目：使眼睛明亮，看得清楚。

〔8〕大豆黄：中药名。用黑大豆蒸罨加工而成。

〔9〕焙：用微火烘烤。

〔10〕津液：人体内各种正常水液的总称。

〔11〕虚人：使人虚弱。

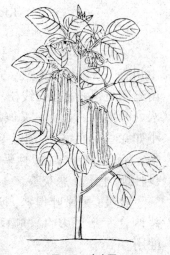

图335　赤小豆

【译文】

赤小豆，古代《本草》记载江淮间多栽培，如今北方也多栽种。
植株高一二尺。叶像豇豆叶，但略圆锐。开花像豇豆的花，略小，
淡银褐色，有腐烂的气味，人们因此也叫它腐婢。结的角比绿豆角
略大，角外皮的颜色微白带红。它的豆子有红、白、黧三种颜色，味
甘、酸，性平，无毒。与鲊一起食用可治疗消渴，作成酱，和鲊一起
食用可治疗口疮，人吃了会令体重增加。

救饥：采集嫩叶煠熟，用水淘洗干净，加入油、盐调拌食用，提
高视力。豆角也可以煮熟食用。又有一个方法：赤小豆一升半，炒
大豆黄一升半，焙烤，两味药捣成粉末，每服一合，用新水送下，日
服三次，服完三升，可以度过十一日而不感到饥饿。又有一种说法，
食用小豆，逐津液，行小便，长久服用则会使人虚弱，令人黑而干
瘦、津枯血燥。

治病：内容记载在《本草·米谷部》条下。

336. 山 丝 苗 [1]

本草有麻蕡[2]音焚，一名麻勃，一名荸音宇，一名麻母。生太山川谷，今皆处处有之，人家园圃中多种莳，绩[3]其皮以为布。苗高四五尺，茎有细线楞。叶形似柳叶，而边皆有叉牙锯齿，每八九叶攒生一处[4]；又似荆叶而狭，色深青。开淡黄白花，结实小如绿豆颗而扁。《图经》云：麻蕡，此麻上花勃勃者，味辛，性平，有毒。麻子味甘，性平、微寒，滑利[5]，无毒。入土者损[6]人。畏牡蛎、白薇，恶茯苓。

救饥：采嫩叶煤熟，换水浸去邪恶气味。再以水淘洗净，油盐调食。不可多食，亦不可久食，动风[7]。子可炒食，亦可打油用。

治病：文具《本草·米谷部》麻蕡条下。

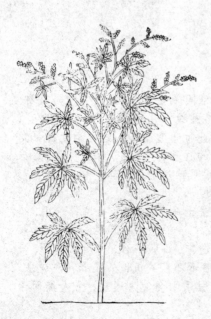

图 336 山丝苗

【注释】

〔1〕山丝苗：桑科大麻属大麻 *Cannabis sativa* L.。原产锡金、不丹、印度和中亚细亚。我国各地也有栽培或逸为野生。该种在我国古代是重要的粮食作物、纤维植物和药用植物；其花、果实和果壳分别入药，叶含麻醉性树脂，有致幻作用，因此在许多国家被禁止栽培。

〔2〕麻蕡：指大麻的果实。

〔3〕绩：搓捻麻线。

〔4〕每八九叶攒生一处：大麻的叶是掌状全裂，古人误以为是八九枚叶攒生一处了。叶，此处指大麻叶上的一枚裂片。

〔5〕滑利：顺畅，无滞碍。

〔6〕损：损害，与"益"相对。

〔7〕动风：指引发风证。风，病因学名词。系病因六淫之一。亦称风气。

属阳邪，为外感疾病的先导。

【译文】

　　山丝苗，本草有麻蕡，又叫麻勃、荸、麻母。生长在太山有流水的山谷中，如今到处都有，普通人家的园圃中多栽培，可以用它的皮来搓捻麻线制成布。植株高四五尺，茎上有细棱。叶形类似柳叶，但叶边缘都具齿状锯齿，每八九枚叶聚集在一起；叶又像荆条叶，但比较狭窄，深绿色。开淡黄白色花，结的果实小，像绿豆粒，但比较扁。《图经本草》记载：麻蕡，是大麻上盛开的花，味辛，性平，有毒。麻子味甘，性平，微寒，滑利，无毒。埋在土中的麻子食用后会损害人的身体。畏牡蛎、白薇，恶茯苓。

　　救饥：采集嫩叶煠熟，换水浸泡，去掉邪恶的气味，再用水淘洗干净，加入油、盐调拌食用。不能多食，也不能长久食用，（否则会）动风。种子可以炒熟食用，也可以榨油用。

　　治病：内容记载在《本草·米谷部》麻蕡条下。

337. 油 子 苗 [1]

　　本草有白油麻，俗名脂麻。旧不著所出州土，今处处有之，人家园圃中多种。苗高三四尺。茎方，宬面四楞，对节分生枝叉。叶类苏子[2]叶而长，尖䓕，边多花叉[3]。叶间开白花，结四棱蒴儿，每蒴中有子四五十余粒。其子味甘、微苦，生则性大寒，无毒，炒熟则性热，压笮为油，大寒。

　　救饥：采嫩叶煠熟，水浸淘洗净，油盐调食。其子亦可炒熟食，或煮食及笮为油食，皆可。

　　治病：文具《本草·米谷部》白油麻条下。

【注释】

　　〔1〕油子苗：胡麻科胡麻属芝麻 *Sesamum indicum* L.。油料作物，种子有黑、黄、白多种颜色，现在河南仍然有人食用它的叶子。

　　〔2〕苏子：见本书第 342 苏子苗条。

　　〔3〕边多花叉：指叶边缘有锯齿。

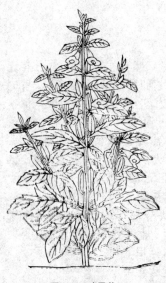

图 337 油子苗

【译文】

油子苗,本草中有白油麻,俗名脂麻。古书中没有注明它的产地,如今到处都有,普通人家的园圃中多栽培。植株高三四尺。茎方形,上面有凹槽,四棱,枝杈对生。叶像苏子叶,但比较长,而且尖锐,边缘有许多花叉。叶中间开白花,蒴果是四棱,每个蒴果中有种子四五十粒。它的种子味甘、微苦,生的时候性大寒,无毒;炒熟后性热,压榨做成油,大寒。

救饥:采集嫩叶煠熟,用水浸泡,淘洗干净后,加入油、盐调拌食用。种子可炒熟或者煮后食用,以及榨出油都可以食用。

治病:内容记载在《本草·米谷部》白油麻条下。

新　　增

338. 黄 豆 苗 [1]

今处处有之,人家田园中多种。苗高一二尺。叶似黑豆叶而大。结角比黑豆角稍肥大。其叶味甘。

救饥:采嫩苗叶煠熟,水浸淘净,油盐调食。或采角煮食,或收豆煮食,及磨为面食,皆可。

【注释】

〔1〕黄豆苗:豆科大豆属大豆 *Glycine max* (L.) Merr.,可能是中国驯化的作物。种

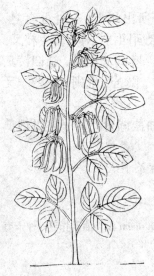

图 338 黄豆苗

皮有淡绿、黄、褐和黑等多种颜色。

【译文】

　　黄豆苗，如今到处都有，普通人家的田中和园圃里多栽培。植株高一二尺。叶像黑豆叶，但较大。结的角比黑豆角略微肥大。它的叶子味甘。

　　救饥：采集嫩苗和叶煠熟，用水浸泡、淘洗干净后，加入油、盐调拌食用。或者摘豆角煮熟食用，或者收豆子煮熟、磨成面食用都可以。

339. 刀豆苗[1]

　　处处有之，人家园篱边多种之。苗叶似豇豆叶[2]肥大。开淡粉红花。结角如皂角状而长，其形似屠刀样，故以名之，味甜、微淡。

　　救饥：采嫩苗叶煠熟，水浸淘净，油盐调食。豆角嫩时煮食。豆熟之时，收豆煮食，或磨面食亦可。

【注释】

　　〔1〕刀豆苗：豆科刀豆属刀豆 Canavalia gladiata (Jacq.) DC.，栽培作物。

　　〔2〕豇豆叶：此处实指豆科植物的三出复叶上的小叶。豇豆，见本书第343 豇豆苗条。

【译文】

　　刀豆苗，到处都有，普通人家园圃里的篱笆边多栽种。叶似豇豆叶，但较肥大。开淡粉红色的花。角像皂角的形状，但较长。它的豆角的形状类似屠刀，因此以刀豆命名它，味甜、微淡。

　　救饥：采集嫩苗和叶煠熟，用水浸泡、淘洗干净后，加入油、盐调拌食用。豆荚嫩的时候煮熟食用。豆子成熟的时

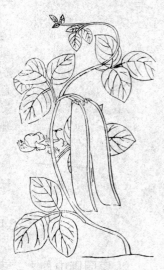

图339　刀豆苗

候，收豆子煮熟后食用，也可以把豆子磨成面食用。

340. 眉儿豆苗^{〔1〕}

人家园圃中种之。妥他果切蔓而生。叶似绿豆叶而肥大阔厚，润泽光俊，每三叶攒生一处^{〔2〕}。开淡粉紫花，结扁角^{〔3〕}，每角有豆止三四颗。其豆色黑扁而皆白眉^{〔4〕}，故名。味微甜。

救饥：采嫩苗叶煤食。豆角嫩时，采角煮食。豆成熟时，打取豆食。

【注释】

〔1〕眉儿豆苗：豆科扁豆属扁豆 *Lablab purpureus* (L.) Sweet。栽培作物。

〔2〕每三叶攒生一处：指三小叶复叶。

〔3〕扁角：指荚果。

〔4〕白眉：指眉儿豆的种脐。因为它的种脐长且白，有如白色眉毛，故有眉儿豆或眉豆之名。

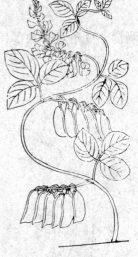

图 340 眉儿豆苗

【译文】

眉儿豆苗，普通人家的园圃中栽种。爬蔓生长。叶像绿豆叶，但较肥大而且宽厚，滋润有光泽，每三枚叶聚集生长在一起。开淡粉紫色花，结扁的豆角，每枚豆角中只有三四颗豆子。它的豆子颜色黑、形状扁，而且都具有像白色眉毛一样（的种脐），由此得名。味微甜。

救饥：采集嫩苗和叶煤食。豆荚嫩的时候，采摘来煮熟食用。豆子成熟时，打取豆子食用。

341. 紫豇豆苗^{〔1〕}

人家园圃中种之。茎叶与豇豆同，但结角色紫，长尺许，味微甜。

　　救饥：采嫩苗叶煠熟，油盐调食。角嫩时采角煮食，亦可做菜食。豆成熟时打取豆食之。

【注释】

　　〔1〕紫豇豆苗：豆科豇豆属豇豆 *Vigna unguiculata* (L.) Walp.。豇豆形态变异很大，古代认为豇豆和紫豇豆是不同的种，现代植物分类学认为是同一种，另见本书第343豇豆苗条。

【译文】

　　紫豇豆苗，普通人家的园圃中栽培。茎和叶与豇豆的茎和叶相同，但结的豆角为紫色，长一尺左右，味微甜。

　　救饥：采集嫩苗和叶煠熟，加入油、盐调拌食用。豆角嫩的时候，采摘豆角煮熟食用，也可做菜食用。豆子成熟时，打取豆子食用。

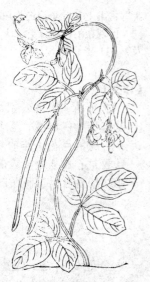

图 341　紫豇豆苗

342. 苏子苗[1]

　　人家园圃中多种之。苗高二三尺。茎方，窊五化切面，四楞，上有涩毛。叶皆对生，似紫苏叶而大。开淡紫花。结子比紫苏子亦大，味微辛，性温。

　　救饥：采嫩叶煠熟，换水淘洗净，油盐调食。子可炒食，亦可笮油用。

【注释】

　　〔1〕苏子苗：唇形科紫苏属紫苏 *Perilla frutescens* (L.) Britt.。栽培植物。紫苏变异极大，

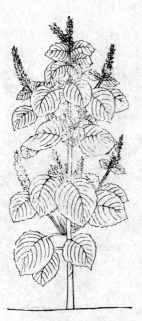

图 342　苏子苗

我国古书上称叶全绿的为白苏，叶两面紫色的为紫苏，它们的花色和香味也不同。但现在的植物分类学认为这是同一个种内的变异。另见本书第410紫苏条及第411荏子条。

【译文】

　　苏子苗，普通人家的园圃中多栽培。植株高二三尺。茎方形，上面有凹槽，四棱，茎上有糙毛。叶都为对生，像紫苏叶，但比较大。开淡紫色花。结的籽实比紫苏的籽实大。味微辛，性温。

　　救饥：采集嫩叶煠熟，换水淘洗干净，加入油、盐调拌食用。苏子可以炒熟食用，也可以榨油用。

343. 豇豆苗[1]

　　今处处有之，人家田园中多种。就地拖秧[2]而生，亦延篱落。叶似赤小豆叶而极长艄。开淡粉紫花。结角长五七寸，其豆味甘。

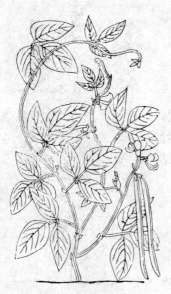

图343　豇豆苗

　　救饥：采嫩叶煠熟，水浸淘净，油盐调食。及采嫩角煠食亦可。其豆成熟时，打取豆食。

【注释】

　　〔1〕豇豆苗：豆科豇豆属豇豆 Vigna unguiculata (L.) Walp. 栽培作物，另见本书第341紫豇豆苗条。

　　〔2〕秧：泛指植物的小苗，这里指豇豆的藤蔓。

【译文】

　　豇豆苗，如今到处都有，人家田间和园圃中多栽种。就地爬蔓生长，也顺着篱笆攀爬。叶像赤小豆叶，但极长而且尖锐。开淡粉紫色花。结的豆荚长五到七寸，它的豆子味甘。

救饥：采集嫩叶煠熟，用水浸泡，淘洗干净，加入油、盐调拌食用。采摘嫩豆角煠熟食用也可以。豇豆成熟时，打取豆子食用。

344. 山黑豆 [1]

生密县山野中。苗似家黑豆 [2]，每三叶攒生一处，居中大叶如绿豆叶，傍两叶似黑豆叶，微圆。开小粉红花，结角比家黑豆角极瘦小，其豆亦极细小，味微苦。

救饥：苗叶嫩时，采取煠熟，水淘去苦味，油盐调食。结角时采角煮食或打取豆食皆可。

【注释】

〔1〕山黑豆：似豆科大豆属野大豆 *Glycine soja* Sieb. et Zucc.。有学者鉴定为山黑豆属山黑豆 *Dumasia truncata* Sieb. et Zucc.，但花色不合，另据《中国植物志》《河南植物志》和 *FOC*，该种在河南北部没有分布。

〔2〕家黑豆：即黑豆。见本书第 142 佛指甲条下黑豆注。

【译文】

山黑豆，长在密县的山地和原野中。植株像家黑豆，每三枚叶聚集在一起，居中较大的一片像绿豆叶，两旁的两枚叶像黑豆叶，但略圆。开小粉红花。结的豆角比家黑豆的豆角瘦小得多，它的豆子也很细小，味微苦。

救饥：苗和叶幼嫩时，采来煠熟，用水淘去苦味，加入油、盐调拌食用。结角时，采摘豆角煮熟食用或打豆子食用都可以。

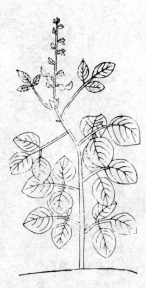

图 344　山黑豆

345. 舜芒谷[1]

俗名红落藜。生田野及人家旧庄窠[2]音科上多有之。科苗高五尺余。叶似灰菜[3]叶而大，微带红色。茎亦高粗，可为拄杖。其中心叶甚红。叶间出穗。结子如粟米颗，灰青色，味甜。

救饥：采嫩苗叶晒干，揉[4]音柔去灰，煤熟，油盐调食。子可磨面，做烧饼蒸食。

【注释】

〔1〕舜芒谷：似藜科藜属杖藜 *Chenopodium giganteum* D. Don.。该种在河南辉县有栽培，嫩苗可做野菜食用，成熟植株的茎秆可做手杖，即藜杖。有学者鉴定为同属的藜 *C. album* L.，恐需商榷。

〔2〕庄窠：方言，指院落。

〔3〕灰菜：见本书第412灰菜条。

〔4〕揉：用手摩擦或搓。

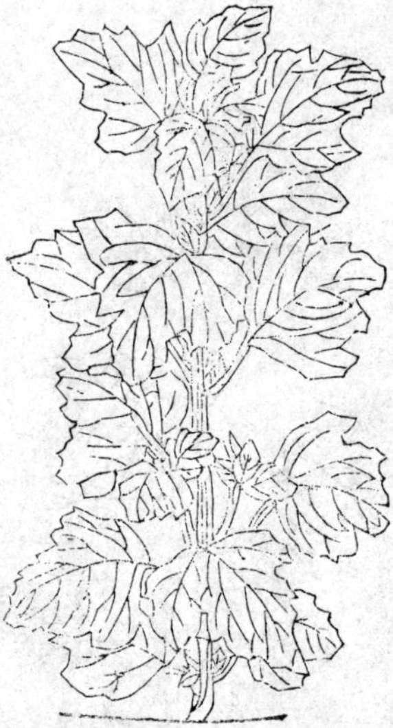

图 345　舜芒谷

【译文】

舜芒谷，俗名红落藜。田野里及人家的旧院落中多生长。植株高五尺有余。叶像灰菜叶，但比较大，略带红色。茎也比灰菜高大粗状，可做成拄杖。它中间的叶子很红。叶中间抽出花穗。结的种子如同粟米粒，灰青色，味甜。

救饥：采集嫩苗和叶晒干，揉去灰，煤熟后，加入油、盐调拌食用。种子可磨成面，做成烧饼蒸熟后食用。

果 部

实 可 食

《本草》原有

346. 樱 桃 树[1]

处处有之。古谓之含桃。叶似桑叶而狭窄，微软。开粉红花，结桃似郁李子[2]而小，红色鲜明，味甘，性热。

救饥：采果红熟者食之。

治病：文具《本草·果部》条下。

【注释】

〔1〕樱桃树：蔷薇科樱属樱桃 *Cerasus pseudocerasus* (Lindl.) G. Don.(=*Prunus pseudocerasus* Lindl.)，著名果树，多地有栽培。

〔2〕郁李子：见本书第 354 郁李子条。

【译文】

樱桃树，处处都有。古代叫它含桃。叶子像桑叶，但比较狭窄，略软。开粉红色花，结的樱桃像郁李子，但比较小，红色而鲜亮，味甘，性热。

救饥：采摘成熟变红了的樱桃食用。

治病：内容记载在本草果部条下。

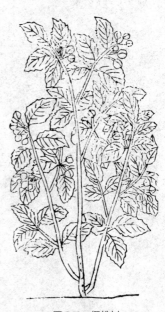

图346 樱桃树

347. 胡 桃 树 [1]

　　一名核桃。生北土，旧云张骞从西域将 [2] 来，陕 [3] 洛 [4] 间多有之，今钧郑间亦有。其树大株，叶厚而多阴。开花成穗，花色苍黄。结实外有青皮 [5] 包之，状似梨 [6]，大熟时沤 [7] 去青皮，取其核是胡桃，味甘，性平。一云性热，无毒。

　　救饥：采核桃沤去青皮，取瓤食之，令人肥健。

　　治病：文具《本草·果部》条下。

【注释】

　　〔1〕胡桃树：胡桃科胡桃属胡桃 *Juglans regia* L.。旧传张骞从西域带到中原多种植物，其中包括胡桃。但据石声汉先生在《试论我国从西域引入的植物与张骞的关系》中指出，张骞从西域引种回多种植物的说法没有确凿证据，可能只是美好的附会而已。

　　〔2〕将：携带。

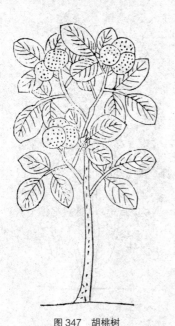

图 347　胡桃树

　　〔3〕陕：古代地名，见《图经本草》。又称陕陌。在今河南陕县西南。

　　〔4〕洛：水名，见《图经本草》。即今河南洛河，发源于陕西，流入河南。古作"雒"。

　　〔5〕青皮：指胡桃的外果皮，肉质。

　　〔6〕梨：见本书第349梨树条。

　　〔7〕沤：用水浸泡。

【译文】

　　胡桃树，又叫核桃。生长在北方，古代传说是张骞从西域携带回来的，陕洛一带多有栽培，如今钧州、郑州也栽培。核桃树植株高大，树叶厚密而且多树荫。开花呈穗状，花绿黄色。结果，（果实）外面包有青色的果皮，形状像梨，果实熟透后用水沤，以去掉外面的青皮，取出里面的硬核就是胡桃。味甘，性平。一说性热，无毒。

救饥：采摘核桃沤去外面的青皮，取核桃仁食用，令人肥壮康健。

治病：内容记载在《本草·果部》条下。

348. 柿 树[1]

旧不载所出州土，今南北皆有之，然华山者皮薄而味甘珍，宣[2]、歙[3]、荆、襄、闽、广诸州，但生啖，不堪为干。椑柿[4]，压丹石毒[5]。乌柿[6]，宣越者性温。诸柿食之皆善而益人。其树高一二丈。叶似软枣[7]叶，颇小而头微团。结实种[8]数甚多，有牛心柿、蒸饼柿、盖柿、塔柿、蒲楪红柿、黄柿、朱柿、椑柿。其干柿，火干者谓之乌柿。诸柿味甘，性寒、无毒。

救饥：摘取软熟柿食之。其柿未软者，摘取以温水醂[9]音揽熟食之。粗心柿不可多食，令人腹痛[10]。生柿弥冷，尤不可多食。

治病：文具《本草·果部》条下。

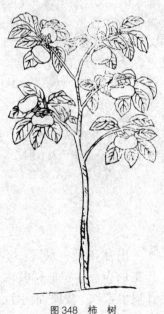

图 348　柿 树

【注释】

〔1〕柿树：柿科柿属柿 *Diospyros kaki* Thunb.。本条文字出自多部旧本草，其中包含了柿属多个种和柿的多个栽培品种，如"牛心柿、蒸饼柿、盖柿、塔柿、蒲楪红柿、黄柿、朱柿、椑柿、乌柿"。

〔2〕宣：古代州名，见《图经本草》。隋开皇九年（589）改宣城置，治所在宛陵县（大业初改为宣城县，今安徽宣州市）。辖境相当于今安徽长江以南、郎溪、广德以西、旌德以北，东至以西地。大业初改为宣城郡。唐武德三年（620）复位宣州。天宝元年（748）改为宣城郡。乾元元年（758）复位宣州。

〔3〕歙：古代州名，见《图经本草》。隋开皇九年（589）置，治所在海宁县（后改为

休宁县，今安徽休宁县东十里万安镇）。隋末移治歙县（今安徽歙县）。唐武德四年（621）复为歙州，治所仍在歙县，天宝元年（742）改为新安郡，乾元元年（758）又改回歙州。辖境相当于今安徽新安江流域、祁门县及江西婺源等地。

〔4〕椑柿：柿科柿属油柿 Diospyros oleifera Cheng。

〔5〕丹石毒：汉魏晋以来方士、道士好服丹药和诸石，服用后会引发各种毒副作用。详见鲁迅《魏晋风度及文章与药及酒之关系》。

〔6〕乌柿：即"其干柿，火干者谓之乌柿"。

〔7〕软枣：见本书第356软枣条。

〔8〕种：此处指柿属的其他种和柿树的多个栽培品种。

〔9〕醂（lǎn）：把柿子放入热水中浸泡，以去除不成熟柿子的涩味。现在河南、山东等地的柿子产区仍然保留这一加工方法。

〔10〕腹痛：病症名，见《素问·举痛论》。包括脘腹、胁腹、脐腹、少腹等部位的疼痛。

【译文】

柿树，古代没有记载它的具体产地，如今南北都有，但华山产的皮薄而且味道甜美，宣、歙、荆、襄、闽、广等地产的柿子，仅适合生吃，不能做柿干。椑柿，可以用来压丹石毒。乌柿，宣州、越州产的柿子性温。各种柿子都可以食用而且对人有益。柿树高一二丈。叶像软枣叶，但比软枣叶略小而且叶顶端微圆。柿树的果实种类很多，有牛心柿、蒸饼柿、盖柿、塔柿、蒲楪红柿、黄柿、朱柿、椑柿。柿子制成的柿饼，火干的称为乌柿。各种柿子味甘，性寒，无毒。

救饥：摘取软熟柿子食用。还没有变软的，摘下用温水漤熟后食用。柿心粗糙的不可以多吃，（吃多了会）使人腹痛。没成熟的柿子更冷，尤其不能多吃。

治病：内容记载在《本草·果部》条下。

349. 梨 树[1]

出郑州及宣城[2]，今处处有。其树叶似棠[3]叶而大，色青，开花白色，结实形样甚多。鹅梨出郑州，极大，味香美而浆多。乳梨出宣城，皮厚而肉实，味极长。水梨出北都[4]，皮薄而浆多，

味差短。又有消梨、紫煤梨、赤
梨、甘棠、御儿梨、紫花梨、青
梨、茅梨、桑梨之类，不能尽具
其名。梨实味甘、微酸，性寒，
无毒。

救饥：其梨结硬未熟时，
摘取煮食。已经霜熟，摘取生
食。或蒸食亦佳。或削其皮，
晒作梨糁[5]，收而备用，亦可。

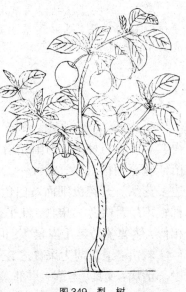

图349 梨 树

【注释】

〔1〕梨树：蔷薇科梨属 *Pyrus* 植
物，似沙梨 *Pyrus pyrifolia* (Burm.)
Nakai。梨多用砧木嫁接而成，品种繁
多，本条文字出自旧有本草，其中提到
的各种梨即该属多个种及其栽培品种。

〔2〕宣城：古代郡名，见《图经本草》。西晋太康二年（281）分丹阳郡置，
属扬州。治所在宛陵县（今安徽宣州市）。辖境相当今安徽长江以南以东，宣
州、广德、太平、石台以西以北地区。南齐属南豫州。隋开皇九年（589）改为
宣州。大业初改为宣城郡。唐武德三年（620）复为宣州。天宝元年（742）改为
宣城郡，乾元元年（758）复为宣州。

〔3〕棠：棠梨 *Pyrus betulifolia* Bunge。

〔4〕北都：见《图经本草》。五代唐同光元年（923）升镇州为真定府，建号
北都。十一月罢都，改西京太原府为北京，又称北都。此处疑为前者。

〔5〕糁：米粒，饭粒，泛指粮食。

【译文】

梨树，产郑州及宣城，如今处处都有。梨树叶像棠树叶，但比
较大，绿色。开白色花，结的果实有很多种类型。鹅梨产自郑州，很
大，味道香美而且水分多。乳梨产自宣城，皮厚而且果肉结实，味道
很好。水梨产自北都，皮薄而且水分多，味差。又有消梨、紫煤梨、
赤梨、甘棠、御儿梨、紫花梨、青梨、茅梨、桑梨等种类，（因为种类
太多）不能详尽列出它们的名字。果实味甘、微酸，性寒，无毒。

救饥：果实坚硬还没有成熟的时候，可以摘来煮后食用。已经经霜成熟的果实，可以摘来生吃。或者蒸后食用，或者削了皮，晒成梨粮，收藏备用也可以。

350. 葡　萄[1]

生陇西[2]、五原[3]、敦煌[4]山谷及河东，旧云汉张骞使西域得其种，还而种之，中国始有。盖北果之最珍者，今处处有之。苗作藤蔓而极长大，盛者一二本绵被山谷。叶类丝瓜叶，颇壮而边多花叉。开花极细而黄白色。其实有紫白二色，形之圆锐亦二种；又有无核者。味甘，性平，无毒。又有一种蘡薁[5]音婴郁，真相似，然蘡薁乃是千岁虆[6]，但山人一概收而酿酒。

救饥：采葡萄为果食之，又熟时取汁以酿酒饮。

治病：文具《本草·果部》条下。

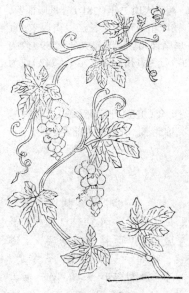

图 350　葡　萄

【注释】

〔1〕葡萄：葡萄科葡萄属葡萄 Vitis vinifera L.。旧云张骞出使西域引种回来，石声汉先生在《试论我国从西域引入的植物与张骞的关系》中指出，张骞从西域引种回多种植物的说法缺乏确凿证据，可能只是美好的附会而已。

〔2〕陇西：古地区名，见《名医别录》。指甘肃陇山以西之地。故甘肃亦称陇西。

〔3〕五原：古代郡名，见《名医别录》。西汉元朔二年（前127）置，治所在九原县（今内蒙古乌拉特前旗东南黑柳子乡三顶帐房村古城）。辖境相当今内蒙古河套以东，阴山以南，包头市以西和达拉特、准噶尔等旗地。东汉末废。前秦复置，后废。

〔4〕敦煌：疑指敦煌郡，见《名医

别录》，西汉元鼎六年（前111）分酒泉郡置，治所在敦煌县（今甘肃敦煌市西）。辖境相当今甘肃疏勒河以西及以南地区。十六国前凉于此置沙州，后为西凉国都。北魏太武帝改为敦煌镇。后复改郡。

〔5〕蘡薁：葡萄科葡萄属蘡薁 *Vitis bryoniifolia* Bunge。

〔6〕千岁蔂：疑指葡萄科地锦属地锦（爬墙虎）*Parthenocissus tricuspidata* (Sieb. et Zucc.) Planch.，该种有俗名为千岁蔂。

【译文】

葡萄，生长在陇西、五原、敦煌的山谷及河东，古代传说汉朝张骞出使西域，得到了葡萄种，张骞回国时带回来栽培，中原才开始有了葡萄。葡萄曾是北方水果中最珍贵的，如今到处都有。葡萄是藤本，藤蔓非常长大，生长茂盛的植株一二株就可以绵延覆盖整个山谷。叶子形状像丝瓜叶，很大，而边缘多缺刻。花很细小，黄白色。果实有紫、白两种颜色；形状也有圆、椭圆两种；又有无核的；味甘，性平，无毒。又有一种蘡薁，跟葡萄确实相似，然而蘡薁是千岁蔂，与葡萄不是一种，但山中居民一概采来酿酒。

救饥：采摘葡萄当水果食用，或者葡萄成熟时取葡萄汁，用来酿酒饮用。

治病：内容记载在《本草·果部》条下。

351. 李子树［1］

本草有李核人。旧不载所出州土，今处处有之。其树大，高丈余。叶似郁李子［2］叶，微尖艄，而润泽光俊。开白花，结实种类甚多，见《尔雅》者有：休，无实李，李之无实者，一名赵李李。痤，接虑李，即今之麦李［3］，细实有沟道，与麦同熟，故名之。驳，赤李，其子赤者是也。又有青李、绿李、赤李、房陵李、朱仲李、马肝李、黄李、紫李、水李，散见书传，美其味之可食，皆不入药。今有穿条红、御黄子。其李实味甘、微苦，一云味酸。核人味苦，性平，俱无毒。

救饥：摘取李实色熟者食之。不可临水上食，亦不可和蜜食，损五脏［4］。及与雀肉同食，和浆水食，令人霍乱［5］、涩气。多食，令人虚热[6]。

治病：文具《本草·果部》李核人条下。

【注释】

〔1〕李子树：蔷薇科李属李 *Prunus salicina* Lindl.。常见果树，栽培品种繁多，文中记载的名称多数是李的栽培品种，但"麦李"与"李"不是同属的植物。*Prunus* 的概念有广狭之分，此处采用狭义概念。

〔2〕郁李子：见本书第 354 郁李子条。

〔3〕麦李：蔷薇科樱桃属麦李 *Cerasus glandulosa* (Thunb.) Sok.

〔4〕五脏：中医术语。指心、肝、脾、肺、肾。中医对五脏的认识，有的是指实质脏器，有的主要是指脏器的功能活动和病理变化的种种反映，因此和现代医学同名的器官有许多不同。脏，中医一般是指胸腹腔中那些内部组织充实，并有贮存和分泌、制造精气功能的脏器。

〔5〕霍乱：病证名。又称触恶。泛指突然剧烈吐泻，心腹绞痛的疾病。

〔6〕虚热：病证名。由于阴阳气血的不足而引起的发热，并分别有"阴虚"、"阳虚"、"气虚"和"血虚"的症候。

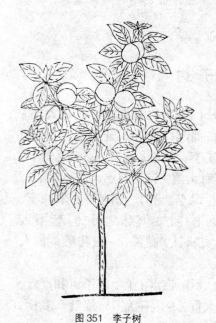

图 351　李子树

【译文】

李子树，本草中有李核仁。古代没有记载它的产地，如今到处都有。李子树很大，高一丈多。叶像郁李子叶，略微尖锐，而且滋润有光泽。开白花，结的果实种类很多，见于《尔雅》的李子有：休，无实李，即李子中不结果的，又叫赵李李。痤，接虑李，即当今的麦李，果实小，上面有沟道，与麦子同时成熟，所以叫麦李。驳，赤李，果实红色的就是。又有青李、绿李、赤李、房陵李、朱仲李、马肝李、黄李、紫李和水李，散见于各种书、传中，这些记载是赞美李子味道鲜美可以食用，都不入药。现在有穿条红、御黄子这两个品种。它们的果实味甘、微苦，一说味酸。李仁味苦，性平，都没有毒。

救饥：摘取颜色成熟的李子食用。不能在临近水的上面食用，也不能和蜜一起食用，损五脏。如果与雀肉一起食用，与浆汤一起食用，会导致霍乱、涩气。李子吃多了会令人虚热。

治病：内容记载在《本草·果部》李核仁条下。

352. 木　瓜[1]

生蜀中并山阴兰亭[2]，其宣州者佳，今处处有之。其树枝状似柰[3]。花深红色。叶又似柿叶，微小而厚，《尔雅》谓之楙音茂。其实形如小瓜；又似栝楼而小，两头尖长，淡黄色。味酸，性温，无毒。

救饥：采成熟木瓜食之，多食亦不益人。

治病：文具《本草·果部》条下。

【注释】

〔1〕木瓜：蔷薇科木瓜属木瓜 Chaenomeles sinensis (Thouin) Koehne，栽培果树，果实可供食用及入药。

〔2〕山阴兰亭：古代地名，见《本草经集注》。山阴，古代县名，秦置，属会稽郡。治所即今浙江绍兴市。以在会稽山之北而得名。东汉永建四年（129）为会稽郡治。南朝陈与会稽县同为会稽郡治。兰亭：在今浙江绍兴县西南二十七里兰渚山下。

〔3〕柰：蔷薇科苹果属苹果 Malus pumila Mill.。

【译文】

木瓜，生长在蜀中和山阴的兰亭，宣州产的品质好，如今到处都有。木瓜的树形和枝条类似柰。花深红色。

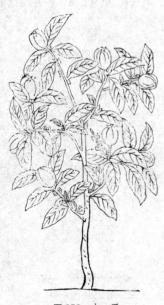

图352　木　瓜

叶子又像柿树叶，但略小、厚，《尔雅》叫它"楙"。果实形状如小瓜；又像栝楼，但比较小，两头尖长，淡黄色。味酸，性温，无毒。

救饥：采摘成熟的木瓜食用，吃多了也对人无益。

治病：内容记载在《本草·果部》条下。

353. 楂子树[1]

旧不著所出州土，今巩县[2]赵峰山野中多有之。树高丈许。叶似冬青树叶稍阔厚，背色微黄，叶形又类棠梨叶，但厚。结果似木瓜，稍团，味酸甜、微涩，性平。

救饥：果熟时采摘食之，多食损齿及筋[3]。

治病：文具《本草·果部》木瓜条下。

【注释】

〔1〕楂子树：蔷薇科榅桲属榅桲 Cydonia oblonga Mill.。

〔2〕巩县：明代县名，见《救荒本草》。属河南府，1991 年改设巩义市。

〔3〕筋：一指肌腱和韧带；一指经筋。经筋隶属十二经脉，循行于体表筋肉间，起于四肢末端的爪甲，结于关节，终于头面，不与内脏相连。

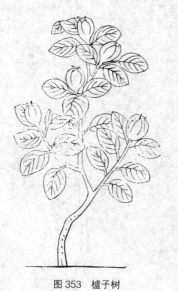

图 353　楂子树

【译文】

楂子树，古籍中没有注明它的产地，如今巩县赵峰山的山地和原野中分布较多。树高一丈多。叶像冬青树叶，但略宽厚，背面微黄色，叶形又像棠梨叶，但较厚。结的果实像木瓜，稍圆。味酸、甜、微涩，性平。

救饥：果实成熟后采来食用，吃多了会损害牙齿和筋。

治病：内容记载在《本草·果部》木瓜条下。

354. 郁李子[1]

本草郁李人，一名爵李，一名车下李，一名雀梅，即奥音郁李也，俗名蕅[2]音欧梨儿。生隰州[3]高山川谷丘陵上，今处处有之。木高四五尺。枝条花叶皆似李，惟子小。其花或白或赤，结实似樱桃，赤色。其人味酸，性平；一云味苦、辛。其实味甘、酸。根性凉。俱无毒。

救饥：其实红熟时摘取食之，酸甜味美。

治病：文具《本草·木部》郁李人条下。

【注释】

〔1〕郁李子：蔷薇科樱桃属郁李 Cerasus japonica (Thunb.) Loisel. (=Prunus japonica Thunb.) 或其近缘种。文中有源自古代本草中的多个名称，它们是否为同种植物，还有待深入研究。

〔2〕蕅(ōu)梨儿：河南北部山区有欧李 Cerasus humilis (Bge.) Sok.，发音相似，形态也相似，仁也作郁李仁入药。存以备考。

〔3〕隰州：古代州名，见《图经本草》药图"隰州郁李仁"。隋开皇五年(585)改隰州置，治所在隰县(今山西隰县)。大业初改龙泉郡。唐武德元年(618)复置隰州，辖境相当今山西石楼、交口、永和、隰县、蒲县、大宁等县地。天宝元年(742)改大宁郡，乾元元年(758)复改隰州。

【译文】

郁李子，本草名叫郁李仁，又叫爵李、车下李、雀梅，即奥李，俗名蕅梨儿。生长在隰州高山中有流水的山谷里和丘陵上，如今处处都有。树高四五尺。枝条、花、叶都像李，只是果实比李子小。郁李花白色或者红色。结的果实像樱桃，红色。它的种仁味酸，性平；

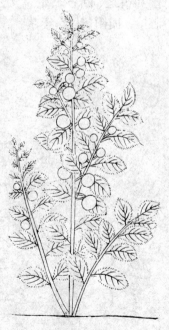

图 354　郁李子

一说味苦、辛。它的果实味甘、酸。根性凉。（种仁、果实和根）都没有毒。

救饥：果实变红成熟的时候摘来食用，酸甜味美。

治病：内容记载在《本草·木部》郁李仁条下。

355. 菱 角[1]

本草名芰音伎实，一名菱音陵。处处有之。水中拖蔓生，叶浮水上，三尖锯齿叶。开黄白花，花落而实生。实有二种，一种四角，一种两角，两角中又有嫩皮而紫色者，谓之浮菱，食之尤美。味甘。性平，无毒。一云性冷。

救饥：采菱角鲜大者，去壳生食。壳老及杂小者，煮熟食。或晒其实，火燔[2]以为米充粮。作粉极白润，宜人。服食家蒸暴，蜜和饵之，断谷长生。又云，杂白蜜[3]食，令人生虫。一云多食脏冷，损阳气[4]，痿茎[5]，腹胀满[6]。暖姜酒饮，或含吴茱萸[7]，咽津液即消。

治病：文具《本草·果部》芰实条下。

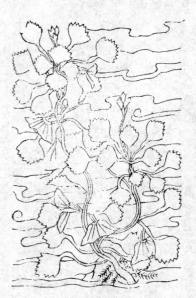

图 355 菱 角

【注释】

〔1〕菱角：本条文字出自古代多部《本草》，记载的是菱科菱属 *Trapa* 的两个种细果野菱 *Trapa incisa* Sieb. et Zucc. 和欧菱 *Trapa natans* L.。《中国植物志》记载的菱属植物达 15 种之多，在 *FOC* 中，这些种绝大部分被归并到欧菱中。

〔2〕燔：用火炙烤。

〔3〕白蜜：一说蜂蜜。一说石蜜，即白砂糖，甘蔗汁煎而曝之，凝如石而体甚轻，故谓之石蜜。

〔4〕阳气：与阴气相对。泛指事物的两个相反相成的对立面之一。就功能

与形态来说，阳气指功能；就脏腑功能来说，指六腑之气；就营卫之气来说，指卫气；就运动的方向和性质来说，则行于外表的、向上的、亢盛的、增强的、轻清的为阳气。

〔5〕痿茎：病症名。即茎痿。见清张璐《张氏医通·卷十四》。

〔6〕胀满：病症名。胀满是指因脾胃损伤，致气壅滞而成。多由饮食不节制，饮酒太过，四情失调、调养不良而清气下降，浊气上逆，填满胸腹，湿热相蒸，诱致脾胃虚弱所致。

〔7〕吴茱萸：中药名。本草原植物为芸香科四数花属吴茱萸 *Tetradium ruticarpum* (A. Juss.) T. G. Hartley〔= *Evodia ruticarpa* (Juss.) Benth.〕，果实入药。

【译文】

菱角，本草名叫芰实，又叫菱，处处都有。在水中蔓生，叶漂浮在水面上，三角形，边缘有锯齿。开黄白色花，花落后长果实。果实有二种，一种有四个角，一种有两个角，两角型中的又有皮嫩、颜色呈紫色的，称为浮菱，食用尤其味美。味甘，性平，无毒。一说性冷。

救饥：采摘新鲜的大菱角，去掉壳，生吃。果壳变老及杂乱而且小的，煮熟后食用。或者把果实晒干，用火炙烤成米用来充当粮食。做成粉极其白润，适宜人（食用）。服食家将菱角蒸后暴晒，用蜜调和服用，可以不吃粮食，长生。又一说，和白蜜混杂食用，会使人生虫。一说多吃会使人五脏冷，损阳气，痿茎，腹胀满。暖姜酒饮，或者含吴茱萸，咽津液即消。

治病：内容记载在《本草·果部》芰实条下。

新　增

356. 软　枣〔1〕

一名丁香柿，又名牛乳柿，又呼羊矢枣，《尔雅》谓之椑音卑。旧不载所出州土，今北土多有之。其树枝叶条干皆类柿，而结实甚小，干熟则紫黑色，味甘，性温。一云微寒，无毒。多食动风，发冷风咳嗽〔2〕。

救饥：采取软枣成熟者食之，其未熟结硬时摘取，以温水渍养，酴卢感切去涩味。另以水煮熟食之。

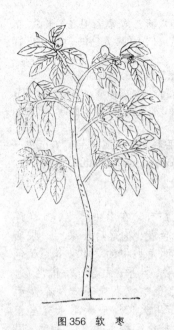

图 356 软枣

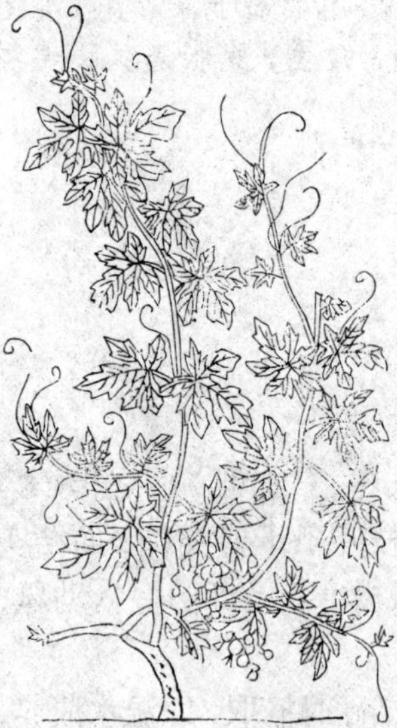

【注释】

〔1〕软枣：柿树科柿属君迁子 *Diospyros lotus* L. 果实可供食用，也可供酿酒、制糖或制醋。

〔2〕冷风咳嗽：病证名。指因感受风冷即发的喘嗽。

【译文】

软枣，又叫丁香柿、牛乳柿、羊矢枣，《尔雅》叫它梬。古代没有记载它的产地，如今北方多有栽培。软枣的树形、枝条、叶及树干都像柿树，但结的果实很小，变干成熟后呈紫黑色。味甘，性温。一种记载说微寒，无毒。多吃会动风，引发冷风咳嗽。

救饥：摘成熟的软枣食用，不成熟的，硬的时候摘下来，用温水浸泡，漤去涩味。另一个方法是用水煮熟后食用。

357. 野 葡 萄[1]

俗名烟黑。生荒野中，今处处有之。茎叶及实俱似家葡萄，但皆细小。实亦稀疏，味酸。

救饥：采葡萄颗紫熟者食之，亦中酿酒饮。

【注释】

〔1〕野葡萄：绘图似葡萄科葡萄属蘡薁 *Vitis bryoniifolia* Bunge。河南葡萄科葡萄属多个种的俗名都叫野葡萄，在野外采集时，人们通常不再细分，加工时也不分开，效用可能大同小异。这是民间分类的特点。

图 357 野葡萄

【译文】

　　野葡萄，俗名烟黑。生长在荒野中，如今处处都有。茎、叶及果实都像家葡萄，但都细小。果实也比较稀疏，味酸。

　　救饥：采摘紫色熟透的葡萄粒食用，也适宜酿酒饮用。

358. 梅杏树[1]

　　生辉县太行山山谷中。树高丈余。叶似杏[2]叶而小，又颇尖艄，微涩，边有细锯齿。开白花。结实如杏实大，生青熟则黄色，味微酸。

　　救饥：摘取黄熟梅杏[3]果食之。

【注释】

　　〔1〕梅杏树：似蔷薇科李属李梅杏 *Armeniaca limeixing* J. Y. Zhang et Z. M. Wang。有学者鉴定为蔷薇科李属杏李 *Prunus simonii* Carr.，但果实颜色与此条记载不同，备为一说。

　　〔2〕杏：见本书第 361 杏树条。

　　〔3〕杏：底本无，据文义加。

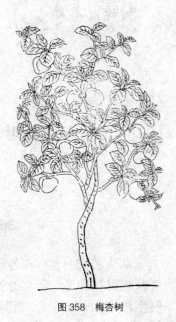

图 358　梅杏树

【译文】

　　梅杏树，生长在辉县太行山的山谷中。树高一丈多。叶像杏叶，但比较小，又有些尖窄，略粗糙，边缘有细锯齿。开白花。果实像杏大小，生时青色，熟后黄色，味微酸。

　　救饥：摘取变黄成熟了的梅杏果食用。

359. 野樱桃[1]

　　生钧州山谷中。树高五六尺。叶似李叶更尖。开白花，似

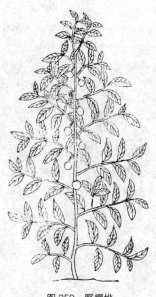

图359 野樱桃

李子花。结实比樱桃又小,熟则色鲜红,味甘、微酸。

救饥:摘取其果红熟者食之。

【注释】

〔1〕野樱桃:蔷薇科樱属毛樱桃 *Cerasus tomentosa* (Thunb.) Wall. (=*Prunus tomentosa* Thunb.)。

【译文】

野樱桃,生长在钧州的山谷中。树高五六尺。叶像李树叶,但比李树叶更尖。开白花,像李子的花。结的果实比樱桃小,成熟后颜色鲜红,味甘、微酸。

救饥:摘取变红成熟的果实食用。

叶及实皆可食

《本草》原有

360. 石 榴[1]

本草名安石榴,一名丹若,《广雅》谓之若榴。旧云汉张骞使西域得其种还,今[2]处处有之。木不甚高大,枝柯附干,自地便生作丛,种极易成,折其枝条,盘土中便生。其叶似枸杞叶而长,微尖,叶绿,微带红色。花有黄赤二色。实[3]亦有甘酸二种,甘者可食,酸者入药。味甘、酸,性温,无毒。又有一种,子白,莹澈如水晶者,味亦甘,谓之水晶石榴。

救饥:采嫩叶煠熟,油盐调食。榴果熟时,摘取食之。不可多食，损人肺[4]，及损齿令黑。

　　治病：文具《本草·果部》条下。

【注释】

　　〔1〕石榴：石榴科石榴属石榴 *Punica granatum* L.，常见果树，品种繁多，我国南北都有栽培。原产伊朗及其附近地区，在地中海地区广泛生长并常逸为野生。

　　〔2〕今：底本讹作"令"，据文义改。

　　〔3〕实：此处指种子。

　　〔4〕损人肺：即肺损，病名。五脏虚损之一。

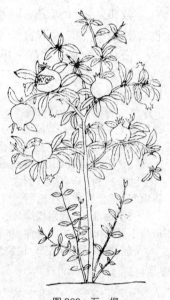

图360　石　榴

【译文】

　　石榴，本草名叫安石榴，又叫丹若，《广雅》称为若榴。古代传说汉朝张骞出使西域，得到石榴种带回来。如今到处都栽培。树干不太高大，枝条贴近树干，从地面发出便成丛生长，极易栽培成活，折下它的枝条，扦插到土中便可以成活。石榴叶像枸杞叶，但比较长，微尖，叶绿色，略带红色。花有黄红两种颜色。果实有甜、酸两种，甜的可以吃，酸的入药。味甘、酸，性温，无毒。又有一种，种子白，晶莹透彻如同水晶，味也甜，称为水晶石榴。

　　救饥：采集嫩叶煠熟，加入油、盐调拌食用。石榴果实成熟时，摘取食用。不可多吃，吃多了会令人肺损以及损牙齿，令牙齿黑。

　　治病：内容记载在本草果部条下。

361.　杏　树[1]

　　本草有杏核人。生晋山[2]川谷，今处处有之。其实有数种，黄而圆者名金杏，熟最早。扁而青黄者名木杏，其子皆入药。又小者名山杏[3]，不堪入药。其树高丈余，叶颇圆，淡绿，颇带红色。叶似木葛叶而光嫩，微尖。开花色红，结实金黄色。核人味甘、苦，性温，冷利[4]，有毒。得火良，恶黄芩、黄耆、葛根，解锡毒[5]，畏蘘草[6]。杏实味酸，性热。

救饥：采叶煠熟，以水浸渍，作成黄色，换水淘净，油盐调食。其杏黄熟时摘取食。不可多食，令人发热[7]及伤筋骨[8]。

治病：文具《本草·果部》杏核人条下。

【注释】

〔1〕杏树：蔷薇科杏属杏 *Armeniaca vulgaris* Lam. (=*Prunus armeniaca* L.)，北方常见果树。有多个栽培品种。文中记载的山杏为不同的种。

〔2〕晋山：山名，见《名医别录》，疑指古晋国境内的山。

〔3〕山杏：同属山杏 *Armeniaca sibirica* (L.) Lam.。

〔4〕冷利：病名。八利之一。小儿脾胃嫩弱，寒湿内侵或伤生冷，以致脾胃虚寒，运化失常。症见利下白色黏液，手足冰冷，渴喜饮热等。

〔5〕锡毒：古代用锡炼丹服食，由此引发的疾病。与因长期吸入锡的烟雾或粉尘引起肺部锡末沉着症，即锡中毒不同。

〔6〕蘘草：中药名，原植物为姜科姜属蘘荷 *Zingiber mioga* (Thunb.) Rosc.。

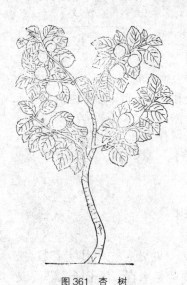

图361 杏 树

〔7〕发热：病名。指体温高出正常标准或者患者自己有身热不适的感觉。发热原因分为外感、内伤两类。外感发热多实，见于感冒、伤寒、温病、瘟疫等病证；内伤多虚，有阴虚发热、阳虚发热、血虚发热、气虚发热、虚劳发热、阳浮发热、失血发热等。

〔8〕筋骨：指韧带和骨骼。

【译文】

杏树，本草有杏核仁，生长在晋山有流水的山谷中，如今处处都有。它的果实有多种，黄而圆的名叫金杏，成熟最早。扁而青黄色的名叫木杏，它们的种子都可以入药。又有一种小的，名叫山杏，不能入药。杏树高一丈多，叶相当圆，淡绿色，多带红色。叶像木葛叶，但比较光亮柔嫩，略尖。开红色花，结金黄色果实。核仁味甘、苦，性温，冷利，有毒。得火良，恶黄芩、黄耆、葛根，解锡毒，畏蘘草。杏的果实味酸，性热。

救饥：采集叶煠熟，用水浸渍，浸成黄色，换水淘洗干净后，加入油、盐调拌食用。果实变黄熟透后摘来食用。不可多吃，否则使人发热，并伤人筋骨。

治病：内容记载在《本草·果部》杏核仁条下。

362. 枣　树 [1]

本草有大枣，干枣也。一名美枣，一名良枣。生枣出河东平泽及近北州郡，青 [2]、晋 [3]、绛 [4]、蒲州 [5] 者特佳，江南出者，坚燥少肉。树高一二丈。叶似酸枣叶而大，比皂角叶亦大，尖觕光泽，叶间开青黄色小花，结实种数甚多。《尔雅》云：壶枣，江东呼枣大而锐上者为壶，壶犹瓠也。边，腰枣，一名 [6] 细腰，又谓辘轳枣。櫅音赍，白枣，即今枣子，白乃熟。遵，羊枣，实小而圆，紫黑色，俗又呼为羊矢枣 [7]。洗，大枣，河东猗氏县 [8] 出大枣，如鸡卵 [9]。蹶泄，苦枣，云子味苦。皙，无实枣，云不著子者。还味，稔枣，云还味，短味也。又有水菱枣、御枣，即扑落苏也。又有牙枣。皆味甘美。其余不能尽别其名。大枣味甘，性平，无毒。杀乌头毒。牙齿有病人切忌食 [10]。生枣味甘、辛。多食令人寒热 [11] 腹胀 [12]，羸瘦人不可食。蒸煮食，补 [13] 肠胃，肥中益气 [14]。不宜合葱食。

救饥：采嫩叶煠熟，水浸作成黄色，淘净，油盐调食。其枣红熟时摘取食之。其结生硬未红时，煮食亦可。

治病：文具《本草·果部》大枣条下。

【注释】

〔1〕枣树：鼠李科枣属枣 Ziziphus jujuba Mill.，本条记录了枣的多个栽培品种，但有些名称可能不属于该种，如羊屎枣。

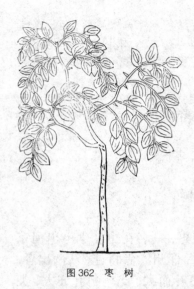

图 362 枣 树

〔2〕青:古代州名,见《本草经集注》。西汉武帝置,为"十三刺史部"之一。辖境相当今山东德州市、齐河县以东,马颊河以南,济南、临朐、安丘、高密、莱阳、栖霞、乳山等市县以北、以东和河北吴桥县地。东汉治所在临菑县(今山东淄博市临淄北)。后移治广固故城(今山东青州市西北)、东莱掖城(今山东莱州市)、东阳城(北齐置益都县,今青州市)等。

〔3〕晋:古代州名,见《图经本草》。北魏建义元年(528)改唐州置,治所在白马城(今山西临汾市)。辖境相当今山西临汾、霍州二市及洪洞、浮山、安泽、汾西等县地。隋大业初改临汾郡。义宁初改平阳郡。唐武德元年(618)复置晋州,治所在临汾县(今临汾市。后移治今市西南十八里金殿镇。五代复移治今临汾市)。北宋政和六年(1116)升为平阳府。

〔4〕绛:古代州名,见《图经本草》。北周武成二年(560)改东雍州置,治所在龙头城(今陕西闻喜县东北二十八里),武帝移治柏壁城(今新绛县新南二十里柏壁村)。建德六年(577)又移治玉壁城(今稷山县西南十二里汾河南岸)。辖境相当今山西河津、稷山、新绛、曲沃、绛县、翼城等县地。隋朝大业三年(607)改为绛郡。唐武德元年(618)改置绛州总管府,三年复置绛州,治所在正平县。

〔5〕蒲州:见孟诜《食疗本草》。北周明帝二年(558)改泰州置,治所在蒲坂县(今山西永济市西南二十四里蒲州镇)。辖境相当今山西永济、万荣、临猗、芮城等市县地。隋改治所蒲坂县为河东县,大业三年(607)改为河东郡。唐武德元年(618)复置,治所在桑泉县(今山西临猗县西南四十里临晋镇),三年(620)移治河东县(今永济市西南蒲州镇)。开元八年(720)升河中府,同年仍改蒲州。天宝元年(742)改为河东郡,乾元元年(758)复为蒲州,乾元三年(760)又升河中府。

〔6〕一名:底本作"云子"。《四库全书考证》:"边,腰枣,一名细腰,刊本一名讹云子,据《尔雅注疏》改。"因据改。

〔7〕羊矢枣:即软枣,柿属君迁子 *Diospyros lotus* L.,见本书第 356 软枣条。

〔8〕猗氏县:古代县名,见《本草经集注》。西汉置,属河东郡,治所在今山西临猗县南二十里铁匠营村。西魏恭帝二年(555)改为桑泉县。北周复改猗氏县,属汾阴郡。

〔9〕卵：底本讹作"卯"，据《政和本草》改。

〔10〕忌食：食疗用语。忌吃某些食物。

〔11〕寒热：中医八纲中用以辨别疾病性质的二个纲领。阴盛或阳虚的表现为寒证，阳盛或阴虚的表现为热证。但又可在病人身上同时出现，称为寒热错杂；还可在一定条件下互相转化，出现寒证化热，热证转寒；在疾病危重阶段，还会出现与疾病本质相反的一些假象，即所谓真寒假热、真热假寒。

〔12〕腹胀：病名。指腹部腹满不适，或腹部胀大。

〔13〕补：用补药治疗虚证。

〔14〕肥中益气：即补中益气。指用健脾胃的方法治疗气虚证。

【译文】

　　枣树，本草有大枣，即干枣。又叫美枣，又叫良枣。生枣产自河东平坦而水草丛杂的湿地上以及稍靠北的州郡，青、晋、绛、蒲州产的特别好，江南生产的枣，硬干少肉。枣树高一二丈。叶像酸枣叶，但比酸枣叶大，比皂角叶也大，尖锐而有光泽。叶之间开绿黄色小花，结的果实种数很多。《尔雅》记载：壶枣，江东称下面大上面尖的枣叫壶，壶如同瓠。边，腰枣，是说枣中间（腰）细，又叫辘轳枣。櫅，白枣，就是现在的枣子，（这种枣）变白色才成熟。遵，羊枣，果实小而且圆，紫黑色，俗名又叫羊矢枣。洗，大枣，河东猗氏县出大枣，如同鸡蛋大小。蹶泄，苦枣，是说枣味苦。皙，无实枣，是说不结果实。还味，稔枣，说还味，是指缺乏枣味。又有水菱枣、御枣，即扑落苏。又有牙枣。（这些枣）味都甜美。其余还有很多枣的品种，不能一一区别它们的名字。大枣味甘，性平，无毒。杀乌头毒。牙齿有病的人忌食。生枣味甘、辛。食用过多会使人寒热腹胀，羸弱消瘦的人不可以食用。蒸煮食用，可以补肠胃，肥中益气。不宜与葱一同食用。

　　救饥：采集嫩叶煤熟，用水浸泡成黄色，淘净，加入油、盐调拌食用。枣变红成熟的时候摘来食用。果实硬还没有变红的时候，煮熟也可以食用。

　　治病：内容记载在《本草·果部》大枣条下。

363. 桃　树[1]

　　本草有桃核人。生太山川谷，河南、陕西出者尤大而美，今处处有之。树高丈余。叶状似柳叶而阔大，又多纹脉。开花红色，结实品类甚多。其油桃光小，金桃色深黄，昆仑桃肉深紫红色。又有饼子桃、面桃、鹰嘴桃、雁过红桃、冻桃之类，名多不能尽载。山中有一种桃，正是《月令》[2]中桃始华者，谓山桃[3]，不堪食啖，但中入药。桃核人味苦、甘，性平，无毒。

救饥：采嫩叶煠熟，水浸作成黄色，换水淘净，油盐调食。桃实熟软时，摘取食之。其结硬未熟时，亦可煮食。或切作片，晒干为糁，收藏备用。

治病：文具《本草·果部》桃核人条下。

【注释】

〔1〕桃树：蔷薇科桃属桃 *Amygdalus persica* L.。桃是我国驯化的果树，栽培历史悠久，品种繁多，文中记载的油桃、金桃、昆仑桃、饼子桃、面桃、鹰嘴桃、雁过红桃、冻桃等，多为各地不同的栽培品种。但文中记载的山桃与桃不是一个种。

〔2〕《月令》：是《礼记》第六篇。以阴阳五行学说为指导，阐述了孟春、仲春、季春、孟夏、仲夏、季夏、孟秋、仲秋、季秋、孟冬、仲冬、季冬十二个月的天文、历象、物候等自然现象，进而说明为政者每月在衣食住行方面应遵守的有关规定。

〔3〕山桃：桃属山桃 *Amygdalus davidiana* (Carri.) de Vos ex L. Henry。

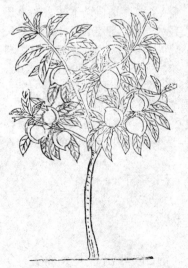

图363 桃 树

【译文】

桃树，本草有桃核人。生长在太山有流水的山谷中，河南、陕西产的尤其大而且味道美，如今到处都有分布。树高一丈多。叶的形状类似柳树叶，但比较宽大，而且纹脉较多。开红色花，结的果实品种很多。油桃有光泽而且小，金桃颜色深黄，昆仑桃果肉深紫红色，还有饼子桃、面桃、鹰嘴桃、雁过红桃、冻桃之类，品种名很多，不能全部收载。山地和原野中有一种桃,正是《月令》中记载的最早开花的桃,称为山桃,不能食用,但适合入药。桃核仁味苦、甘,性平,无毒。

救饥:采集嫩叶煤熟,用水浸泡成黄色,换水淘洗干净后,加入油、盐调拌食用。桃子熟透变软时,摘来食用。果实硬还没有成熟的时候,也可以煮熟食用。或者切成片,晒干做成粮食,收藏起来备用。

治病:内容记载在《本草·果部》桃核仁条下。

新 增

364. 沙果子树〔1〕

一名花红。南北皆有,今中牟岗野中亦有之,人家园圃亦多栽种。树高丈余。叶似樱桃叶而色深绿;又似急蘪音梅子〔2〕叶而大。开粉红花,似桃花瓣,微长不尖。结实似李而甚大,味甘、微酸。

救饥:摘取红熟果食之。嫩叶亦可煤熟,油盐调食。

【注释】

〔1〕沙果子树:蔷薇科苹果属花红 *Malus asiatica* Nakai。华北和东北地区常见,有多个栽培品种。

〔2〕急蘪子:吉利子的别名。见本书第306吉利子树条。

【译文】

沙果子树,又叫花红。南北都有分布,如今中牟的山冈荒野中也有分布,普通人家的园圃中也多栽种。树高一丈多。叶像樱桃叶,但颜色深绿,又像急蘪子叶,但比较

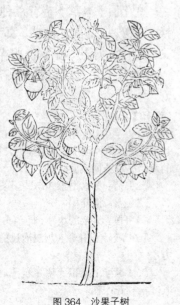

图364 沙果子树

大。开粉红色花，（花瓣）像桃花花瓣，但略长，不尖。果实像李子，但比李子大很多，味甘、微酸。

救饥：摘取变红成熟的果实食用。嫩叶也可以煤熟后，加入油、盐调拌食用。

根 可 食

《本草》原有

365. 芋 苗[1]

本草一名土芝，俗名芋头。生田野中，今处处有之，人家多栽种。叶似小荷[2]叶而偏长不圆，近蒂[3]边皆有一劇儿。根[4]状如鸡弹大，皮色茶褐，其中白色，味辛，性平，有小毒。叶冷，无毒。

救饥：《本草》芋有六种，青芋细长，毒多，初煮须要灰汁[5]，换水煮熟乃堪食。白芋、真芋、连禅芋、紫芋[6]毒少，蒸煮食之。又宜冷食，疗热，止渴。野芋[7]大毒，不堪食也。

治病：文具《本草·果部》条下。

【注释】
〔1〕芋苗：天南星科芋属芋 Colocasia esculenta (L.) Schott。芋在我国广泛栽培，栽培品种很多，文中提到几种芋的名称如青芋、白芋、真芋、连禅芋为芋的栽培品种或同属其他种。
〔2〕荷：见本书第 367 莲藕条。
〔3〕蒂：指叶柄。
〔4〕根：指芋的块茎，即芋头。
〔5〕灰汁：用草木灰浸泡过的水，这里介绍了古代用草木灰汁除毒的一种方法。
〔6〕紫芋：疑指天南星科芋属滇南芋 C. antiquorum Schott，南方各地食用其叶柄和花序柄。

〔7〕野芋：疑指滇南芋 *C. antiquorum* Schott。

【译文】

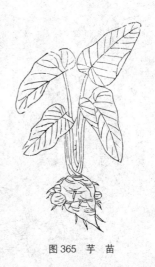

图365　芋苗

芋苗，本草一名叫土芝，俗名芋头。生长在田野中，如今到处都有，人家多栽种。叶像小的荷叶，特别长但不圆，叶子近叶柄的一边都有一个劐口。根如同鸡蛋大，（芋头）外皮为茶褐色，肉为白色，味辛，性平，有小毒。叶冷，小毒。

救饥：《本草》中的芋有六种，青芋细长，毒比较多，第一次煮必须加入草木灰汁，再换水煮，煮熟才能食用。白芋、真芋、连禅芋、紫芋毒较少，蒸煮后就可以食用。又适宜凉食，可以疗热、止渴。野芋有大毒，不能食用。

治病：内容记载在《本草·果部》条下。

366. 铁 葧音孛 脐〔1〕

本草名乌芋，又名菇音夫茨，一名藉姑、一名水萍、一名槎音查牙，亦名茨菰，又名燕尾草，《尔雅》谓之芍。有二种：根黑、皮厚、肉硬白者谓之猪葧脐；皮薄、色淡紫、肉软者谓之羊葧脐。生水田中。叶似莎草〔2〕而厚肥，梢又长窄。叶间生葶，其葶三棱，梢头开花酱褐色。根〔3〕即葧脐，味苦、甘、性微寒。

救饥：采根煮熟食，制作粉，食之厚人肠胃，不饥。服丹石人尤宜食，解丹石毒〔4〕。孕妇不可食。

治病：文具《本草·果部》乌芋条下。

【注释】

〔1〕铁葧脐：绘图及部分文字描述应为莎草科三棱草属荆三棱 *Bolboschoenus yagara* (Ohwi) Y. C. Yang et M. Zhan 或扁秆荆三棱 *Bolboschoenus planiculmis* (F. Schmidt) T. V. Egorova。引用原有《本草》的文字已经混淆了泽

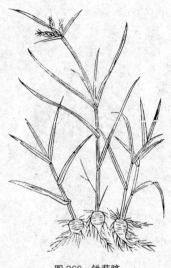

图 366　铁荸脐

泻科慈菰（慈姑）*Sagittaria trifolia* L. 和莎草科荸荠属荸荠 *Eleocharis dulcis* (Burm. f.) Trin. ex Hensch.。徐光启《农政全书》已经意识到这个问题，他指出："茨菰、荸脐，二种绝异；混合注释，为不精也。"

〔2〕莎草：莎草科莎草属 *Cyperus* 植物。

〔3〕根：此处指球茎。

〔4〕丹石毒：证名。其证头眩耳鸣，发热困笃，恐惧不安。多为服丹药和诸石后产生的副作用。

【译文】

铁荸脐，本草名叫乌芋，又叫蔗茨、藉姑、水萍、槎牙，也叫茨菰、燕尾草，《尔雅》称为芍。有二种：根黑、皮厚、肉硬色白的叫猪荸脐；皮薄、色淡紫、肉软的叫羊荸脐。生长在水田中。叶像莎草叶，但比较厚肥，叶梢略长窄。叶子中间生花葶，花葶三棱，梢头开酱褐色花。根就是荸荠，味苦、甘，性微寒。

救饥：采挖根煮熟食用，或者可以制成粉。食用它的根可以厚人肠胃，不饥饿。尤其适合服丹石的人食用，（因为）它可以解丹石毒。孕妇不能食用。

治病：内容记载在《本草·果部》乌芋条下。

根及实皆可食

《本草》原有

367. 莲　藕[1]

本草有藕实，一名水芝丹，一名莲。生汝南池泽，今处处有之，生水中。其叶名荷，圆径尺余。其花世谓之莲花，色有红白二种。花中结实，谓之莲房，俗名莲蓬[2]。其莲青皮里白，子为的[3]，即莲子也。的中青心为薏[4]。其的至秋，表皮色黑而沉水。就蓬中干者，谓之石莲。其根[5]谓之藕。《尔雅》云："荷，芙蕖。其茎茄[6]，其叶蕸[7]，其本蔤[8]音密。"云是茎下白蒻[9]音若在泥中，藕节间初生萌芽也。"其华菡萏，其实莲，其根藕，其中的，的中薏。"是也。芙蕖其总名，别名芙蓉。又云，其花未发为菡萏，已发为芙蓉。莲实、茎味甘，性平、寒，无毒。

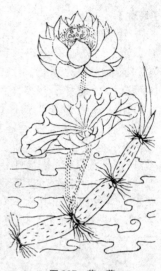

图367　莲　藕

救饥：采藕煠熟食、生食皆可。莲子蒸食，或生食亦可。又可休粮[10]，仙家贮石莲子、干藕经千年者，食之至妙。又以实磨为面食，或屑为米，加粟煮饭食，皆可。

治病：文具《本草·果部》藕实条下。

【注释】

〔1〕莲藕：莲科莲属莲 *Nelumbo nucifera* Gaertn.。

〔2〕莲蓬：莲的果实生于平顶而膨大的花托上，俗称莲蓬。

〔3〕的（dì）：即莲子，指莲的种子。

〔4〕薏：俗称莲子心，即莲的胚芽。

〔5〕根：此处指根状茎，即莲藕，古人认为是莲根。

〔6〕茄（jiā）：荷茎，不是指通常意义上的茎干，而是指莲的叶柄。

〔7〕蕸（xiá）：荷叶（不包括叶柄）。

〔8〕蔤（mì）：泛指草、木的根或主干，此处指莲的根状茎，即莲藕。

〔9〕白蒻：泛指水生植物在泥土中白色细嫩的根状茎。《本草纲目·果部》："藕，芽种者最易发，其芽穿泥成白蒻，即蔤也。"

〔10〕休粮：古代养生术语。又称却谷、断谷、绝谷、绝粒等。系先秦方家和后世道教的一种炼养方法，即不食五谷。

【译文】

莲藕，本草有藕实，又叫水芝丹、莲。生长在汝南的池塘湖泽中，如今到处都有分布，生长在水中。它的叶名叫荷，直径一尺多。它的花世人称为莲花，有红、白两种颜色。花中心结实，叫莲房，俗名莲蓬。莲的种子外皮绿色，里面白色，籽实叫的，即莲子。的（莲子）中心绿色部分叫薏（胚芽）。到了秋天，的（莲子）表皮变黑，沉到水中。那些裹在莲蓬中干了的莲子，称为石莲。莲的根叫藕。《尔雅》记载："荷，芙蕖。它的叶柄叫茄，它的叶叫蕸，它水下的茎干称为蔤"，说是指叶柄之下，埋在泥中的藕、藕节之间初生的萌芽。"它的花称为菡萏，它的果实称为莲，它的根（根状茎）称为藕，果实中的种子称为的（莲子），的（莲子）中心部分称为薏（胚芽）"就是这种植物。芙蕖是这种植物的总称，别名芙蓉。又一说，芙蕖的花未开的叫菡萏，已开的花叫芙蓉。莲实、茎味甘，性平、寒，无毒。

救饥：采挖藕煠熟了食用、生食都可以。莲子蒸后食用，或者生吃也可以。又可停粮，仙家贮藏的石莲子、干藕，即使经过千年，仍然很好吃。又可以用莲实磨成面食用，或者碎成末做成米，加小米煮饭食用，都可以。

治病：内容记载在《本草·果部》藕实条下。

368. 鸡 头 实[1]

一名芡，一名雁喙实，幽人[2]谓之雁头。出雷泽[3]，今处处有之，生泽中。叶大如荷而皱，背紫有刺，俗谓鸡头盘，花下[4]结实，形类鸡头，故以名之。中有子，如皂荚子[5]大，艾[6]褐色，其近根茎菼[7]音耿嫩者名蒻音弱菽，人采以为菜茹。实味甘，性平，无毒。

救饥：采嫩根茎煠食。实熟采实，剥人食之。蒸过，烈日晒之，其皮即开，舂去皮，捣人为粉，蒸煠作饼，皆可食。多食不益脾胃气[8]，兼难消化。生食动风、冷气[9]，与小儿食不能长大，故驻年[10]耳。

治病：文具《本草·果部》条下。

【注释】

　〔1〕鸡头实：睡莲科芡属芡实 *Euryale ferox* Salisb.。

　〔2〕幽人：一说隐士、隐者，泛指避世幽居之人。此处疑指幽州的人。

　〔3〕雷泽：一名雷夏泽，在今山东菏泽市东北。

　〔4〕花下：底本无"下"字，据《政和本草》补。芡属的花为子房下位，花萼和花瓣生在子房之上，故古人认为花下结实。

　〔5〕子：种子。

　〔6〕艾：底本讹作"芠"，据《四库》本改。

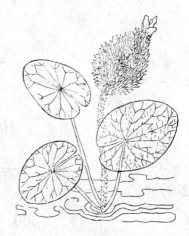

图 368 　鸡头实

　〔7〕葃(gěng)：本意为芋茎，此处指叶柄。

　〔8〕脾胃气：中医名词。指脾胃的生理功能及其所化生的精气。

　〔9〕冷气：病证名。指脏腑之气与寒冷相搏所致的疾患。

　〔10〕驻年：延年却老，比喻留住青春。

【译文】

　　鸡头实，又叫芡、雁喙实，幽人叫它雁头。产雷泽，如今处处都有，长在池塘湖泽中。叶大小如同荷叶但有折皱，叶背紫色，有刺，俗称鸡头盘。花下结果实，（子房膨大）形状像鸡头，因此用鸡头实这个名字为它命名。（果实）里面有种子，像皂荚子大，艾褐色，它近根处的幼嫩叶柄叫蔿葃，人们采来做蔬菜食用。果实味甘，性平，无毒。

　　救饥：采集嫩叶柄煠食。采摘成熟的果实，剥出仁食用。蒸熟后，放在烈日下暴晒，种皮就会裂开，舂去皮，把仁捣成粉，蒸、煠、做饼，都可以食用。多吃不益于脾胃气，而且难消化。生吃会动风、冷气。如果给小孩食用，小孩就不能长大，所以人们认为它可以驻年。

　　治病：内容记载在《本草·果部》条下。

菜 部

叶 可 食

《本草》原有

369. 芸 薹 菜[1]

今处处有。叶似菠菜叶，比菠菜叶两傍[2]多两叉。开黄花，结角似蔓菁角。有子如小芥子大。味辛，性温，无毒。经冬根不死，辟蠹[3]音渡。

救饥：采苗叶煠熟，水浸，淘洗净，油盐调食。

治病：文具《本草·菜部》条下。

【注释】

〔1〕芸薹菜：十字花科芸薹属芸薹 *Brassica rapa* L. var. *oleifera* DC.。现在分类学界对芸薹属的属下分类仍有很大争议。

〔2〕傍：底本讹作"偙"，据《四库》本改。

〔3〕蠹：蛀虫。

【译文】

芸薹菜，如今到处都有。叶像菠菜叶，比菠菜叶两旁多两个分叉。开黄花，结的角果像蔓菁的角果。种子如同小芥子大。味辛，性温，无毒。根经冬不死，可以辟蛀虫。

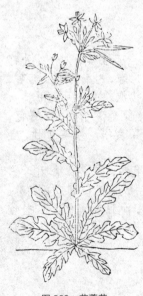

图 369　芸薹菜

救饥：采集苗和叶煠熟，用水浸泡，淘洗干净后，加入油、盐调拌食用。

治病：内容记载在《本草·菜部》条下。

370. 苋　菜[1]

本草有苋实，一名马苋，一名莫实，细苋亦同，一名人苋，幽蓟间人讹呼为人杏菜。生淮阳[2]川泽及田中，今处处有之。苗高一二尺。茎有线楞。叶如小蓝叶而大，有赤白二色。家者茂盛而大，野者细小，叶薄。味甘，性寒，无毒。不可与鳖[3]肉同食，生鳖瘕[4]。

救饥：采苗叶煠熟，水淘洗净，油盐调食。晒干煠食尤佳。

治病：文具《本草·菜部》条下。

【注释】

〔1〕苋菜：苋科苋属苋 *Amaranthus tricolor* L. 或皱果苋 *A. viridis* L. 等，前者田中栽培的（"家者"）叶片有红、绿、花各种颜色，如本书385条后庭花（雁来红）即其一。但本条记载的其他名称，如马苋，可能不是本属植物。

〔2〕淮阳：古代国名，见《名医别录》。西汉高帝十一年（前196）立子友为淮阳王，为同姓九国之一，都陈县（今河南淮阳县）。惠帝元年（前194）改为郡。此后或国、或郡。成帝元延末，辖境相当今河南淮阳、柘城、太康、扶沟、鹿邑等县地。东汉章和二年（88）改为陈国。

〔3〕鳖：鳖科中华鳖 *Trionyx sinensis* (Wiegmann) 及山瑞鳖 *Trionyx steindachneri* Siebenrock。

〔4〕鳖瘕：病证名。八瘕之一。《诸病源候论·癥瘕病诸候》："鳖瘕者，谓腹中瘕结如鳖状是也。"

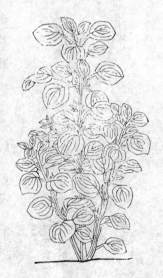

图370　苋　菜

【译文】

苋菜，《本草》有苋实，又叫马苋、莫实，叫细苋的也是这一种，还叫人苋，幽蓟一带的人错把它叫做人杏菜。生长在淮阳的湖泊沼泽旁及田中，如今到处都有分布。植株高一二尺。茎上有线棱。叶如同小蓝叶但比较大，有红、白两种颜色。家中栽培的茂盛、植株大，野生的细小，叶薄。味甘，性寒，无毒。不可与鳖肉一起食用，否则生鳖瘕。

救饥：采集苗和叶煠熟，用水淘洗干净后，加入油、盐调拌食用。晒干煠食尤其好。

治病：内容记载在《本草·菜部》条下。

371. 苦苣菜[1]

《本草》云即野苣也，又名褊音扁苣，俗名天精菜。旧不著所出州土，今处处有之。苗搨地生，其叶光者似黄花苗[2]叶；叶花者似山苦荬[3]叶，茎叶中皆有白汁，味苦，性平，一云性寒。

救饥：采苗叶煠熟，用水浸去苦味，淘洗净，油盐调食。生亦可食。虽性冷，甚益人，久食轻身、少睡[4]，调十二经脉[5]，利五脏。不可与血同食，作痔疾[6]。一云不可与蜜同食。

治病：文具《本草·菜部》条下。

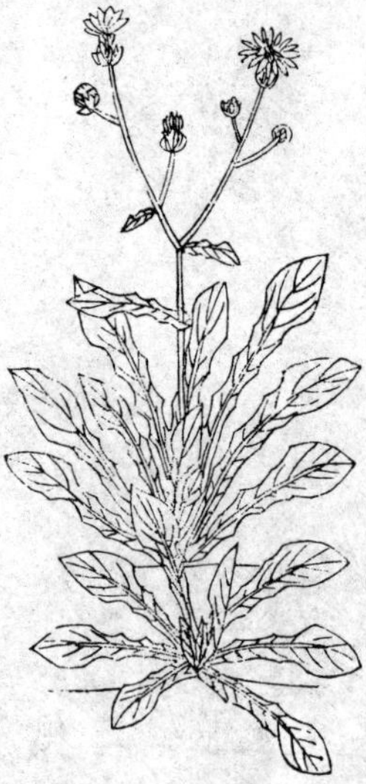

图 371　苦苣菜

【注释】

〔1〕苦苣菜：菊科苦苣菜属植物，似苣荬菜 *Sonchus wightianus* DC. 及其近缘植物。目前该属还有许多悬而未决的分类学问题。

〔2〕黄花苗：即孛孛丁菜，见本书第 399 孛孛丁菜条。

〔3〕山苦荬：见本书第 394 山苦荬条。

〔4〕少睡：睡眠少。古代道家及服食家认为服用某些药物可以令人睡眠少，精力充沛。

〔5〕十二经脉：经络分类名。亦称十二正经。为人体手、足三阴三阳十二条主要经脉的合称。《灵枢·海论》："夫十二经脉者，内属于腑脏，外络于肢节。"十二经脉是人体运行气血的主要通道，也是经络系统的主体。

〔6〕痔疾：病名。泛指多种肛门部疾病。《素问·生气通天论》："因而饱食，筋脉横解，肠澼为痔。"

【译文】

苦苣菜，《本草》认为即是野苣，又叫褊苣，俗名叫天精菜。古代没有注明它的产地，如今到处都有分布。植株铺在地面上生长。有光泽的叶像黄花苗叶；有缺刻的叶像山苦荬叶，茎和叶中都有白汁，味苦，性平，一说性寒。

救饥：采集苗和叶煠熟，用水浸去苦味，淘洗干净后，加入油、盐调拌食用。生时也可以食用。虽然性冷，但很益人，长期食用可以使人身轻、少睡，可以调和十二经脉，利五脏。不能与血一同食用，否则会导致痔疾。一说它不可与蜜一同食用。

治病：内容记载在《本草·菜部》条下。

372. 马齿苋菜[1]

又名五行草。旧不著所出州土，今处处有之。以其叶青、梗赤、花黄、根白、子黑，故名五行草耳。味甘、性寒、滑[2]。

救饥：采苗叶，先以水焯音绰过，晒干，煠熟，油盐调食。

治病：文具《本草·菜部》条下。

【注释】

〔1〕马齿苋菜：马齿苋科马齿苋属马齿苋 Portulaca oleracea L.，嫩植株可做野菜。

〔2〕滑：不凝滞，与涩相对。《说文》："滑，利也。"《周礼·天官·食医》："凡和，春多酸，夏多苦，秋多辛，冬多咸，调以滑甘。"

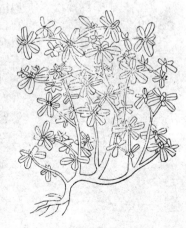

图372　马齿苋菜

【译文】

马齿苋菜，又叫五行草。古代没有注明它的产地，如今到处都有分布。因为它的叶为绿色、梗为红色、花为黄色、根为白色、种子为黑色，因此被命名为五行草。味甘、性寒、滑。

救饥：采集苗和叶，先用水焯过，晒干，煤熟，加入油、盐调拌食用。

治病：内容记载于《本草·菜部》条下。

373. 苦 荬 菜[1]

俗名老鹳菜。所在有之，生田野中。人家园圃种者为家苦荬[2]，脚叶似白菜小叶，拆茎而生，稍叶似鸦[3]嘴形。每叶间分叉，撺葶如穿叶状[4]，梢间开黄花[5]。味微苦，性冷，无毒。

救饥：采苗叶煤熟，以水浸洗淘净，油盐调食。出蚕蛾时，切不可取捹[6]，令蛾子赤烂，蚕妇忌食。

治病：文具《本草·菜部》条下。

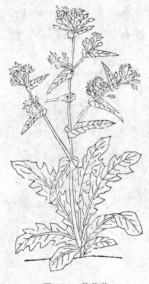

图 373　苦荬菜

【注释】

〔1〕苦荬菜：疑似菊科小苦荬属抱茎小苦荬 *Ixeridium sonchifolium* (Maxim.) Shih 。在《中国植物志》中"苦荬菜"这一中文名被处理为菊科苦荬菜属苦荬菜 *Ixeris polycephala* Cass.，根据的可能是《植物名实图考》图和文；还有学者鉴定本条为苦荬菜 *Ixeris denticulata* (Houtt.) Stebb.，该种现归黄瓜菜属黄瓜菜 *Paraixeris denticulata* (Houtt.) Nakai，豫南常见。由于这一群植物的分类比较复杂，迄今尚未有综合形态学、细胞学和分子系统学的公认处理，即使在 *FOC* 中，作者们也承认其中的分类处理是暂时的 (tentative)。为便于使用，此处学名暂时采用《中国植物志》的处理。

〔2〕家苦荬：即栽培的苦荬菜。

〔3〕鸦：鸦科 Corvidae 动物的通称。民间多指秃鼻乌鸦 *Corvus frugilegus* L.，俗称老鸹，

为鸦类中较常见的一种。

〔4〕如穿叶状：指茎生叶抱茎，好像茎从叶子中心穿过一样。

〔5〕黄花：指头状花序上的舌状花。

〔6〕取拗：折取，拗取。《卫生易简方》卷之八："蚕蛾出时切不可取拗，令蛾子赤烂。"

【译文】

苦荬菜，俗名老鹳菜。它所分布的地区到处都有，生长在田野中，普通人家的园圃中栽培的为家苦荬。基生叶像白菜的小叶，抱茎生长。茎分枝上的叶像乌鸦嘴的形状，每枚叶中间分叉，葶好像从叶子中间穿过一样。分枝中间开黄花。味微苦，性冷，无毒。

救饥：采集苗和叶煤熟，用水浸洗淘净，加入油、盐调拌食用。出蚕蛾时，切不可折取（来用），否则会使蛾子变红烂掉，蚕妇忌食。

治病：内容记载在《本草·菜部》条下。

374. 莙荙菜[1]

所在有之，人家园圃中多种。苗叶揭地生，叶类白菜而短，叶茎[2]亦窄，叶头稍团，形状似糜匙[3]样，味咸，性平、寒、微毒。

救饥：采苗叶煤熟，以水浸，洗净，油盐调食。不可多食，动气、破腹。

治病：文具《本草·菜部》条下。

【注释】

〔1〕莙荙菜：藜科甜菜属甜菜的变种莙荙菜 *Beta vulgaris* L. var. *cicla* L.，栽培作物，叶可做蔬菜食用。

〔2〕叶茎：指叶柄。

〔3〕糜匙：舀粥用的勺，闽语。

【译文】

莙荙菜，它所分布的地区到处都有，普通人家的园圃中多栽种。苗和叶

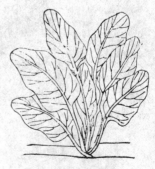

图 374　莙荙菜

搭垂在地上生长，叶似白菜叶，但比较短，叶柄也比较窄，叶顶端略圆，形状像糜匙。味咸，性平、寒，微毒。

救饥：采集苗和叶煤熟，用水浸泡，洗干净后，加入油、盐调拌后食用。不可以多吃，否则会使人动气、腹泻。

治病：内容记载在《本草·菜部》条下。

375. 邪 蒿[1]

生田园中，今处处有之。苗高尺余，似青蒿，细软。叶又似胡萝卜叶，微细而多花叉，茎叶稠密。梢间开小碎瓣黄花[2]。苗叶味辛，性温、平，无毒。

救饥：采苗叶煤熟，水浸，淘净，油盐调食。生食微动风气，作羹食良。不可同胡荽_{音虽}食，令人汗臭气[3]。

治病：文具《本草·菜部》条下。

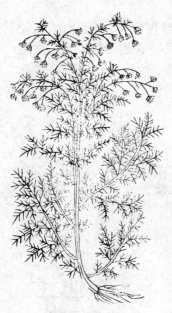

图375 邪 蒿

【注释】

〔1〕邪蒿：绘图似菊科蒿属青蒿变种大头青蒿 *Artemisia carvifolia* var. *schochii* (Mattf.) Pamp.，《中国植物志》鉴定为青蒿 *A. carvifolia* Buch.-Ham ex Roxb.。日本学者松村任三认为是伞形科西风芹属 *Seseli* 植物，牧野富太郎认为该名称为误用。

〔2〕黄花：此处指头状花序中的小花。

〔3〕汗臭气：即汗臭味。

【译文】

邪蒿，生长在田地和园圃中，如今到处都有。植株高一尺多，像青蒿，细软。叶又像胡萝卜叶但略细而且多分裂。茎上的叶稠密，枝条中间开小黄花，花瓣细碎。苗和叶味辛，性温、平，无毒。

救饥：采集苗和叶煤熟，用水浸

泡，淘洗干净，加入油、盐调拌食用。生吃会使人微动风气，做成羹食用比较好。不可以与胡荽一同食用，否则令人产生汗臭味。

治病：内容记载在《本草·菜部》条下。

376. 同　蒿^[1]

处处有之，人家园圃中多种。苗高一二尺。叶类胡萝卜^[2]叶而肥大。开黄花^[3]，似菊花。味辛，性平。

救饥：采苗叶煠熟，水浸，淘净，油盐调食。不可多食，动风气，熏人心，令人气满^[4]。

治病：文具《本草·菜部》条下。

【注释】

〔1〕同蒿：今作"茼蒿"，菊科茼蒿属茼蒿 *Glebionis coronaria* (L.) Cass. ex Spach。有学者鉴定为南茼蒿 *Glebionis segetum* (L.) Fourr.，产我国南方，且叶形与绘图所示不符。

〔2〕胡萝卜：底本"胡"字后衍一"葫"字。

〔3〕黄花：指头状花序外围的黄色舌状花。

〔4〕气满：憋气。

【译文】

同蒿，到处都有，普通人家的园圃中多栽种。植株高一二尺。叶像胡萝卜叶，但比较肥大。开黄花，像菊花。味辛，性平。

救饥：采集苗和叶煠熟，用水浸泡，淘洗干净，加入油、盐调拌食用。不能吃太多，否则会动风气，熏人心，使人憋气。

治病：内容记载在《本草·菜部》条下。

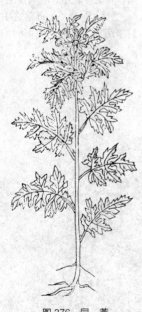

图 376　同　蒿

377. 冬 葵 菜[1]

本草冬葵子，是秋种葵，覆养经冬，至春结子，故谓冬葵子。生少室山，今处处有之。苗高二三尺。茎及花、叶似蜀葵而差小。子及根俱味甘，性寒，无毒。黄芩为之使。根解蜀椒毒。叶味甘，性滑利。为百菜主[2]，其心伤人。

救饥：采叶煤熟，水浸，淘净，油盐调食。服丹石人尤宜食。天行病[3]后食之，顿丧明。热食亦令人热闷动风。

治病：文具《本草·菜部》条下。

【注释】

〔1〕冬葵菜：锦葵科锦葵属冬葵 *Malva verticillata* L. var. *crispa* L.，遍布全国，多地有栽培，常逸生为杂草。

〔2〕百菜主：百菜之主。葵菜是我国利用时间最久、最常见的蔬菜之一，在栽培蔬菜不发达的先秦时期，曾列五菜"葵、藿、薤、葱、韭"之首。因此被元王祯的《农书》列为"百菜之主"。后来，随着新蔬菜的引进和培育，葵的地位逐渐被其他蔬菜取代。

〔3〕天行病：疫的一种。据《三因极一病证方论·叙疫论》，疫病于"一方之内，长幼患状，率皆相类者，谓之天行。"

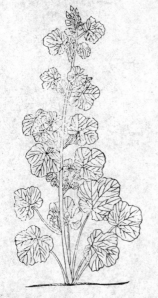

图 377　冬葵菜

【译文】

冬葵菜，本草冬葵子，是秋天种的葵，覆盖栽培过冬，到春天结子，所以叫冬葵子。生长在少室山，如今到处都有分布。植株高二三尺。茎、花和叶都像蜀葵，但比较小。种子和根都味甘，性寒，无毒。黄芩可以作它的使药。根可以解蜀椒的毒。叶味甘，性滑利，为百菜之主，菜心能伤人。

救饥：采集叶煤熟，用水浸泡，淘洗干净后，加入油、盐调拌食用。服丹石的人尤其适宜食用。患天行病治愈后的人食用冬葵后，会很快失明。热食也会使人热闷动风气。

治病：内容记载在《本草·菜部》条下。

378. 蓼 芽 菜 [1]

本草有蓼实。生雷泽川泽，今处处有之。叶似小蓝叶微尖；又似水荭叶而短小，色微带红。茎微赤。梢间出穗，开花赤色。茎叶味辛，性温。

救饥：采苗叶煤熟，换水浸去辣气，淘净，油盐调食。

治病：文具《本草·菜部》蓼实条下。

【注释】

〔1〕蓼芽菜：蓼科蓼属植物，似马蓼 *Polygonum lapathifolium* L. 或辣蓼 *P. hydropiper* L.。在古代，蓼属的多种植物都可做野菜，现在我国不少地区仍保留这些传统做法。

【译文】

蓼芽菜，本草有蓼实。生长在雷泽有流水的湖泊沼泽旁，如今到处都有分布。叶像小蓝叶，但略尖；又像水荭叶，但较短小，略带红色。茎略微呈红色。茎间抽出花穗，开红色的花。茎和叶味辛，性温。

救饥：采集苗和叶煤熟，换水浸去辣味气，淘净后，加入油、盐调拌食用。

治病：内容记载在《本草·菜部》蓼实条下。

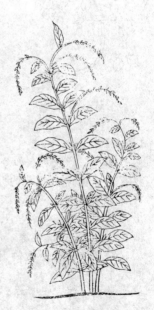

图 378　蓼芽菜

379. 苜 蓿 [1]

出陕西，今处处有之。苗高尺余。细茎，分叉而生。叶 [2] 似

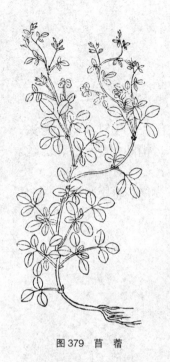

图379 苜 蓿

锦鸡儿花叶，微长；又似豌豆叶，颇小，每三叶攒生一处。梢间开紫花，结弯角儿[3]，中有子如黍米大，腰子[4]样。味苦，性平，无毒。一云微甘、淡，一云性凉。根寒。

救饥：苗叶嫩时，采取煠食。江南人不甚食，多食利大小肠。

治病：文具《本草·菜部》条下。

【注释】

〔1〕苜蓿：豆科苜蓿属紫苜蓿 *Medicago sativa* L.。原图虽小，却将卷曲如螺的荚果刻画得惟妙惟肖，实在难得。

〔2〕叶：此处指豆科植物复叶上的一枚小叶。

〔3〕弯角儿：指荚果。

〔4〕腰子：俗语，指肾。

【译文】

苜蓿，产陕西，如今到处都有分布。植株高一尺多。茎细，分枝杈。叶像锦鸡儿花的叶，但略长；又像豌豆的叶，但相当小，每三枚叶聚集生长在一起（即三小叶复叶）。枝条中间开紫花，结弯角，里面的种子像黍米大小，像腰子的形状。味苦，性平，无毒。一说微甘、淡，又一说性凉。根寒。

救饥：苗和叶嫩的时候采来煠后食用。江南人不怎么吃，多吃利大小肠。

治病：内容记载在《本草·菜部》条下。

380. 薄 荷[1]

一名鸡苏。旧不著所出州土，今处处有之。茎方。叶似荏子[2]叶，小颇细长；又似香菜[3]叶而大。开细碎黲白花。其根经冬不死，至春发苗。味辛、苦，性温，无毒。一云性平。东平[4]龙脑岗[5]者尤佳。又有胡薄荷[6]，与此相类，但味少甘为别，生江浙间，彼人多作茶饮，俗呼为新罗薄荷。又有南薄荷[7]，其叶微小。

救饥：采苗叶煠熟，换水浸去辣味，油盐调食。与薤[8]作虀_{音赍}食相宜，煎豉汤、暖酒和饮、煎茶并宜。新病瘥[9]人勿食，令人虚汗不止。猫食之即醉，物相感尔。

治病：文具《本草·菜部》条下。

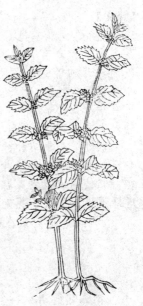

图380 薄荷

【注释】

〔1〕薄荷：唇形科薄荷属薄荷 Mentha canadensis L.。该种栽培较广，有多个栽培品种。《新华本草纲要》鉴定为兴安薄荷 Mentha dahurica Fisch. ex Benth.，但花序形态与本条绘图所示不符，另据《河南植物志》，兴安薄荷河南不产。文中另外记载了"胡薄荷"和"南薄荷"，可能不是同一种。

〔2〕荏子：见本书第411荏子条。

〔3〕香菜：见本书第383香菜条。

〔4〕东平：古代州名，见《救荒本草》。北宋宣和元年（1119）改郓州置，属京东西路。治所在须城县（今山东东平县西南州城镇）。辖今山东东平、汶上、肥城、平阴、东阿、阳谷、梁山等市县地。元改东平路。至正二十七年（1367）朱元璋复改东平府，明洪武七年（1374）降为东平州。

〔5〕龙脑岗：古代地名，大概源自《本草衍义》："薄荷，世谓之南薄荷，为有一种龙脑薄荷，故言南以别之。"

〔6〕胡薄荷（新罗薄荷）：疑为本属欧薄荷 Mentha longifolia (L.) Huds.，该种江浙一带栽培较多。

〔7〕南薄荷：薄荷的一个栽培品种，即《本草衍义》提到"世谓之南薄荷"的龙脑薄荷，今江苏有栽培。

〔8〕薤：疑指百合科葱属薤白 Allium macrostemon Bunge。

〔9〕瘥（chài）：病愈。

【译文】

薄荷，又叫鸡苏。古代没有记载它的产地，如今到处都有栽培。茎方形。叶像荏子叶，但比较小，而且有些细长，又像香菜叶，但比较大。开细碎的暗白色花。薄荷的根经冬不死，到春天就长出苗。味辛、苦，性温，无毒。一说性平。东平龙脑岗产的薄荷尤其好。又有胡薄荷，与薄荷相像，区别只是味道不太甜，产江浙一带，那里的人大多作茶饮，俗称为新罗薄荷。又有南薄荷，它的叶略微小些。

救饥：采集苗和叶煠熟，换水浸去辣味，加入油、盐调拌食用。与薤一起作调味品食用也比较合适，用薄荷来煮豆豉汤、温酒调和在一起饮用以及煮茶都适宜。病后初愈的人不要食用，否则会使人虚汗不止。猫吃了薄荷会立即醉倒，这是物相感应罢了。

治病：内容记载在《本草·菜部》条下。

381. 荆 芥[1]

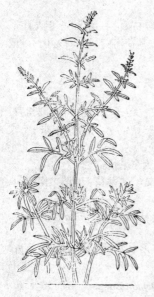

本草名假苏，一名鼠蓂、一名姜芥。生汉中川泽，及岳州、归德州，今处处有之。茎方窊面。叶似独扫叶而狭小，淡黄绿色。结小穗[2]，有细小黑子[3]，锐圆。多野生，以香气似苏，故名假苏。味辛，性温，无毒。

救饥：采嫩苗叶煠熟，水浸去邪气，油盐调食。初生香辛可啖，人取作生菜腌食。

治病：文具《本草·菜部》假苏条下。

图381 荆 芥

【注释】

〔1〕荆芥：唇形科裂叶荆芥属裂叶荆芥 *Nepeta tenuifolia* Benth. 或其近缘种多裂叶荆芥 *N. multifida* L.。我们野外调查时发现河南太行山地区的农民没有将它们严格区分，都作荆芥用，绘

图所示叶形似后者。

〔2〕小穗：指腋生的轮伞花序或由轮伞花序组成的顶生穗状花序。

〔3〕小黑子：指荆芥黑色的小坚果。

【译文】

　　荆芥，本草名叫假苏，又叫鼠蓂、姜芥。生长在汉中的湖泊沼泽旁及岳州、归德州，如今到处都有分布。茎方形，茎上有凹面。叶像独扫叶，但比较窄、小，淡黄绿色。结小穗，上面着生细小的黑色种子，锐圆。荆芥大多为野生，因为它的香气像苏子，所以称为假苏。味辛，性温，无毒。

　　救饥：采集嫩苗和叶煠熟，用水浸去怪味，加入油、盐调拌食用。初生的荆芥味道香辛，可以食用，人们采来作生菜腌渍食用。

　　治病：内容记载在《本草·菜部》假苏条下。

382. 水　蘄〔1〕音勤

　　俗作芹菜，一名水英。出南海〔2〕池泽，今水边多有之。根茎离地二三寸，分生茎叉〔3〕，其茎〔4〕方，宂面四楞。对生叶，似痢见菜〔5〕叶而阔短，边有大锯齿；又似薄荷叶而短。开白花，似蛇床子花。味甘，性平，无毒。又云大寒。春、秋二时，龙带精入芹菜中，人遇食之，作蛟龙病。

　　救饥：发英〔6〕时采之，煠熟食。芹有两种，秋芹〔7〕取根，白色，赤芹〔8〕取茎叶，并堪食。又有渣音柤芹〔9〕，可为生菜食之。

【注释】

　　〔1〕水蘄：伞形科水芹属水芹 Oenanthe javanica (Bl.) DC.，嫩茎叶可做野菜，全草可入药。

　　〔2〕南海：古代郡名，见《名医别录》。秦始皇三十三年（前214）置，治所在番禺县（今广东广州市）。秦、汉之际地入南越国，西汉元鼎六年（前111）灭南越国复置。辖境相当今广东滃江、大罗山以南，珠江三角洲及绥江流域以东。其后渐缩小。

　　〔3〕茎叉：指水芹茎上抽出的复叶。

　　〔4〕茎：这里指水芹复叶的叶轴。

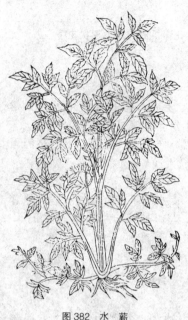

图382 水蘄

〔5〕痢见菜：即痢见草。见本书第106螺黡儿条。

〔6〕英：花，此处疑指花葶。

〔7〕秋芹：待考。

〔8〕赤芹：待考。疑其非伞形科植物，而似罂粟科紫堇属紫堇 *Corydalis edulis* Maxim.。

〔9〕渣芹：待考。

【译文】

水蘄，俗名叫芹菜，又叫水英。产自南海的池塘湖泽，如今水边多有生长。根茎离地二三寸，分生出茎叉，茎为方形，表面凹陷，四棱形。叶对生，像痢见菜叶，但比较宽短，边缘具大锯齿；又像薄荷叶，但比较短。开白色的花，像蛇床子的花。味甘，性平，无毒。一说大寒。在春秋两个季节，龙带精入芹菜中，人吃了这样的芹菜，会得蛟龙病。

救饥：开花的时候采摘，煤熟食用。水蘄有两种，秋芹采挖根，根为白色；赤芹采集茎叶，都可以食用。又有渣芹，可以作为生菜食用。

新　　增

383. 香　菜 [1]

生伊洛间 [2]，人家园圃种之。苗高一尺许。茎方，窊五化切面四棱，茎色紫。稔叶 [3] 似薄荷叶微小，边有细锯齿，亦有细毛。梢头开花作穗 [4]，花淡藕褐色。味辛香，性温。

救饥：采苗叶煤熟，油盐调食。

【注释】

〔1〕香菜：唇形科罗勒属罗勒 *Ocimum basilicum* L.，嫩叶可食用，全株可做调味料，也可入药，用途广泛。

〔2〕伊洛间：古代地区名，指伊水和洛水间的区域。伊，伊水。为洛水支流。源出河南栾川县伏牛山北麓，东北流至偃师县南入洛水。洛，洛水。即今河南洛河，黄河支流。

〔3〕稔叶：指成熟叶。

〔4〕穗：指多轮轮伞花序再排列成穗状。

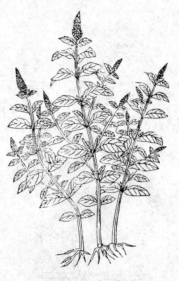

图383　香　菜

【译文】

香菜，生长在伊洛一带，普通人家的园圃中栽培。植株高一尺左右。茎方形，表面凹，四菱形，紫色。成熟的叶像薄荷叶，但略小，边缘有细锯齿，也有细毛。分枝顶端开花，呈穗状，花浅藕褐色。味辛香，性温。

救饥：采集苗和叶煠熟，用油、盐调拌食用。

384. 银 条 菜[1]

所在人家园圃多种。苗叶皆似莴苣，细长，色颇青白。撺葶高二尺许，开四瓣淡黄花。结荚似荞麦荚而圆，中有小子如油子[2]大，淡黄色。其叶味微苦，性凉。

救饥：采苗叶煠熟，水浸，淘净，油盐调食。生揉音柔亦可食。

【注释】

〔1〕银条菜：十字花科蔊菜属风花菜 *Rorippa globosa* (Turcz. ex Fisch. et C. A. Mey) Hayek，与本书第73风花菜条同种。

〔2〕油子：待考。

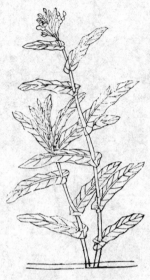

图 384　银条菜

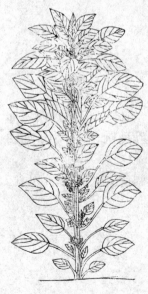

图 385　后庭花

【译文】

银条菜，它所分布地区的普通人家在园圃中多有栽培。苗和叶与莴苣的类似，细长，绿白色。抽薹高二尺左右，开四枚淡黄色的花。果实像荞麦的果实，但比较圆，果实内有种子如油子大，淡黄色。叶味微苦，性凉。

救饥：采集苗和叶煠熟，用水浸泡，淘洗干净后，加油、盐调拌后食用。生的揉搓后也可以食用。

385. 后 庭 花 [1]

一名雁来红。人家园圃多种之。叶似人苋叶，其叶中心红色，又有黄色相间，亦有通身红色者，亦有紫色者。茎叶间结实，比苋实微大。其叶众叶攒聚，状如花朵，其色娇红可爱，故以名之。味甜、微涩，性凉。

救饥：采苗叶煠熟，水浸淘净，油盐调食。晒干煠食尤佳。

【注释】

〔1〕后庭花：苋科苋属苋 *Amaranthus tricolor* L. 的栽培类型雁来红。

【译文】

后庭花，又叫雁来红。普通人家的园圃中大多栽培。叶像人苋叶，叶中心红色，又有黄色相间的，也有通身红色的，也有紫色的。茎叶中间结果，果实比苋的果实略大。因为许多叶子攒聚一起,形状像花朵,颜色娇红可爱,所以被叫作雁来红。叶味甜、微涩,性凉。

　　救饥:采集苗和叶煠熟,用水浸泡,淘洗干净后,加入油、盐调拌食用。晒干后煠食尤其好吃。

386. 火焰菜[1]

　　人家园圃多种。苗叶俱似菠菜,但叶稍微红,形如火焰。结子亦如菠[2]菜子。苗叶味甜,性微冷。

　　救饥:采苗叶煠熟,水淘洗净,油盐调食。

【注释】

　　[1]火焰菜:藜科甜菜属甜菜 *Beta vulgaris* L.,栽培蔬菜。

　　[2]菠:底本作"波",据《农政全书》改。

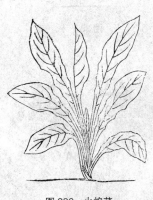

【译文】

　　火焰菜,普通人家的园圃中大多栽培。叶像菠菜叶,但顶端略红色,形状如同火焰。结的籽实也像菠菜的籽实。叶味甜,性微冷。

　　救饥:采集苗和叶煠熟,用水淘洗干净后,加入油、盐调拌食用。

图 386　火焰菜

387. 山　葱[1]

　　一名隔葱,又名鹿耳葱。生辉县太行山山野中。叶似玉簪叶微团,叶中撺七官切葶,似蒜葶,甚长而涩。稍头结菁葖[2]音骨突,似葱菁葖微小,开白花,结子黑色。苗味辣。

　　救饥:采苗叶煠熟,油盐调食。生腌食亦可。

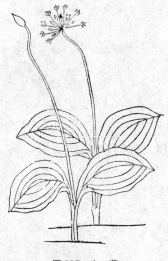

图387 山 葱

【注释】

〔1〕山葱：百合科葱属茖葱 *Allium victorialis* L.，全株可做野菜，味如韭菜。

〔2〕葿葵：此处不是指葿葵果，而是指没有突破总苞的伞形花序。

【译文】

山葱，又叫隔葱、鹿耳葱。生长在辉县太行山的山地和原野中。叶像玉簪叶，但略圆。叶中抽葶，像蒜葶，很长而且粗糙。梢头结葿葵，像葱葿葵，但比葱葿葵略小，开白花，结黑色种子。苗味辣。

救饥：采集苗和叶煠熟，加入油、盐调拌食用。生时腌渍食用也可以。

388. 背 韭〔1〕

生辉县太行山山野中。叶颇似韭叶〔2〕而甚宽大。根似葱根。味辣。

救饥：采苗叶煠熟，油盐调食。生腌食亦可。

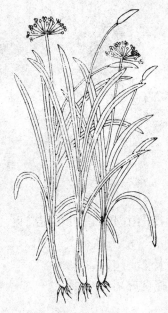

图388 背 韭

【注释】

〔1〕背韭：百合科葱属天蒜 *Allium paepalanthoides* Airy-Shaw，全株可做野菜。

〔2〕叶：《四库全书》本作"菜"。

【译文】

背韭，生长在辉县太行山的山地和原野中。叶很像韭叶，但很宽大。根像葱根。味辣。

救饥：采集苗和叶煠熟，用油、盐

调拌食用。生时腌渍后食用也可以。

389. 水 芥 菜[1]

水边多生。苗高尺许。叶似家芥菜叶，极小，色微淡绿，叶多花叉[2]。茎叉亦细，开小黄花。结细短小角儿[3]。叶味微辛。

救饥：采苗叶煠熟，水浸去辣气，淘洗过，油盐调食。

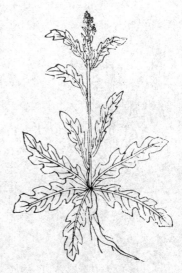

图 389　水芥菜

【注释】
　〔1〕水芥菜：十字花科蔊菜属沼生蔊菜 *Rorippa palustris* (L.) Bess. 及其近缘种。
　〔2〕叶多花叉：指水芥菜的叶边缘多齿裂。
　〔3〕小角儿：指角果。

【译文】
　水芥菜，水边多有生长。植株高一尺左右。叶像家芥菜叶，非常小，颜色略微呈淡绿色，叶边缘有许多花叉。茎上的分枝也细，（上面）开黄色的小花。结细小的短角。叶味微辛。

　救饥：采集苗和叶煠熟，用水浸泡，去掉辣味，淘洗过后，加入油、盐调拌食用。

390. 遏上音恶 蓝 菜[1]

生田野中下湿地。苗初揭地生。叶似初生菠菜叶而小，其头颇团。叶间撺葶分叉，上结荚儿，似榆钱[2]状而小。其叶味辛香、微酸，性微温。

救饥：采苗叶煠熟，水浸取[3]酸辣味，复用水淘净，作齑[4]，

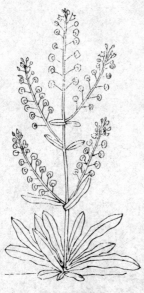

图 390　遏蓝菜

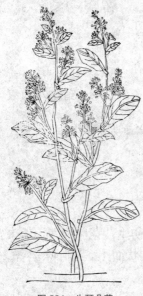

图 391　牛耳朵菜

油盐调食。

【注释】

〔1〕遏（è）蓝菜：十字花科菥蓂属菥蓂 *Thlaspi arvense* L.。《植物名实图考》记载的"遏蓝菜"与本条描述的植物不是同一种。

〔2〕榆钱：榆树的果实。

〔3〕取：据文义，应作"去"，去除、去掉的意思。

〔4〕齑（jī）：细切，剁碎。

【译文】

遏蓝菜，生长在田野中那些地势低、潮湿的地方。植株起初铺在地面上生长。叶像初生的菠菜叶，但比较小，叶顶端很圆。叶间抽花葶，花葶分枝上结荚儿，像榆钱的形状，但比较小。它的叶味道辛香、微酸，性微温。

救饥：采集苗和叶煤熟，用水浸泡，去掉酸辣味，再用水淘洗干净，剁碎，加入油、盐调拌食用。

391. 牛耳朵菜[1]

一名野芥菜。生田野中。苗高一二尺。苗茎似莴苣色，叶似牛耳朵形而小。叶间分擎葶叉[2]，开白花。结子如粟粒大。叶味微苦辣。

救饥：采苗叶淘洗净，煤熟，油盐调食。

【注释】

〔1〕牛耳朵菜：疑似十字花科芸薹属

Brassica 植物。

〔2〕葶叉：指花葶。

【译文】

　　牛耳朵菜，又叫野芥菜。生长在田野中。植株高一二尺。茎像莴苣的颜色，叶像牛耳朵的形状，但比较小。叶中间分别抽出花葶，（上）开白色的花。结的果实如同小米大。叶味微苦辣。

　　救饥：采集苗和叶淘洗干净，煠熟，加入油、盐调拌食用。

392. 山 白 菜 [1]

　　生辉县山野中。苗叶颇似家白菜[2]，而叶茎[3]细长。其叶尖艄，边有锯齿叉；又似莙荙菜叶而尖瘦，亦小。味甜、微苦。

　　救饥：采苗叶煠熟，水淘净，油盐调食。

【注释】

　　〔1〕山白菜：图文简单，疑似菊科紫菀属 *Aster* 植物。《中国植物志》记载紫菀 *Aster tataricus* L. f. 有俗名山白菜，供读者参考。

　　〔2〕家白菜：即白菜。见本书第 6 大蓝条下白菜注。

　　〔3〕叶茎：此处指叶柄。

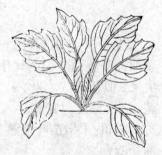

图 392　山白菜

【译文】

　　山白菜，生长在辉县的山地和原野中。叶很像家白菜叶，但叶柄细长。它的叶尖窄，边缘有锯齿；又像莙荙菜叶，但较尖瘦，也小。味甜、微苦。

　　救饥：采集苗和叶煠熟，用水淘洗干净后，加入油、盐调拌食用。

393. 山 宜 菜 [1]

　　又名山苦菜。生新郑县山野中。苗初揭地生。叶似薄荷叶而大，叶根[2]两傍有叉，背白；又似青荬儿菜叶，亦大。味苦。

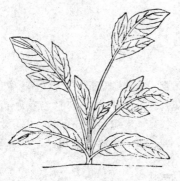

图393 山宜菜

救饥:采苗叶煠熟,油盐调食。

【注释】

〔1〕山宜菜:图文简单,疑似菊科 Compositae 植物,属种待考。有学者鉴定为毛脉翅果菊 Lactuca raddeana Maxim.,备为一说。

〔2〕叶根:此处指叶子基部。

【译文】

山宜菜,又叫山苦菜。生长在新郑县的山地和原野中。植株最初铺在地面上生长。叶像薄荷叶,但比较大,叶基部两侧有分叉,背面白色;又像青荬儿菜叶也比较大。味苦。

救饥:采集苗和叶煠熟,加入油、盐调拌食用。

394. 山苦荬[1]

生新郑县山野中。苗高二尺余。茎似莴苣葶而节稠。其叶甚花,有三五尖叉,似花苦苣[2]叶,甚大。开淡棠褐花,表[3]微红。味苦。

救饥:采嫩苗叶煠熟,水淘去苦味,油盐调食。

【注释】

〔1〕山苦荬:似菊科黄瓜菜属黄瓜菜 Paraixeris denticulata (Houtt.) Nakai。该种变异很大,分类上有争议。

〔2〕花苦苣:疑似菊科苦苣菜属的苣荬菜 Sonchus wightianus DC.。

〔3〕表:可能指山苦荬头状花序总苞片的远轴面。

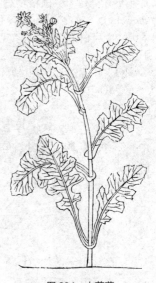

图394 山苦荬

【译文】

　　山苦荬，生长在新郑县的山地和原野中。植株高二尺多。茎像莴苣葶，但节比较稠密。叶分裂很多，有三五个尖叉，很像花苦苣的叶子，很大。开浅棠褐花，上面略呈红色。味苦。

　　救饥：采集嫩苗和叶煠熟，用水淘洗，去掉苦味后，加入油、盐调拌食用。

395. 南 芥 菜[1]

　　人家园圃中亦种之。苗初搨地生，后撺葶叉。叶似芥菜叶，但小而有毛涩。茎叶梢头开淡黄花，结小尖角儿。叶味辛辣。

　　救饥：采苗叶煠熟，水浸淘去涩味，油盐调食。生焯过，腌食亦可。

【注释】

　　〔1〕南芥菜：十字花科 Cruciferae 植物。有学者鉴定为南芥属 Arabis，待考。

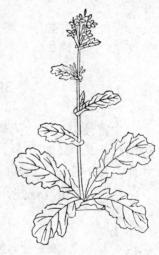

【译文】

　　南芥菜，普通人家的园圃中也栽种。植株起初平铺地面生长，之后抽出花葶。叶像芥菜叶，但比芥菜叶小，粗糙被毛。茎叶梢头开淡黄色花，结小尖角。叶味辛辣。

　　救饥：采集苗和叶煠熟，用水浸泡，淘洗去掉涩味，加入油、盐调拌食用。焯过后，腌渍食用也可以。

图 395　南芥菜

396. 山 莴 苣[1]

　　生密县山野间。苗叶搨地生。叶似莴苣叶而小；又似苦苣叶而却宽大，叶脚花叉颇少，叶头微尖，边有细锯齿。叶间撺葶，

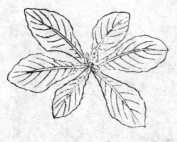

图396 山莴苣

开淡黄花。苗叶味微苦。

救饥：采苗叶煠熟，水浸淘去苦味，油盐调食。生揉亦可食。

【注释】

〔1〕山莴苣：图文简单，疑似菊科莴苣属翅果菊 Lactuca indica L.，河南又有俗名驴干粮。

【译文】

山莴苣，生长在密县的山间及荒野中。植株铺在地面上生长。叶像莴苣叶，但比较小；又像苦苣叶，但比较宽大，叶基部花叉相当少，叶顶端略尖，边缘有细锯齿。叶间抽出花葶，开淡黄色花。苗叶味微苦。

救饥：采集苗和叶煠熟，用水浸泡、淘去苦味，加入油、盐调拌食用。生时揉搓后也可食用。

397. 黄 鹌 菜 〔1〕

生密县山谷中。苗初搨地生。叶似初生山莴苣叶而小，叶脚边微有花叉；又似字字丁〔2〕叶而头颇团。叶中撺生葶叉，高五六寸许。开小黄花〔3〕，结小细子，黄茶褐色。叶味甜。

救饥：采苗叶煠熟，换水淘净，油盐调食。

【注释】

〔1〕黄鹌菜：菊科黄鹌菜属黄鹌菜 Youngia japonica (L.) DC.，嫩植株可做野菜食用。

〔2〕字字丁：见本书第399字字丁菜条。

〔3〕花：此处指黄鹌菜的头状花序。黄鹌菜的头状花序细小，看起来像是一朵小黄花。

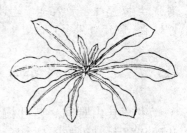

图397 黄鹌菜

【译文】

黄鹤菜,生长在密县的山谷中。植株最初铺地生长。叶像初生山莴苣叶,但比较小,叶基部边缘略有分裂;又像孛孛丁叶,但顶端很圆。从叶中间抽出花葶,葶上又分枝杈,花葶高五六寸左右。开黄色的小花,结小而细的籽实,黄茶褐色。叶味甜。

救饥:采集苗和叶煠熟,换水淘洗干净后,加入油、盐调拌食用。

398. 燕儿菜[1]

生密县山涧边。苗叶搨地生。叶似匙头样,颇长;又似牛耳朵菜叶而小,微涩;又似山莴苣叶亦小,颇硬而头微团,味苦。

救饥:采苗叶煠熟,换水浸淘净,油盐调食。

【注释】

〔1〕燕儿菜:疑似苦苣苔科半蒴苣苔属牛耳草 *Boea hygrometrica* (Bunge) R. Brown。

【译文】

燕儿菜,生长在密县的山涧边。苗叶平铺在地面上生长。叶像匙头的形状,但很长;又像牛耳朵菜叶,但比较小,略粗糙;又像山莴苣叶,但也比较小,质地略硬而且叶梢略圆,味苦。

救饥:采集苗和叶煠熟,换水浸泡,淘洗干净后,用油、盐调拌食用。

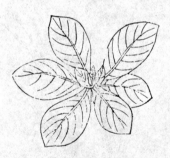

图398　燕儿菜

399. 孛孛丁菜[1]

又名黄花苗。生田野中。苗初搨地生。叶似苦苣叶微短小。叶丛中间撺葶,梢头开黄花[2]。茎叶折之皆有白汁。叶微苦。

救饥:采苗叶煠熟,油盐调食。

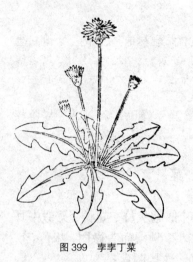

图 399 孛孛丁菜

【注释】

〔1〕孛孛丁菜：菊科蒲公英属蒲公英 *Taraxacum mongolicum* Hand.-Mazz. 及其北方近缘种类。

〔2〕黄花：指黄色的头状花序。

【译文】

孛孛丁菜，又叫黄花苗。生长在田野中。植株最初平铺在地面上生长。叶像苦苣叶，但略短小。叶丛中间抽出花葶，花葶顶端开黄花。茎和叶折断后都会流出白色汁液。叶微苦。

救饥：采集苗和叶煤熟，加入油、盐调拌食用。

400. 柴　韭[1]

生荒野中。苗叶形状如韭，但叶圆细而瘦。叶中撺葶开花，如韭花状，粉紫色。苗叶味辛。

救饥：采苗叶煤熟，水浸淘净，油盐调食。生腌食亦可。

【注释】

〔1〕柴韭：百合科葱属 *Allium* 植物，疑似细叶韭 *Allium tenuissimum* L.。

【译文】

柴韭，生长在荒野中。植株像韭，但（它的）叶圆细而且瘦。叶丛中间抽葶开花，花的形状像韭花，粉紫色。苗叶味辛。

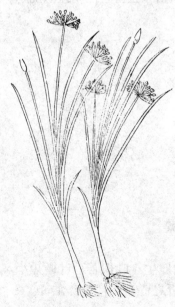

图 400 柴　韭

救饥：采集苗和叶煤熟，用水浸泡，淘洗干净后，加入油、盐调拌食用。生时腌渍后食用也可以。

401. 野　韭 [1]

生荒野中。形状如韭，苗叶极细、弱。叶圆，比柴韭又细小。叶中撺葶，开小粉紫花，似韭花状。苗叶味辛。

救饥：采苗叶煤熟，油盐调食。生腌食亦可。

【注释】

〔1〕野韭：与上条柴韭形态相似，似百合科葱属细叶韭 *Allium tenuissimum* L.。

【译文】

生长在荒野中。形状像韭，苗和叶都很细与柔弱。叶圆，比柴韭叶还细小。叶丛中抽出花葶，（上面）开粉紫色的小花，像韭花的形状。苗和叶味辛。

救饥：采集苗和叶煤熟，加入油、盐调拌食用。生时腌渍后食用也可以。

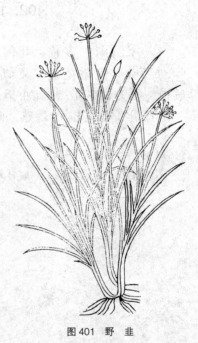

图 401　野　韭

根 可 食

新 增

402. 甘 露 儿 〔1〕

人家园圃中多栽。叶似地瓜儿〔2〕叶甚阔，多有毛涩。其叶对节生，色微淡绿；又似薄荷叶，亦宽而皱。开红紫花。其根〔3〕呼为甘露儿，形如小指，而纹节甚稠，皮色黔白，味甘。

救饥：采根洗净，煤熟，油盐调食。生腌食亦可。

【注释】

〔1〕甘露儿：唇形科水苏属甘露子 *Stachys sieboldii* Miq.，栽培植物，肥厚的块茎多用来做酱菜或泡菜，全草可入药。

〔2〕地瓜儿：见本书第 403 地瓜儿苗条。

〔3〕根：为甘露儿的块茎，念珠状或螺丝状。

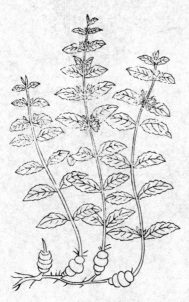

图 402 甘露儿

【译文】

甘露儿，普通人家的园圃中多有栽培。叶像地瓜儿叶，但很宽，上面有很多毛，粗糙。叶对生，略呈淡绿色；又像薄荷叶，但宽而且具褶皱。开红紫色花。它的根叫作甘露儿，形状像手的小指，但纹节很密，皮暗白色，味甘。

救饥：采挖根洗干净，煤熟，加入油、盐调拌后食用。生时腌渍后食用也可以。

403. 地瓜儿苗[1]

生田野中。苗高二尺余。茎方四楞。叶似薄荷叶，微长大；又似泽兰叶，拂茎而生。根[2]名地瓜，形类甘露儿，更长，味甘。

救饥：掘根洗净，煤熟，油盐调食。生腌食亦可。

【注释】

〔1〕地瓜儿苗：唇形科地笋属地笋 *Lycopus lucidus* Turcz.，根状茎肥大，可供食用，味道鲜美。

〔2〕根：此处指地瓜儿苗肥大的根状茎。

【译文】

地瓜儿苗，生长在田野中。植株高二尺多。茎为方形，四棱。叶像薄荷叶，略长大；又像泽兰叶，散生在茎上。根叫地瓜，形状像甘露儿，但比甘露儿更长，味甘。

救饥：掘取根，洗干净，煤熟，加入油、盐调拌食用。生时腌渍后食用也可以。

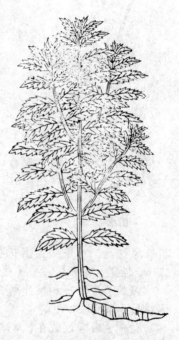

图 403　地瓜儿苗

根叶皆可食

《本草》原有

404. 泽　蒜[1]

又名小蒜。生田野中，今处处有之。生山中者名蒚ᵃ力的切。

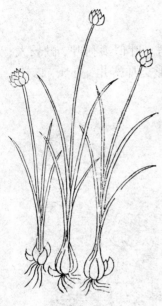

图 404 泽 蒜

苗似细韭。叶中心撺葶,开淡粉紫花。根[2]似蒜而甚小,味辛,性温,有小毒。又云热,有毒。

救饥:采苗根作羹,或生腌,或煠熟,油盐调,皆可食。

治病:文具《本草·菜部》小蒜条下。

【注释】

〔1〕泽蒜:百合科葱属薤白 *Allium macrostemon* Bunge,鳞茎可供食用,也可药用,我国部分地区已有栽培。

〔2〕根:此处指泽蒜的鳞茎。

【译文】

泽蒜,又叫小蒜。生长在田野中,如今到处都有分布,山中生长的叫蒚。植株像细韭。叶中心抽出花葶,开淡粉紫色的花。根像蒜,但很小,味辛,性温,有小毒。一说热,有毒。

救饥:采集苗和根作羹,或者生时腌渍,或者煠熟,加入油、盐调拌后,都可以食用。

治病:内容记载在《本草·菜部》小蒜条下。

新 增

405. 楼 子 葱[1]

人家园圃中多栽。苗叶根茎俱似葱。其叶梢头[2]又生小葱四五枝[3],叠生三四层,故名楼子葱。不结子,但掐[4]音恰下小葱,栽之便活。味甘、辣,性温。

救饥:采苗茎连根,择去细须,煠熟,油盐调食。生亦可食。

治病：与《本草·菜部》下葱同用。

【注释】

〔1〕楼子葱：百合科葱属洋葱的红葱变种 *Allium cepa* L. var. *proliferum* (Moench) Regel。

〔2〕叶梢头：此处指花葶顶端。

〔3〕又生小葱四五枝：此处指楼子葱的伞形花序具大量珠芽，珠芽常常在花序上就发出幼叶。

〔4〕掐：底本作"搯"，据读音及《农政全书》改。

【译文】

楼子葱，普通人家的园圃中多栽种。叶和根茎都像葱，叶梢顶端萌发出四五根小葱，叠生三四层，因此叫楼子葱。它不结果，只需要掐下小葱，栽下就能成活。味甘、辣，性温。

救饥：采集苗茎连同根，择去细须，煤熟后，加入油、盐调拌食用。也可以生吃。

治病：与《本草·菜部》下记载的葱具有相同作用。

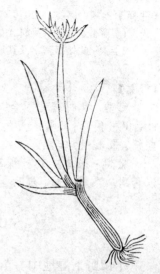

图 405　楼子葱

406. 蕹　韭[1]

一名石韭。生辉县太行山山野中。叶似蒜叶而颇窄狭；又似肥韭叶微阔。花似韭花颇大。根似韭根甚粗，味辣。

救饥：采苗叶煤熟，油盐调食。生亦可食。冬月采取根[2]煤食。

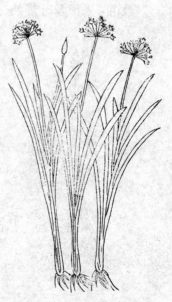

图 406　蕹　韭

【注释】

〔1〕薤韭：百合科葱属 *Allium* 植物，与本书 388 条背韭疑似同种。

〔2〕根：此处指鳞茎及其须根。

【译文】

薤韭，又叫石韭。生长在辉县太行山的山地和原野中。叶像蒜叶，但很狭窄；又像肥厚的韭叶，但略宽。花像韭花，但很大。根像韭根，也很粗，味辣。

救饥：采集苗和叶煤熟，加入油、盐调拌食用。生的时候也可以食用。冬季采根，煤后食用。

407. 水 萝 卜 [1]

生田野下湿地中。苗初揭地生。叶似荠菜形而厚大，锯齿尖花叶[2]；又似水芥[3]叶，亦厚大。后分茎叉，稍间开淡黄花，结小角儿。根如白菜根而大，味甘、辣。

救饥：采根及叶煤熟，油盐调食。生亦可食。

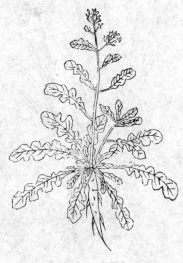

图 407　水萝卜

【注释】

〔1〕水萝卜：十字花科 Brassicaceae 植物，似蔊菜属如沼生蔊菜 *Rorippa palustris* (L.) Besser 一类植物。

〔2〕锯齿尖花叶：指叶缘有像锯齿样的深裂。

〔3〕水芥：即水芥菜，见本书第 389 水芥菜条。

【译文】

水萝卜，生长在田野里地势低下潮湿的地方。植株起初平铺地面生长。叶像荠菜叶的形状，但比较厚大，边缘有锯齿样的深裂；又像水芥菜叶，但也比水芥菜叶厚大。

随后长出茎叉，枝条之间开淡黄色的花。结小角。根像白菜根，但比较大，味甘、辣。

救饥：采挖根及叶煤熟，加入油、盐调拌食用。生的时候也可以食用。

408. 野 蔓 菁[1]

生辉县栲栳音考老圈山谷中。苗叶似家蔓菁[2]叶而薄小，其叶头尖艄，叶脚花叉甚多。叶间撺出枝叉，上开黄花。结小角，其子黑色。根似白菜根颇大。苗、叶、根味微苦。

救饥：采苗叶煤熟，水浸淘净，油盐调食。或采根，换水煮去苦味，食之亦可。

【注释】

〔1〕野蔓菁：十字花科植物，疑似芸薹属 *Brassica* 植物。

〔2〕家蔓菁：即栽培的蔓菁。

【译文】

野蔓菁，生长在辉县栲栳圈的山谷中。叶像家蔓菁叶，但比较薄小，叶顶端尖窄，叶基部深裂。叶中间抽出花葶，花葶上面开黄花。结小角果，种子黑色。根像白菜根，但比较大。苗、叶、根味微苦。

救饥：采集苗和叶煤熟，用水浸泡、淘洗干净后，加入油、盐调拌食用。或采根，换水煮去苦味后，也可以食用。

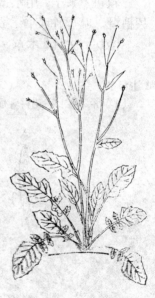

图 408 野蔓菁

叶及实皆可食

《本草》原有

409. 荠　菜〔1〕

生平泽中，今处处有之。苗搨地生，作锯齿叶。三四月出葶，分生茎叉。梢上开小白花。结实小，似菥蓂〔2〕子。苗叶味甘，性温，无毒。其实亦呼菥蓂音锡觅子。其子味甘，性平。患气〔3〕人食之动冷疾。不可与面同食，令人背闷。服丹石〔4〕人不可食。

救饥：采子，用水调搅，良久成块，或作烧饼，或煮粥食，味甚粘滑。叶煤作菜食，或煮作羹，皆可。

治病：文具《本草·菜部》条下。

【注释】

〔1〕荠菜：十字花科荠属荠 *Capsella bursa-pastoris* (L.) Medic.，全株可以食用，味道鲜美。现已经有栽培。

〔2〕菥蓂：现代植物分类学文献多将"菥蓂"鉴定为十字花科菥蓂属菥蓂 *Thlaspi arvense* L.。

〔3〕气：病证。厥气、肝气、水气等。

〔4〕石：底本讹作"不"，据《四库》本改。

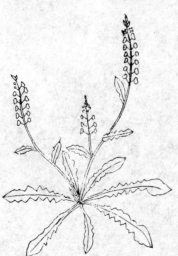

图 409 荠　菜

【译文】

荠菜，古代记载它生长在平坦而水草丛杂的湿地中，如今到处都有分布。植株平铺在地面上生长，叶边缘具锯齿。三四月抽出花葶，花葶有分枝。分枝上开小白花。结的果实小，像菥蓂子。苗和叶味甘，性温，无毒。它的果实也叫菥蓂子。种子味甘，性平。患气病的人食用会引发冷疾。不能与面一同食用，否则会令人背闷。服丹石的人也不能食用。

救饥：采集种子，用水调拌、长时间搅动，成块，或者做成烧饼，或者煮粥食用，很黏滑。叶煤后当作菜食用，或者煮成羹，都可以。

治病：内容记载在《本草·菜部》条下。

410. 紫 苏[1]

一名桂荏。又有数种，有勺苏、鱼苏、山苏。出简州[2]及无为军[3]，今处处有之。苗高二尺许。茎方。叶似苏子叶，微小。茎叶背面皆紫色，而气甚香。开粉红花。结小蒴，其子[4]状如黍颗。味辛，性温。又云味微辛、甘。子无毒。

救饥：采叶煤食，煮饮亦可。子研汁、煮粥，食之皆好。叶可生食，与鱼作羹，味佳。

治病：文具《本草·菜部》苏子条下。

【注释】

〔1〕紫苏：唇形科紫苏属紫苏 *Perilla frutescens* (L.) Britt.。紫苏的形态变异极大，我国古书上记载叶全绿者为白苏，叶两面紫色者为紫苏，它们的花色和香味也都不同，但现代植物分类学认为这些实为同一种植物在栽培条件下的变异。

〔2〕简州：古代州名，见《图经本草》药图"简州苏"。隋仁寿三年（603）置，治所在阳安县，今四川简阳市西北绛溪河北岸。辖境相当今四川简阳市及金堂县部分地区。

〔3〕无为军：古代军名，见《图经本草》药图"无为军苏"。北宋太平兴国三年（978）分巢县无为镇置无为军，治所即今安徽无为县。辖境相当今安徽无为、庐江、巢湖等市县地。

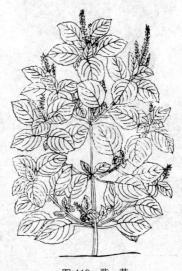

图 410 紫 苏

〔4〕子：此处指小坚果。

【译文】

紫苏，又叫桂荏。有多个品种，如勺苏、鱼苏和山苏。古书记载它产于简州及无为军，如今到处都有分布。植株高二尺左右。茎方形。叶像苏子叶，但略小。茎和叶背面都是紫色，气味很香。开粉红色花。结小蒴，它的籽实形状像黍粒。味辛，性温。又一说味微辛、甘。籽实无毒。

救饥：采集叶煠食，煮水饮用也可以。籽实研磨成汁、煮粥食用都很好。叶子可以生吃，如果和鱼一起做羹，味道很美。

治病：内容记载在《本草·菜部》苏子条下。

411. 荏 子〔1〕

所在有之，生园圃中。苗高一二尺。茎方。叶似薄荷叶，极肥大。开淡紫花。结穗似紫苏穗，其子〔2〕如黍粒。其枝茎对节生。东人〔3〕呼为蕺音鱼，以其"蘇"字但除禾边故也。味辛，性温，无毒。

救饥：采嫩苗叶煠熟，油盐调食。子可炒食。又研之杂米作粥，甚肥美。亦可笮油用。

治病：文具《本草·菜部》条下。

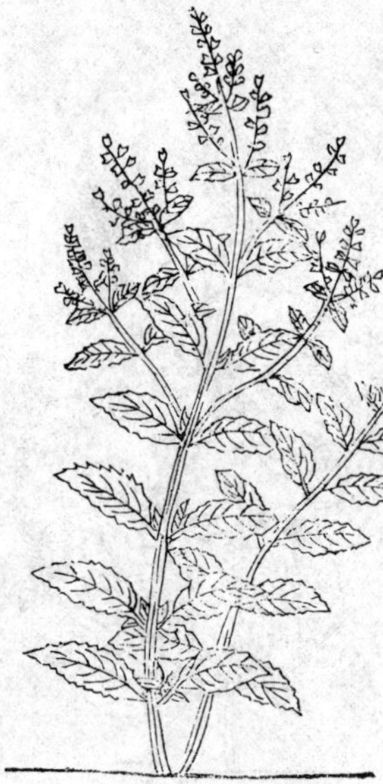

【注释】

〔1〕荏子：唇形科紫苏属紫苏 *Perilla frutescens* (L.) Britt.，与本书第410条紫苏是同一种。

〔2〕子：多指种子，此处指小坚果。

〔3〕东人：指陕西以东地区的人。

【译文】

荏子，它所分布的地区都有，生在园圃中。植株高一二尺。茎方形。

图 411 荏 子

叶像薄荷叶，很肥大。开淡紫色花。结的果穗像紫苏的穗，籽实像
黍粒。枝杈在节上对生。东人叫这种植物为蔍，因为"蘇"字去掉禾
边即为蔍的缘故。味辛，性温，无毒。

　　救饥：采集嫩苗和叶煠熟，用油、盐调拌食用。籽实可炒熟后
食用。还可以把子研碎，加入大米一起做粥，味道很肥美。也可以
用来榨油用。

　　治病：内容记载在《本草·菜部》条下。

新　增

412. 灰　菜[1]

　　生田野中，处处有之。苗高二三尺。茎有紫红线楞。叶有灰
蒤[2]音勃。结青子，成穗者甘，散穗者微苦。性暖。生墙下、树下
者不可用。

　　救饥：采苗叶煠熟，水浸淘净，
去灰气，油盐调食。晒干煠食尤佳。
穗成熟时，采子捣为米，磨面作饼蒸
食，皆可。

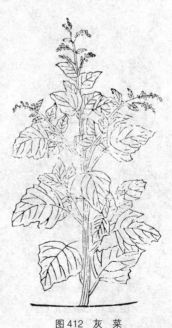

【注释】

　　〔1〕灰菜：藜科藜属藜 *Chenopodium
album* L.，嫩茎叶可做野菜食用。
　　〔2〕蒤：此处指灰菜叶上的囊状毛。

【译文】

　　灰菜，生长在田野中，到处都有
分布。植株高二三尺。茎上有紫红色
线棱。叶上有灰色的粉粒。结绿色果
实，果序呈穗状的植株味道甘甜，果
序披散的植株味道略苦。性暖。生长
在墙下、树下的不可以食用。

图412　灰　菜

救饥：采集苗叶煠熟，用水浸泡，淘洗干净，去掉灰粉的气味后，加入油、盐调拌食用。晒干后煠食尤其好吃。穗成熟的时候，采集种子捣成米，或者磨成面做饼蒸熟后食用，都可以。

413. 丁香茄儿[1]

亦名天茄儿。延蔓而生。人家园篱边多种。茎紫多刺，藤长丈余。叶似牵牛叶，甚大而无花叉；又似初生嫩菵[2]叶却小。开粉紫边紫色心筒子花，状如牵牛花样。结小茄，如丁香[3]样而大。有子如白牵牛子，亦大。味微苦。

救饥：采茄儿煠食，或腌作菜食。嫩叶亦可煠熟，油盐调食。

【注释】

〔1〕丁香茄儿：旋花科番薯属丁香茄 *Ipomoea turbinata* Lagasca，栽培植物。《中国植物志》将该种置于旋花科月光花属 *Calonyction*。

〔2〕菵：菵麻。见本书第 191 菵子条。

〔3〕丁香：桃金娘科蒲桃属丁子香 *Syzygium aromaticum* (L.) Merr. et Perry。

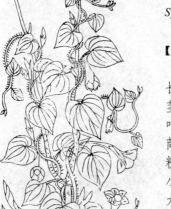

图 413 丁香茄儿

【译文】

丁香茄儿，又叫天茄儿。爬蔓生长。普通人家园圃的篱笆边多栽种。茎紫色，多刺，藤长一丈多。叶像牵牛叶，很大，但没有裂片；又像初生的嫩菵麻叶，但较小。开筒状花，花筒边缘粉紫色，筒心紫色，形状像牵牛花。结小茄形的果实，像丁香的形状，但较大。种子像白牵牛的种子，也较大。味微苦。

救饥：采摘茄形的果实煠食，或腌渍后做菜食用。嫩叶也可以煠熟后，加入油、盐调拌食用。

根及实皆可食

《本草》原有

414. 山　药^[1]

　　本草名薯蓣，一名山芋，一名诸薯，一名修脆音翠，一名儿草，秦楚名玉延，郑越名土藷音诸。出明州、滁州，生嵩山山谷，今处处有之。春生苗，蔓延篱援。茎紫色。叶青，有三尖角，似千叶狗儿秧^[2]叶而光泽。开白花。结实^[3]如皂荚子大。其根^[4]皮色黪黄，中则白色。人家园圃种者，肥大如手臂，味美。怀孟间产者，入药最佳。味甘，性温、平，无毒。紫芝为之使，恶甘遂^[5]。

　　救饥：掘取根，蒸食甚美。或火烧熟食，或煮食，皆可。其实亦可煮食。

　　治病：文具《本草·草部》薯蓣条下。

【注释】

　　〔1〕山药：薯蓣科薯蓣属薯蓣 *Dioscorea polystachya* Turcz.。

　　〔2〕千叶狗儿秧：即缠枝牡丹，见本书第 173 条葍子根。

　　〔3〕实：原指果实，此处指珠芽，即"零余子"。

　　〔4〕根：此处指山药的块茎。

　　〔5〕甘遂：中药名。原植物为大戟科大戟属甘遂 *Euphorbia kansui* T. N. Liou ex S. B. Ho，根入药。

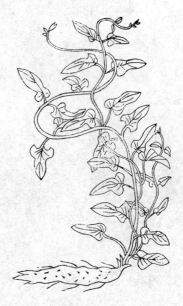

图 414　山　药

【译文】

山药，本草名叫薯蓣，又叫山芋、诸薯、修脆、儿草，秦楚地区叫它玉延，郑越地区叫它土藷。产明州、滁州，嵩山的山谷中也生长，如今到处都有分布。春天生苗，植株攀援在篱笆上。茎紫色。叶绿色，叶有三个尖角，似重瓣狗儿秧叶，但有光泽。开白色的花。结的果实像皂荚的种子那么大。它的根皮颜色暗黄，肉白色。普通人家园圃中栽培的山药，肥大如同手臂，味美。怀州、孟州一带出产的山药入药最好。味甘，性温、平，无毒。紫芝可以做它的使药，恶甘遂。

救饥：挖根，蒸后食用，味道很美。或者用火烧熟、或者煮熟食用，都可以。它的果实（珠芽）也可以煮熟食用。

治病：内容记载在《本草·草部》薯蓣条下。

植物中文名索引

本索引包括正文中出现的植物正名、别名、本草名和一些品种名。先按照首字拼音字母音序排列，如第一字字母相同，再依照第二个字字母音序排列，以此类推。

涩萝蔓 60

槭树芽 278

沙参 175、190、192、235

沙果子树 379

沙蓬 130、213

沙棠梨儿 306

莎草 381

山藜儿 303

山白菜 86、230、407

山扁豆 339

山菜 48、80

山茶科 283

山椿 266

山葱 403

山丹 170

山格剌 288、295

山格剌菜 143

山格剌树 289

山梗菜 90、125

山黑豆 355

山蓟 180

山姜 180

山芥菜 50、85、104、147

山精 180

山苦菜 407

山苦荬 388、408

山兰 67

山蒚豆 211

山里果儿 304

山里红 304

山连 180

山蓼 134、255

山龙胆草 51

山绿豆 343

山萝卜 54、193

山蔓菁 192、194

山芹菜 140、145

山崗树 323

山丝苗 348

山丝子 60

山苏 421

山桃 378

山甜菜 93

山豌豆 211

山莴苣 409、410

山苋菜 13、166

山小菜 77、164、166、192、235

山杏 374

山药 32、165、184、246、425

山宜菜 407

山油子 129

山蓟菜 83

山芋 425

山园荽 46

山皂角 294

山栀子 61

山茱萸 221、301、331、334

陕西枸杞 315

商陆 173、174

勺苏 421

芍 381

芍药 134

植物学名索引

按拉丁学名字母顺序排列。

后　记

　　2005 年，我开始研究《救荒本草》。转眼已经十年了，现在研究工作虽有了些进展，但仍有一些问题没有解决或者没有解决好。

　　故纸堆难钻。幸运的是，研究初期我得到了吴征镒先生的指点和鼓励。如今，先生辞世已近两年，与先生在昆明长谈植物考据的场景仍历历在目。先生的教诲和期望使我不敢懈怠。

　　关于植物学古籍整理工作，我曾请益于任继愈先生。

　　中国医学科学院肖培根先生对我从事的植物考据研究提出了建议。

　　考证古籍文献中的植物比鉴定现代植物要难。为考证书中的一些疑难植物，我们曾多次赴河南辉县、卫辉、新乡、密县、郑州、中牟、开封和商城等地进行野外考察。考察中得到河南农业大学朱长山、叶永忠、王红卫、李家美，河南师范大学卢龙斗、高明乾，河南科技学院孟丽和郑州大学朱世新等专家教授的指点和帮助。中国科学院植物研究所于胜祥博士、北京语言大学杨明明博士曾协助考察。曲阜师范大学侯元同教授对蓼科植物的鉴定结果提出了修改意见。

　　中国科学院自然科学史研究所罗桂环研究员撤回他多年前提交给上海古籍出版社的《〈救荒本草〉译注》书稿，建议由我承担这一工作。他还认真审阅了我们做出的 20 条样稿，并提出了中肯的修改建议。

　　研究期间，中国科学院华南植物园吴德邻、胡启明、夏念和、邢福武、张奠湘、葛学军和邓云飞研究员或提供研究资料，或提出修改建议，对我帮助很大。中国科学院昆明植物研究所段金玉、周铉、武素功、李恒、裴盛基、李德铢、孙航、彭华、周哲昆、龙春林、王红、王雨华、杨世雄、龚洵、薛春迎、吕春朝、曾艳梅和杨云珊等诸位老师在工作上给予帮助，在生活上给予关照，使我很受感动。中国科学院植物研究所系统与进化植物学国家重点实验室的王文采先生把保存的资料送给我使用，洪德元、路安民、陈艺林、郎楷永、梁松筠、潘开玉、孔昭宸、李良千、李振宇、张志耘、王印政、葛颂、汪小全、张宪春、覃海宁、贾渝、罗毅波、朱相云和孔宏智等诸位老师从多个方面给予指点。植物研究所从事植物考据研究的老一辈科学家如钟观光、胡先骕和夏纬瑛先生积累了丰富的古籍，现在，这些珍贵的文献仍保存在所图书馆内，查找便捷。这里浓厚的植物分类学研究氛围和植物考据研究传统让我享受到了研究带来的乐趣。

感谢韩兴国、马克平和田洺老师对我从事植物考据研究的支持。

我的两位老师汤彦承先生和傅德志先生引领我进入植物分类和植物考据这一研究领域。

本次译注得到了国家自然科学基金（31100266，30770159）、科技部"植物标本标准化整理、整合及共享平台建设（2005DKA21401）"、《中华大典·生物学典·植物学分典》项目和中国科学院发展规划局的部分经费支持，特此感谢。

本次译注只是我们研究工作的一个阶段性总结，不免有疏漏或纰误之处，敬请专家和读者批评指正。

王锦秀
2015 年春写于香山中国科学院
heather@ibcas.ac.cn